1日1問解くだけで脳がぐんぐん冴えてくる

ドクターズドリル2

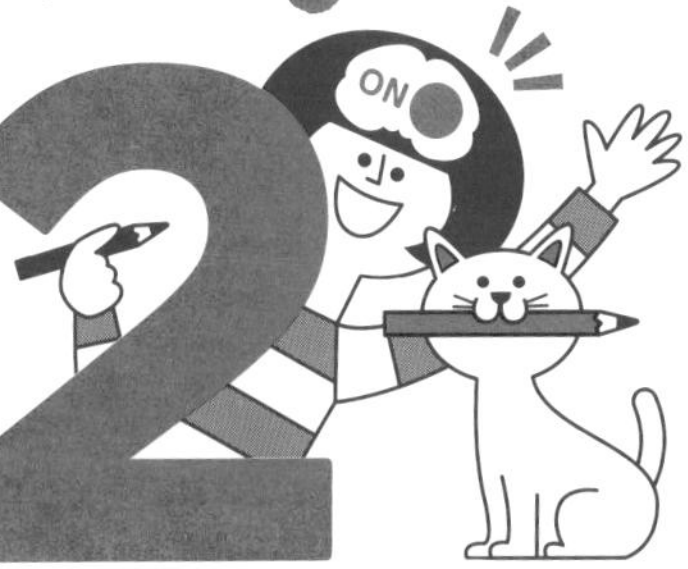

脳神経外科医　石川 久

アスコム

ドクターズドリルで脳全体が目覚める！

「もの忘れが気になる」
「話がうまくまとまらない」といった
〝脳力〟の低下が気になっていませんか？
脳力の決め手となるのは
「記憶力」と「思考力」です。
見たもの、聞いたことを
脳に刻み込んでいく「記憶力」。
記憶したことをつなげていく「思考力」。
本書では、この2つの力を目覚めさせながら、
脳全体の総合的なネットワークを強化し、
脳力アップを図ることができます。

脳を活性化させるための、
脳医学に基づくドリル、
それが「ドクターズドリル」です。

脳力を支える2つの柱

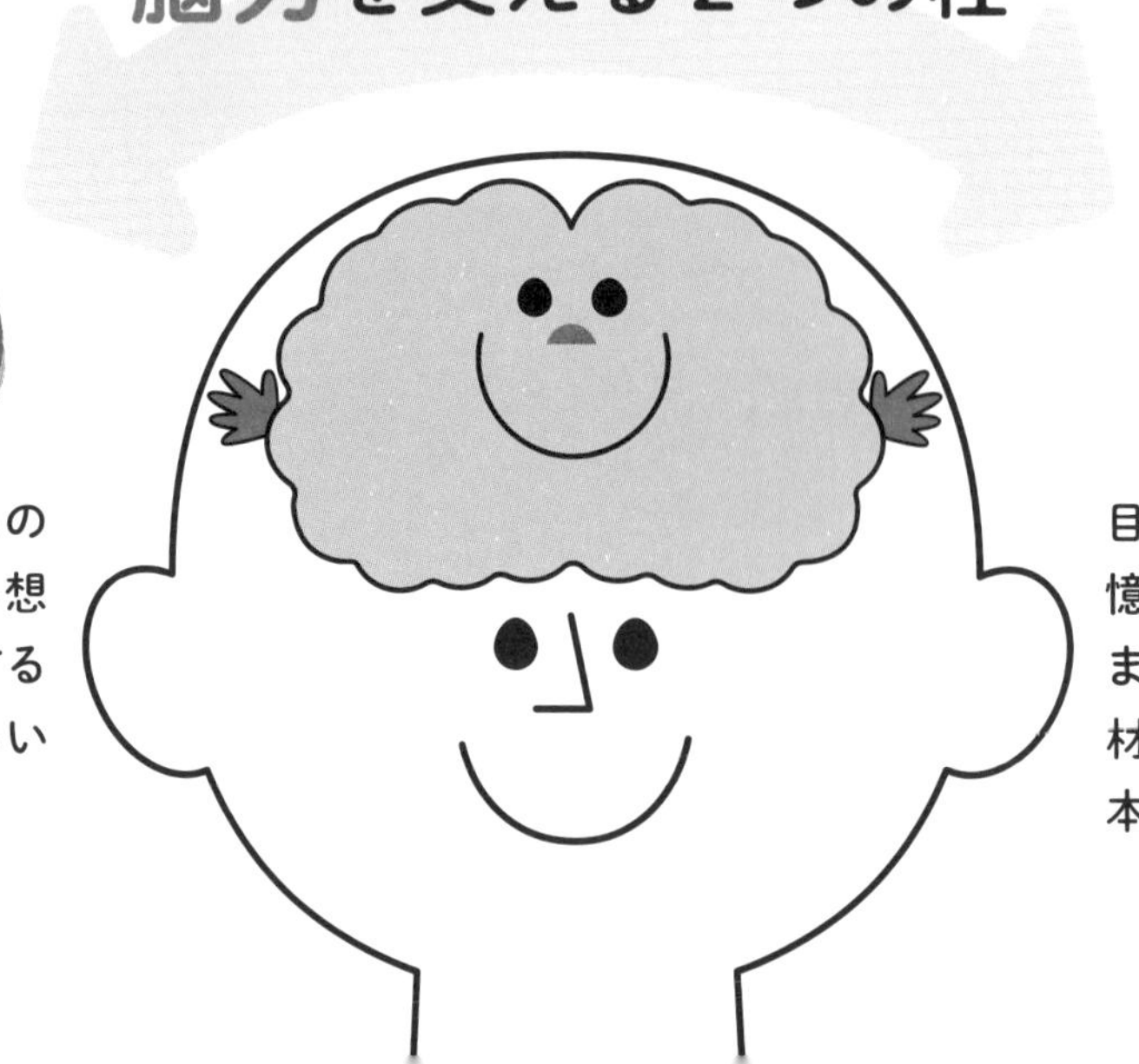

思考力

記憶をもとに、いくつもの情報を組み合わせながら想像したり、判断したりする働きが思考力。人間らしい活動の源になります。

記憶力

目や耳から入る情報は「記憶」として脳へ取り込まれます。記憶は思考を広げる材料となり、“脳力”の基本柱として欠かせません。

はじめに

こんにちは、脳神経外科医の石川《いしかわ》 久《ひさし》と申します。

前作の『ドクターズドリル』は、大変なご好評をいただき、十数万人の方にドリルを実践していただくことができました。

多くの「第2弾を待っています」という声に背中を押され、本書『ドクターズドリル2』をお届けできることを、うれしく思います。

脳の働き、すなわち脳力は「短期記憶力」「集中力」「注意力」「基礎思考力」「意欲」の5つに分けることができます。

この〝5つの力〟を個別に鍛え、脳全体の働きを活性化させるという目的はそのままに、第2弾となる本書では、

すべてのドリルを一新しました。


とりわけ、「描く」ドリルを取り入れたことで、前作とはまた違うアプローチで脳を刺激することができる内容になっています。

腸を整えることで脳を活性化する腸活法や、脳と体を元気にする体操も紹介していますので、ぜひドリルと一緒にご活用ください。

脳神経外科医　石川 久

第2弾となる今回は、「描く」ドリルを導入！

本書『ドクターズドリル2』では、絵や図形を描くドリルを導入しました。何かを見て、理解し、全体像をイメージするのは右脳の働きです。それを覚えて、細かい部分まで絵に再現していくのは、左脳の働きです。

「描くドリル」を解くことは、右脳と左脳の間の情報交換を活発にし、左右の脳をつなぐ脳梁《のうりょう》をダイレクトに刺激することになります。

その結果、脳全体が活性化し、

視野や発想力がグンと広がる！

それが『ドクターズドリル2』の最大の特徴のひとつです。

見て、
イメージし、
覚えて、描く！

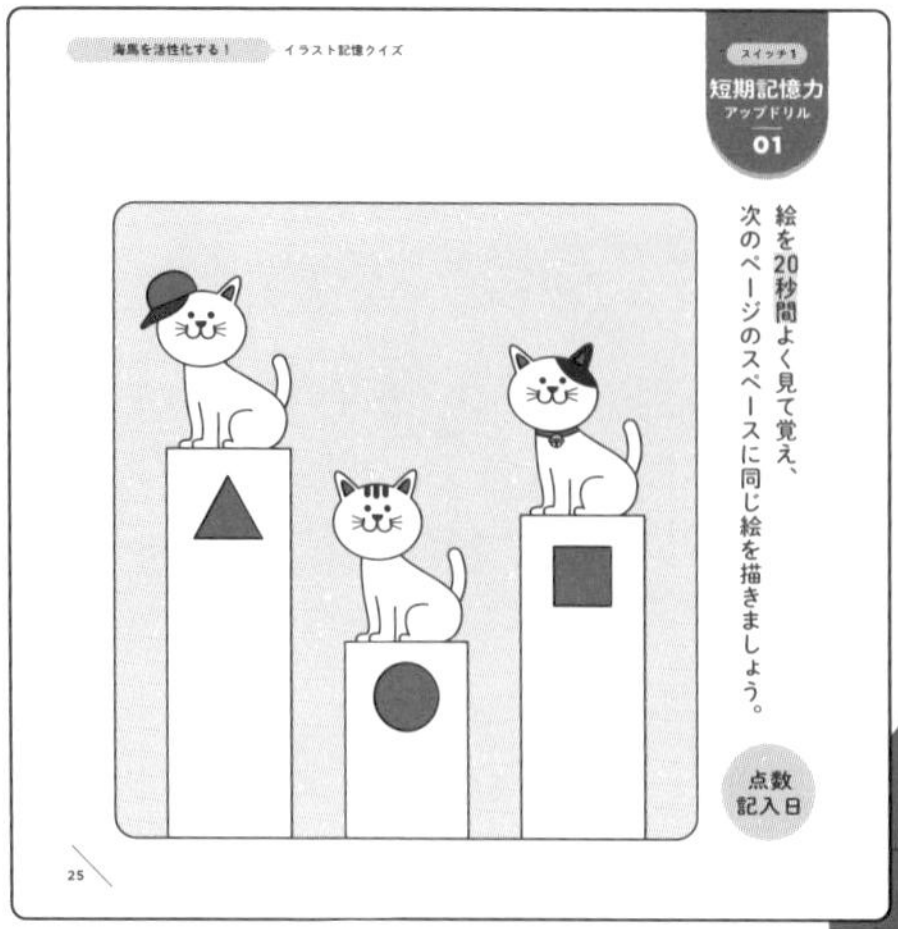

スイッチ1

「イラスト記憶クイズ」（P.24 ～）
20 ～ 30 秒で絵を覚えて、決められたポイントを再現できているかを問うドリル。

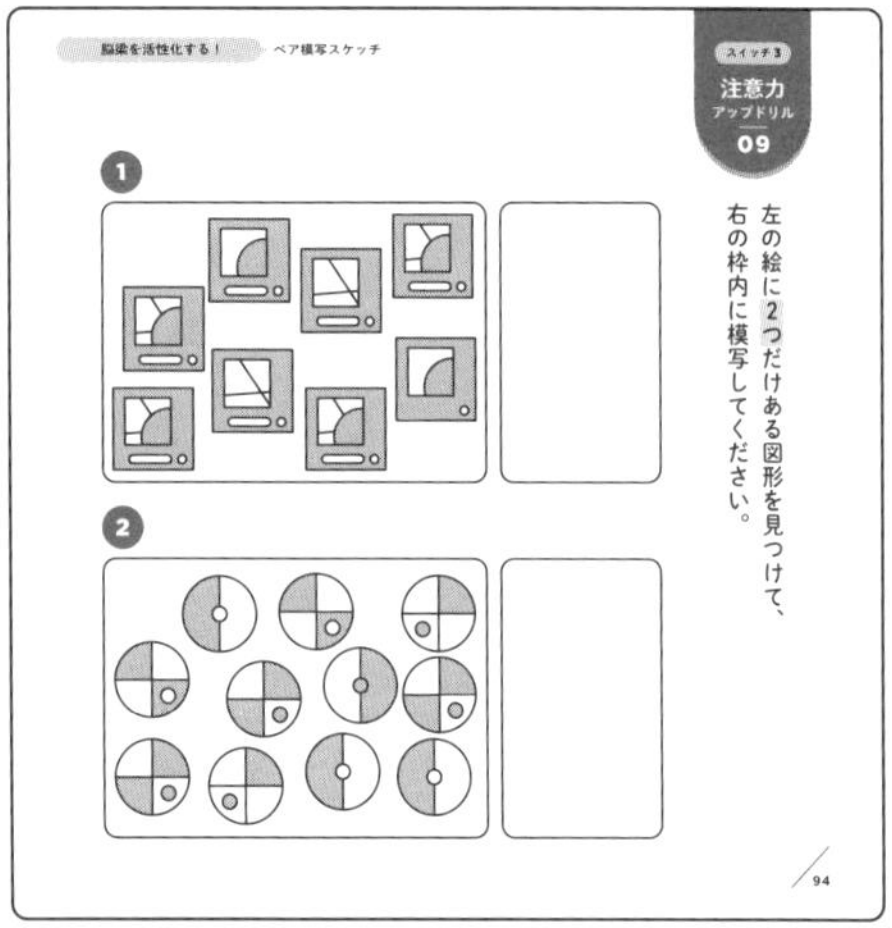

スイッチ3

「ペア模写スケッチ」（P. 92 ～）
たくさんある図形の中からペアの図形を探し出し、模写していくドリル。

自ら脳を動かすドリルでより大きな達成感が！

用意された数式などを解く基礎的なドリルが多かった前作の『ドクターズドリル』に比べて、本書では、複数の数式から正解を導いたり、頭の中で図形を動かしたりするドリルを増やしています。前作を「ドリルに脳を動かされる感覚」とすれば、本書は、ドリルを使って「自分で脳を動かす感覚」を感じられるはず。

解いたときの達成感も大きく、さらなるやる気につながり、脳力が高まっていくことになります。

本書『ドクターズドリル 2』から始めても、前作の『ドクターズドリル』から始めても、どちらも OK！
本書を解いた後に、改めて前作に取り組み、基礎的な脳力を高め直すのもおすすめです。

ふだん使わない脳を自分で動かす！

スイッチ1
ブロックを組み立てる！

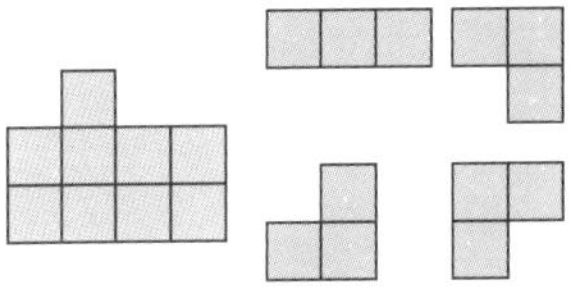

「余るブロックはどれ？」(P.39 ～)

スイッチ2
ルートをイメージする！

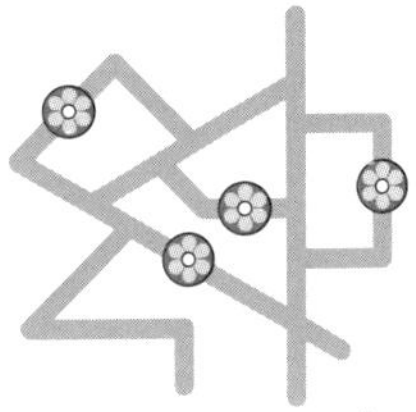

「フラワールートパズル」(P.56 ～)

スイッチ2
文字を回転させる！

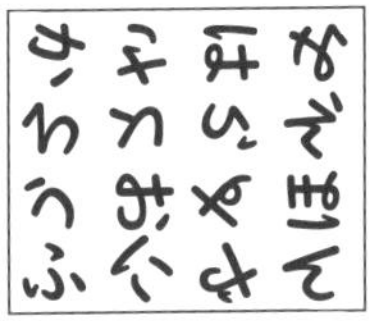

「鏡文字探し」(P.66 ～)

スイッチ3
想像のサイコロを転がす！

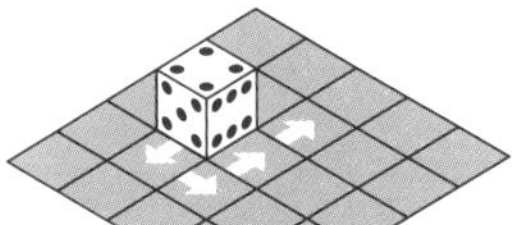

「サイコロパズル」(P.84 ～)

スイッチ4
前後のつながりから計算する！

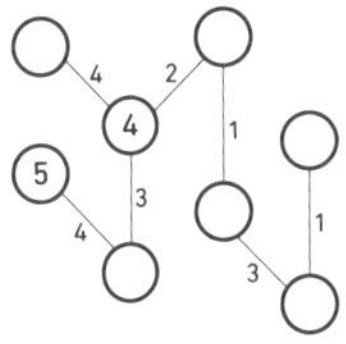

「数をつないでパズル」(P.110 ～)

スイッチ4
数式を組み合わせる！

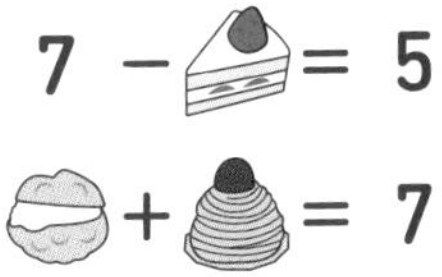

「イラスト計算パズル」(P.118 ～)

スイッチ5
言葉を探し当てる！

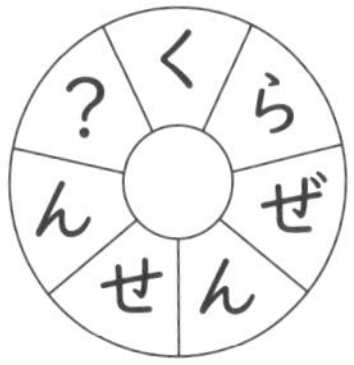

「くるくる単語パズル」(P.134 ～)

スイッチ5
上下の図を重ね合わせる！

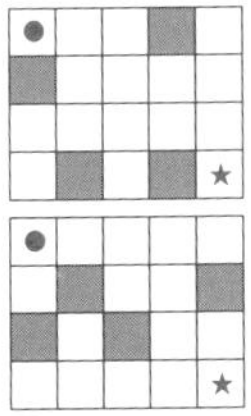

「上下迷路」(P.142 ～)

このドリルは
ちょっと違う！

脳機能が高まることだけ考えて医師が作った ドクターズドリルとは？

脳神経外科医考案の画期的なドリル

ドクターズドリルは、脳医学的な観点から脳を活性化します。老化防止や認知症予防に欠かせないトレーニング内容をドリルに落とし込み、難易度なども脳医学に基づいて調整されています。

5つの脳活性スイッチで脳を機能別に鍛える！

ドクターズドリルでは、脳力を「短期記憶力」「集中力」「注意力」「基礎思考力」「意欲」の5つの力に分け、脳の各部位が持つ特性に合わせて脳を鍛えることができます。

1日1問解くだけで脳がぐんぐん冴えていく

1日1問ずつ解くだけで、自然と脳力が向上していく構成です。1日に5スイッチ分を1問ずつ解けば、最短2週間で完了。問題を解き直すことで脳機能はより高まるので、ページをコピーしてくり返し解くのもおすすめです。

タイム測定など飽きずに続く仕掛けがいっぱい！

各ドリルの最初と最後の問題は同じ難易度にし、解答時間や点数が測定できるようにしています。どれだけタイムが短縮したか、点数が上がったかによって効果を実感でき、飽きずに続けやすい仕組みになっています。

親子で、夫婦で、孫と、世代を超えて家族みんなで！

本書のドリルは、脳力の衰えが気になる年代はもちろん、脳の活性化を目指す若い世代や、成長期の子どもの勉強脳づくりにも役立つよう作られています。家族みんなで楽しく取り組み、脳を元気にしましょう！

5つの脳力低下は認知症へのステップ！

5つの脳力低下は、じつは「認知症」に進む段階でもあります。とくに「意欲」の低下は認知症の手前の危険な状態。本書のドリルで脳力アップを図り、途中の段階でくい止めましょう。

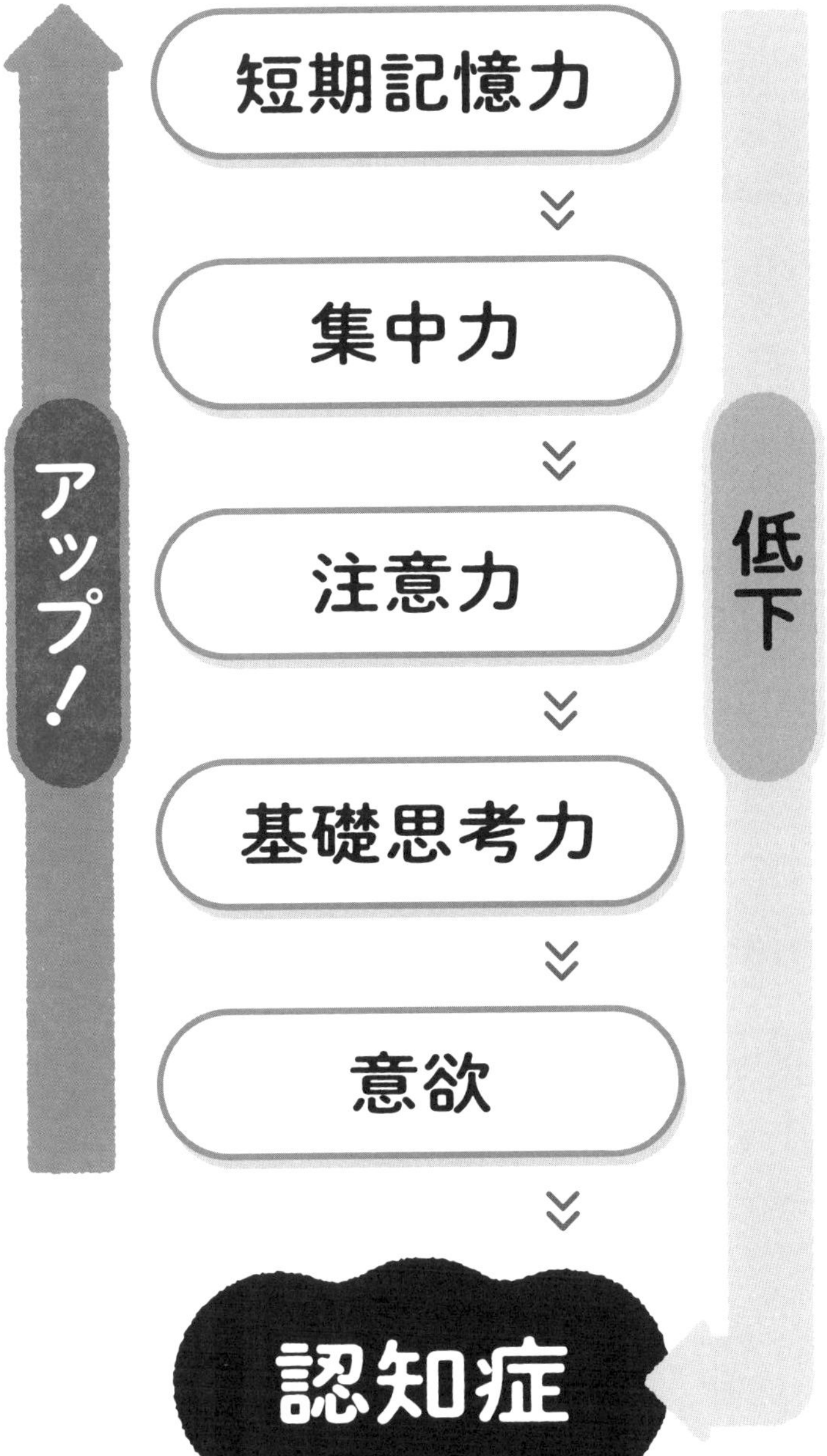

「ドクターズドリル」でくい止める！

脳力アップに必要な5つの脳活性スイッチ

脳力1
短期記憶力スイッチ

脳力2
集中力スイッチ

脳力3
注意力スイッチ

脳力4
基礎思考力スイッチ

脳力5
意欲スイッチ

本書の冒頭で、脳力の決め手となるのは、「記憶力」と「思考力」だと紹介しました。

脳医学的な視点からもう少し細かく分けると、記憶力の基礎となる「短期記憶力」、思考力を支える「集中力」「注意力」「基礎思考力」、そして、これら全般に関わる「意欲」という5つの力に分けられます。

脳力アップには、各脳力に関わる脳の部位を、集中的に刺激していくことが欠かせません。

本書では、これを〝脳活性スイッチ〟と名付け、もっとも効果的に脳を刺激できるドリルを用意しました。

1 短期記憶力スイッチ が必要な人は？

短期記憶力は、見聞きした情報を瞬時に記憶として脳に刻み込む力。記憶の入り口となる短期記憶力が低下すると、記憶力の低下を招いてしまいます。人の名前が出てこない、もの忘れ、同じことを何度も言う……。これらは短期記憶力の低下によるものかもしれません。

人やものの名前が
ぜんぜん
思い出せなくて……。

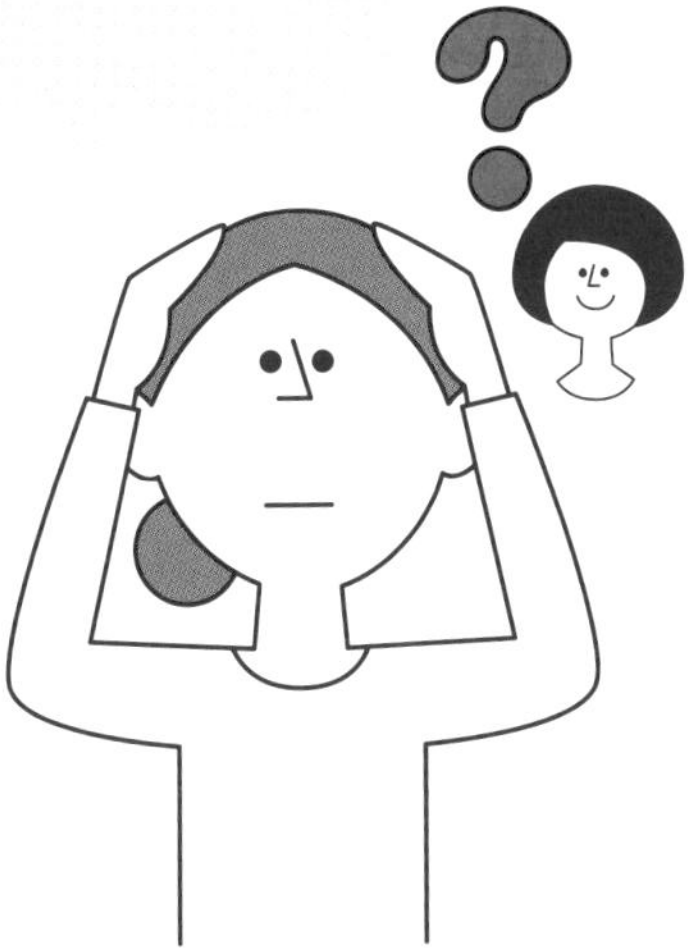

2 集中力スイッチ が必要な人は？

すぐ気が散ってしまって
最近、読書が
楽しめないな……。

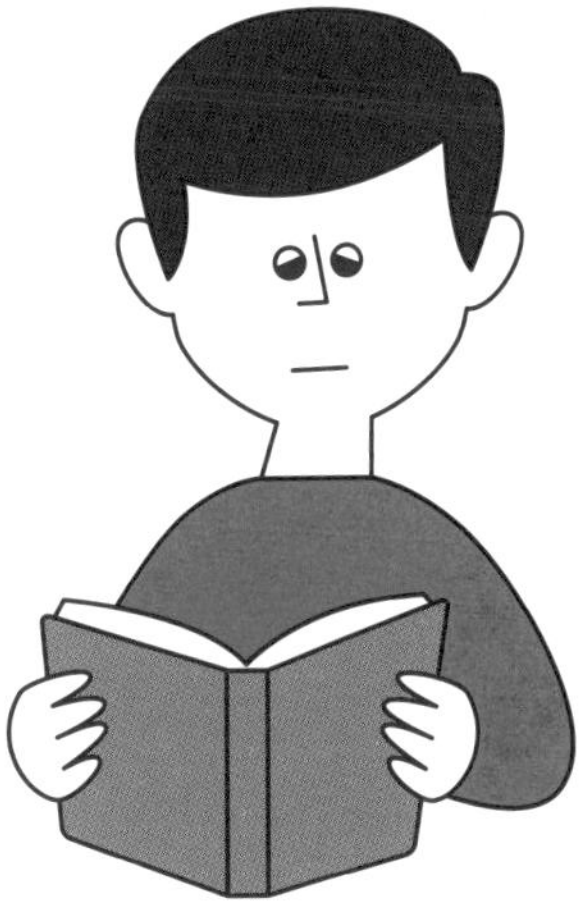

集中力は、物事に持続的に取り組むために必要な力です。脳内では注意力や意欲、記憶力とも関連し、集中力が低下すると、見聞きしたものが頭に入りにくい状態に。気が散りやすく、会話でも「今なんて言った？」ということが増え、後回しにしてしまうことが多くなります。

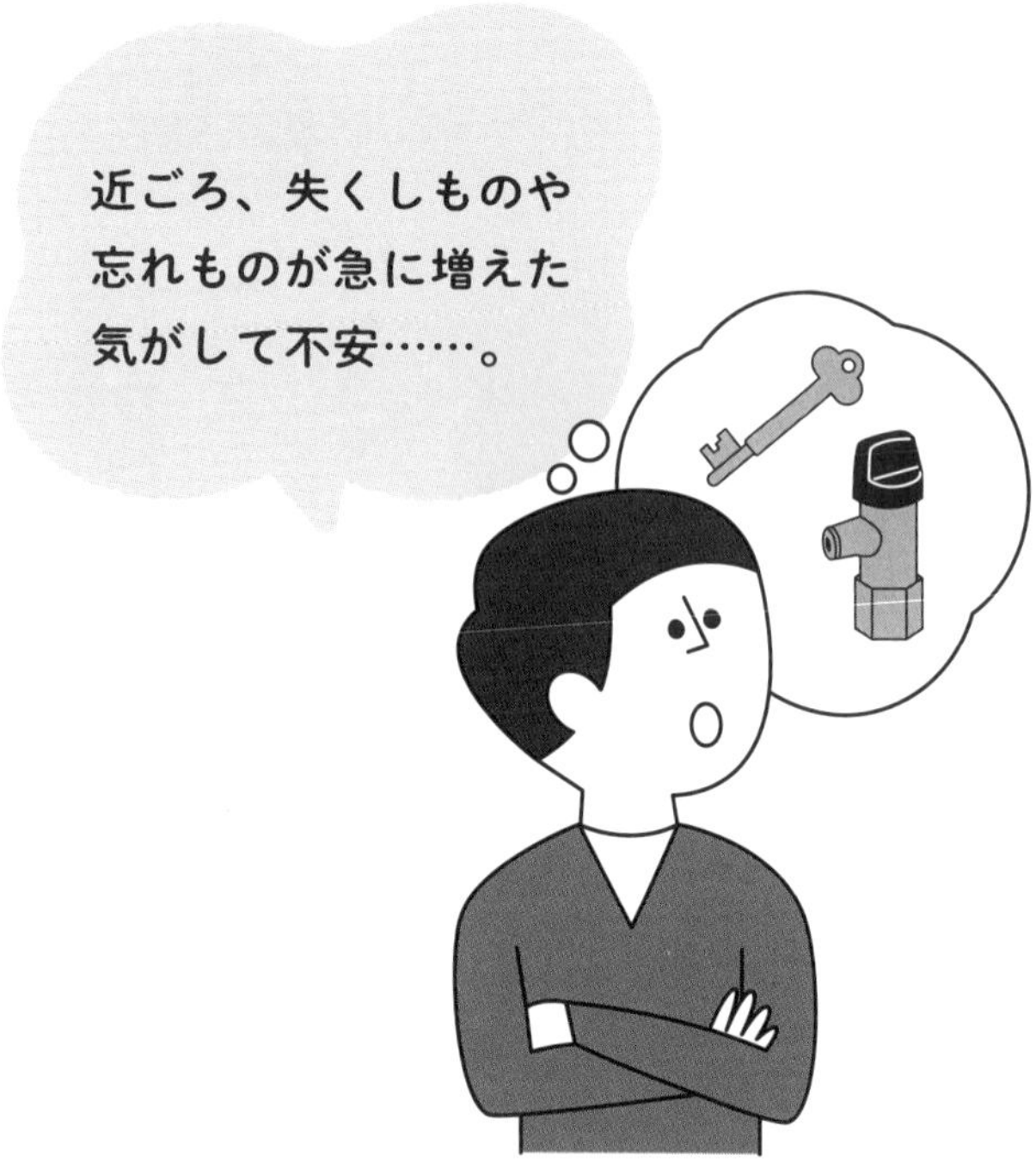
近ごろ、失くしものや
忘れものが急に増えた
気がして不安……。

3

注意力スイッチ
が必要な人は？

注意力は、いくつかのことに同時に注意を向ける力です。注意力は、集中力と連携して働く必要があります。どちらかが欠けると視野がせまくなり、鍵の閉め忘れやガスの消し忘れ、言い間違い、物を落としたり転んだりといったミスが増えます。

4

基礎思考力スイッチ
が必要な人は？

基礎思考力は、「思考」のもととなり、物事を論理的に考えるための力。ほかの脳力と連携しながら発揮され、低下すると考えや話をまとめるのに時間がかかったり、イライラしたり、レジの前でもたついたり、想像力が働かなくなったりします。

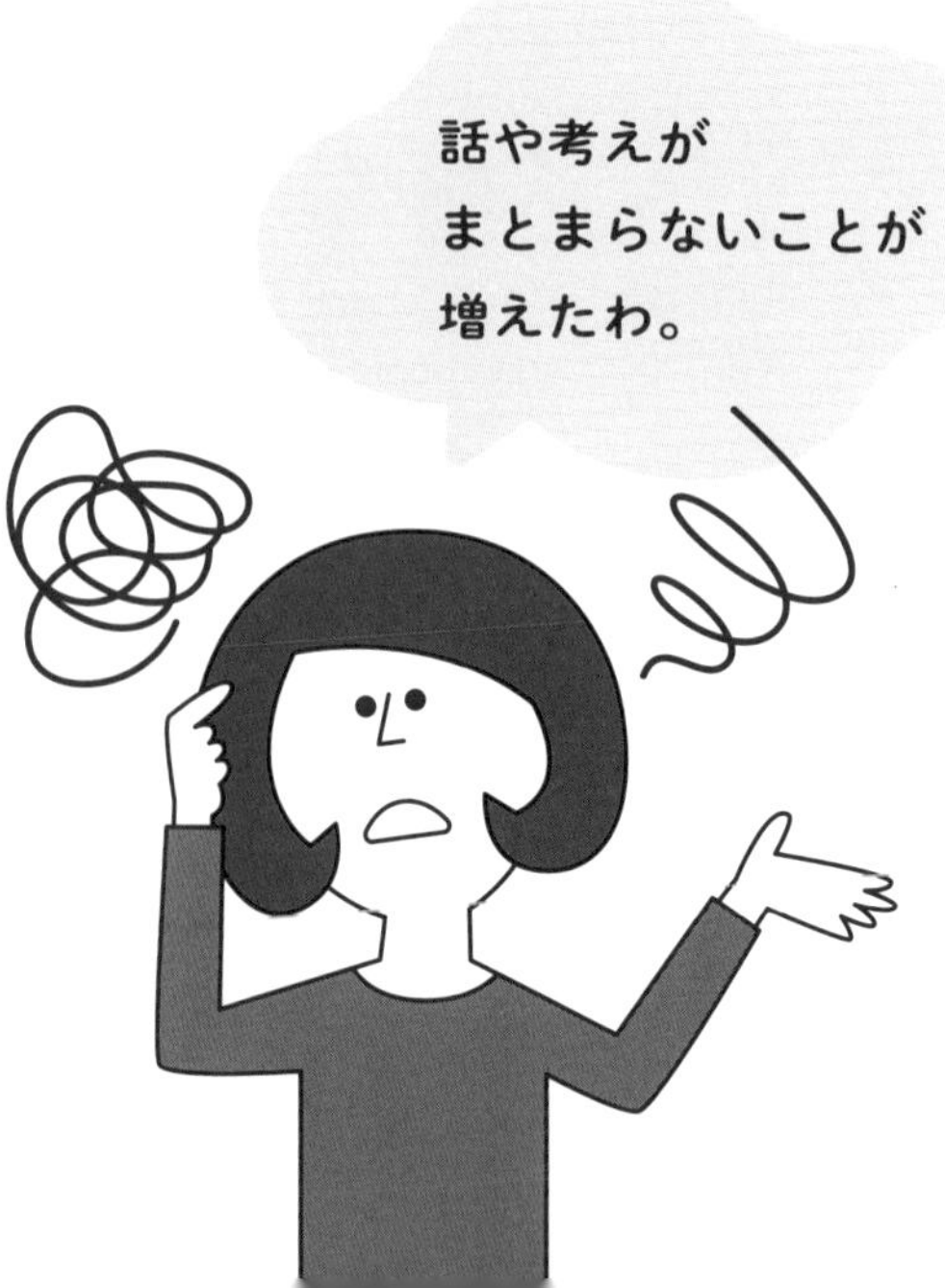
話や考えが
まとまらないことが
増えたわ。

5 意欲スイッチが必要な人は？

意欲は、物事に前向きに取り組むための源となる力。すべての脳力を発揮するためにも欠かせない力です。意欲が低下すると、毎日同じ服を着て、新しいことに取り組む気が起きず、人と会うのがおっくうになるなど、気持ちも沈みがちに。その結果、体力も低下します。

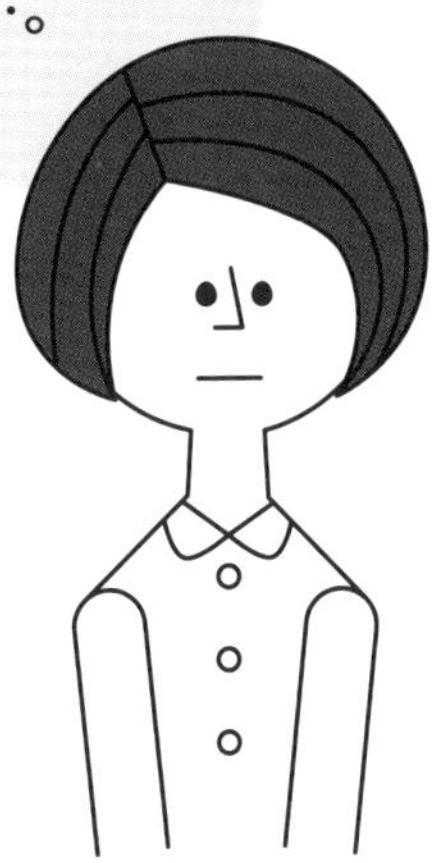

「あるある」と感じるタイプはどれ？

紹介した5つの脳力低下タイプのうち、「あるある」と感じるものはありましたか？

どれか1つではなく、複数のタイプ、あるいはすべてのタイプにあてはまる人も多いかもしれません。というのも、脳力は互いに連動しながら働くものだからです。

本書の10パターン・70問のドリルに取り組むことで、総合的に脳活性スイッチをオンにしていくことができます。

体験談

ドクターズドリル2を試してみました！

『ドクターズドリル2』を、さまざまな年代の方に2週間試してもらったところ、「頭の回転が速くなった」「集中できるようになった」などの感想が！　各ドリルの最初と最後のタイムや得点も、多くのドリルでアップする結果となりました。

70代

朝ドリルで脳スッキリ。認知症の不安が軽減！

3年前に夫を亡くしてからめっきりもの忘れがひどくなり、最近は、ご近所さんの名前も思い出せないことがあります。

そんな中、毎日同じ時間にドリルをやることで、生活にメリハリが生まれ、集中力が高まっていくのを感じられるようになりました。

私は、頭の中で図形を動かすのが苦手らしく「サイコロパズル」を解いているときは、ふだん使わない脳が動いている感覚がありますね。

とくに、朝にドリルを解くと頭のスッキリ感が一日中続いて前向きになれます。

会話しているときの頭の回転が速くなったことを感じますし、外出したり、人と会う約束をしたり、行動に移すのが早くなったこともうれしい変化。

認知症の不安がドリルで少し減りました。この本で、しっかり脳を鍛えていけそうです！

（みーちゃんさん・77歳 女性）

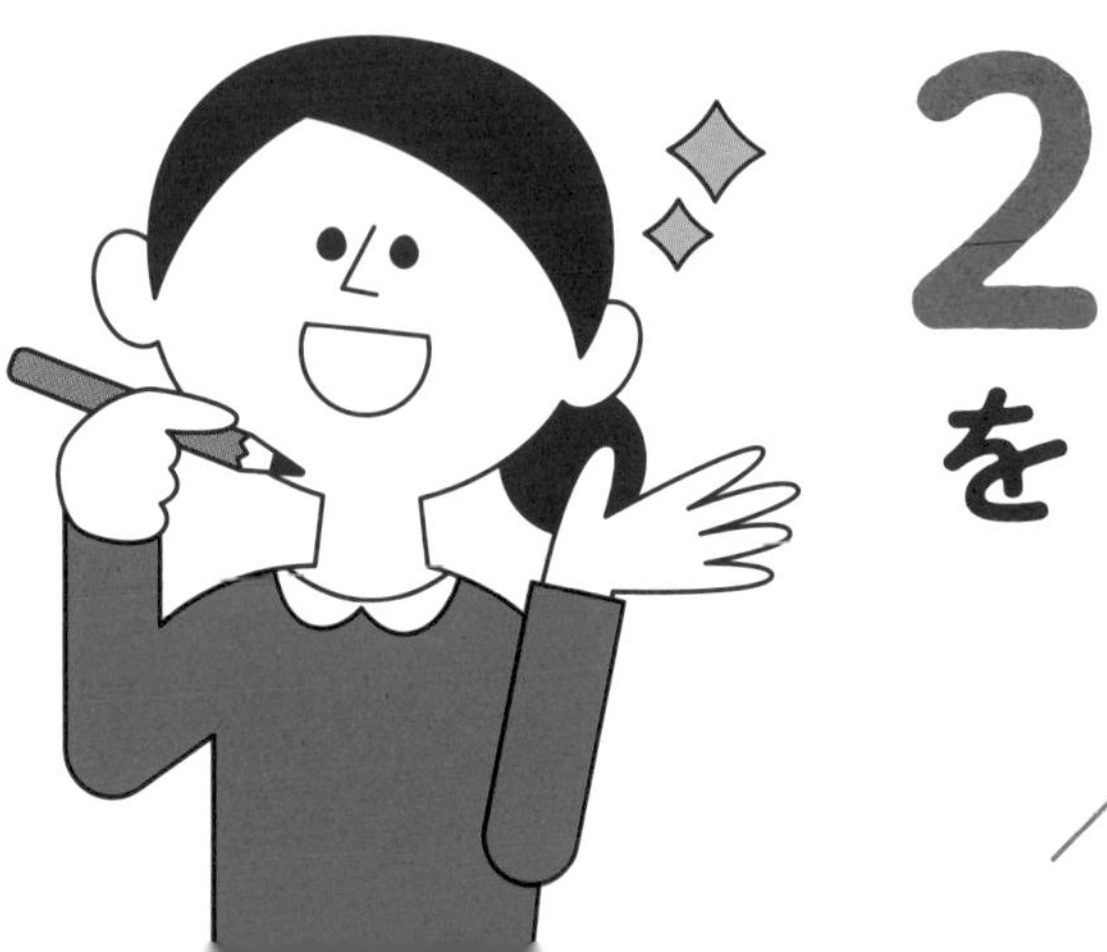

タイム短縮・得点アップベスト3！

1 サイコロパズル　1日目 54秒→7日目 18秒

2 上下迷路　8日目 1分21秒→14日目 21秒

3 イラスト計算パズル　8日目 34秒→14日目 21秒

60代

集中力がつき
趣味の語学が充実！

毎日決まった量のドリルを解くことで、脳が活発になったように感じます。とくに「ペア模写スケッチ」は、わずかな図形の違いを見分けていくのが楽しい！　集中力がつき、また本を読む気力がわきました。趣味の語学でも単語やフレーズをスムーズに覚えられるようになり、効果におどろいています。

（満利江さん・64歳 女性）

タイム短縮・得点アップベスト3！

1 イラスト記憶クイズ　1日目 11点→7日目 15点
2 余るブロックはどれ？　8日目 1分08秒→14日目 36秒
3 数をつないでパズル　1日目 1分→7日目 30秒

40代

ゲーム感覚でドリルを攻略
脳も気持ちも若返る！

「イラスト記憶クイズ」や、「鏡文字探し」は、ふだん使わない脳を使う感覚があり、脳も気持ちも若返ったように感じます。「サイコロパズル」は、頭がこんがらがって、何がなんだかわからなくなる楽しさが（笑）。徐々に難易度が上がっていくのも、ゲームを攻略するみたいでやる気になれました！

（ヒデさん・47歳 男性）

タイム短縮・得点アップベスト3！

1 鏡文字探し　8日目 1分21秒→14日目 16秒
2 余るブロックはどれ？　8日目 55秒→14日目 17秒
3 上下迷路　8日目 22秒→14日目 14秒

50代

2週間で効果を実感！
段取り力が格段にアップ

ドリルを始めて2週間。忘れものや失くしものが減り、段取り力がついたのか、家事などもスケジュール通りにこなせるように。種類豊富なドリルで、自分の得意・不得意がわかるのがよいですね。スイスイ解ければ気持ちも前向きになり、苦手なドリルも、時間をかけて正解すると達成感があります。

（前田安子さん・57歳 女性）

タイム短縮・得点アップベスト2！

1 上下迷路　8日目 49秒→14日目 28秒
2 イラスト記憶クイズ　1日目 14点→7日目 15点

10代

「ひらめいた！」瞬間が
とにかく気持ちいい！

どのドリルも楽しくて、夢中になって、1日にもっともっとたくさん解きたくなりました。とくに「イラスト計算パズル」は、「ひらめいた！」という瞬間がとにかく気持ちいい！　頭をフル回転で使っている感覚があるので、この先もずっと続けていると、頭によい効果がいっぱいありそうです。

（ゆずさん・13歳 女子）

タイム短縮・得点アップベスト3！

1 数をつないでパズル　1日目 3分31秒→7日目 27秒
2 余るブロックはどれ？　8日目 30秒→14日目 19秒
3 フラワールートパズル　1日目 23秒→7日目 10秒

目次

CONTENTS

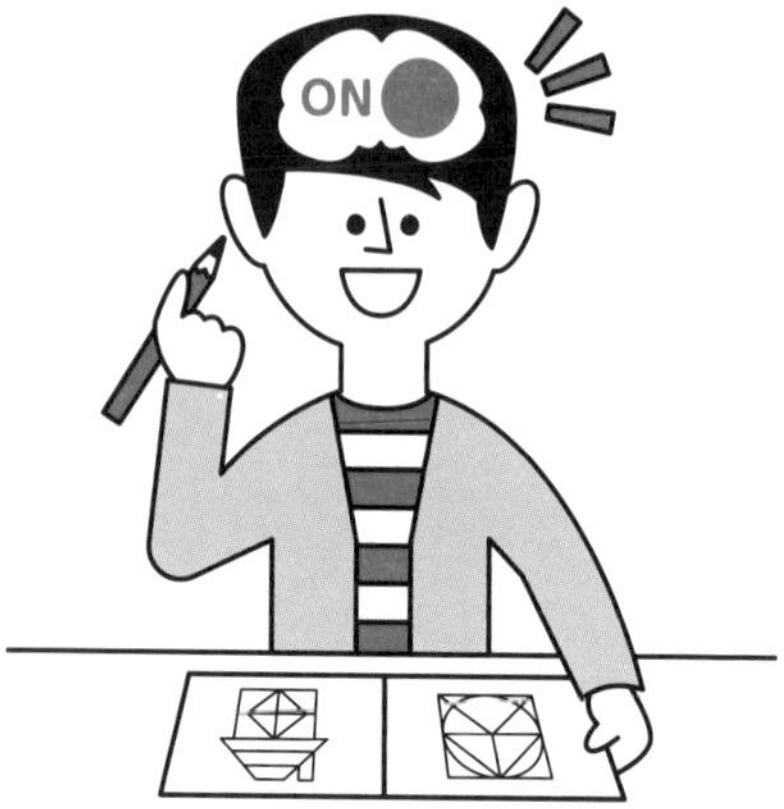

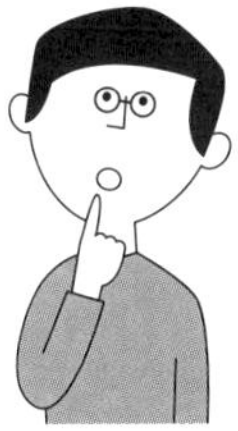

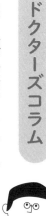

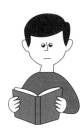

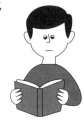

ドクターズドリルの進め方

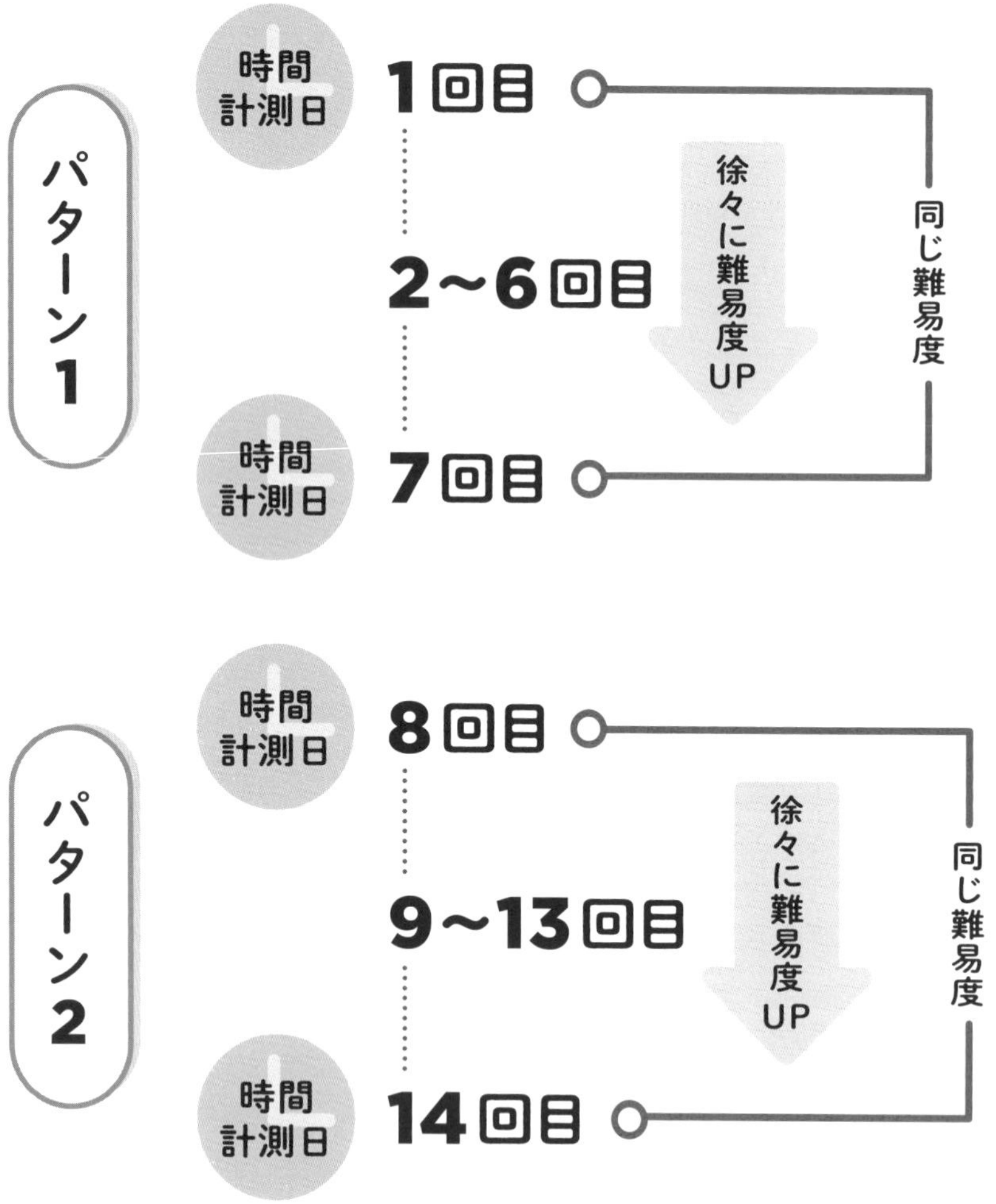
パターン1
時間計測日
1回目
2〜6回目
時間計測日
7回目
徐々に難易度UP
同じ難易度
パターン2
時間計測日
8回目
9〜13回目
時間計測日
14回目
徐々に難易度UP
同じ難易度

本書のドリルは「短期記憶力」「集中力」「注意力」「基礎思考力」「意欲」の脳力別にスイッチが入れられるよう、5つのスイッチに分けられています。

各スイッチには2パータンのドリルがあり、回が進むほど難易度が上がります。

ただし、1、7回目と8、14回目の問題はそれぞれ難易度が同じ。この日に時間や点数を計測し、効果を確かめることができます。

進め方のルール

- 本書のドリルは、脳医学的に効果の出やすい順序に並んでいます。各スイッチの１～14回目の問題は、必ずこの順番通りに解きましょう。

- 脳への効果を定着させるためには、できるだけ毎日連続して（むずかしい場合は２日以内に）、１日１題ずつ解くと効果的です。どれか１つのスイッチだけを、一気に進めるのは避けましょう。

- より短期間で集中して効果を得るために、いくつかのスイッチを並行して行ってもＯＫです。全スイッチのドリルを１日１題ずつ解くと、14日間ですべての問題を解き終える構成になっています。

計測するとさらに効果アップ！

事前にストップウォッチを準備
タイム計測で集中力アップ！

本書では、ドリルを解くのにかかった時間や点数を計測することで、どのくらい点数が上がったか、時間が縮まったか（＝効果があったか）をふり返ることができます。

それぞれのスイッチに2パターンずつ用意したドリルは、最初と最後の問題の難易度が同じになるように作られています。各スイッチの1、7、8、14回目を解くときは、ストップウォッチなどを用意して、問題を解くのにかかった時間を19ページの表に記入してください。スイッチ1・パターン1の「イラスト記憶クイズ」は、時間ではなく点数を比較します。

効果が目に見えることで自信や達成感も得られるため、今後のモチベーションアップにつなげましょう。

また、計測すること自体が脳によい影響を及ぼし、とくに集中力や意欲を高める効果が期待できます。

計測結果まとめチャート

パターン1

ドリル名		ドリル番号1	ドリル番号7
スイッチ1	短期記憶力アップドリル［イラスト記憶クイズ］	点	点
スイッチ2	集中力アップドリル［フラワールートパズル］	分　秒	分　秒
スイッチ3	注意力アップドリル［サイコロパズル］	分　秒	分　秒
スイッチ4	基礎思考力アップドリル［数をつないでパズル］	分　秒	分　秒
スイッチ5	意欲アップドリル［くるくる単語パズル］	分　秒	分　秒

パターン2

ドリル名		ドリル番号8	ドリル番号14
スイッチ1	短期記憶力アップドリル［余るブロックはどれ？］	分　秒	分　秒
スイッチ2	集中力アップドリル［鏡文字探し］	分　秒	分　秒
スイッチ3	注意力アップドリル［ペア模写スケッチ］	分　秒	分　秒
スイッチ4	基礎思考力アップドリル［イラスト計算パズル］	分　秒	分　秒
スイッチ5	意欲アップドリル［上下迷路］	分　秒	分　秒

結果のふり返り

パターン1と2で、1回目と7回目、8回目と14回目の計測結果が、それぞれどれだけ変化したかをふり返りましょう。時間が短縮した、もしくは点数が上がったスイッチは、脳力アップの効果が出ていると考えられます。

※解答を誤った場合は計測の対象とはなりません。時間をおいて再挑戦してください。
ただし、解答を覚えてしまっている場合は、計測不能となります。

認知機能だけじゃない！

ドクターズドリルは
こんなとき・こんな人にもおすすめ！

心身の健康を
気にしている人に

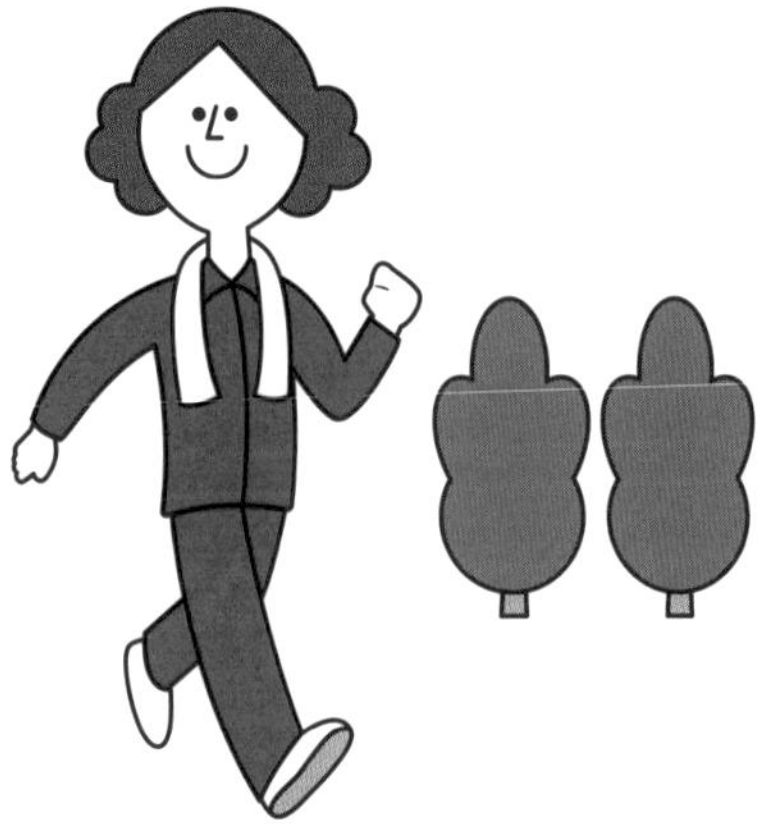

気持ちが
沈んで
いるときに

車の運転前や
ドライブの合間に

日中の
リフレッシュ
タイムに

前向きに
人生を
楽しみたい人に

イライラを
落ち着かせたい
人に

成長期の
子どもの
脳機能向上に

試験前など
大事な
場面の前に

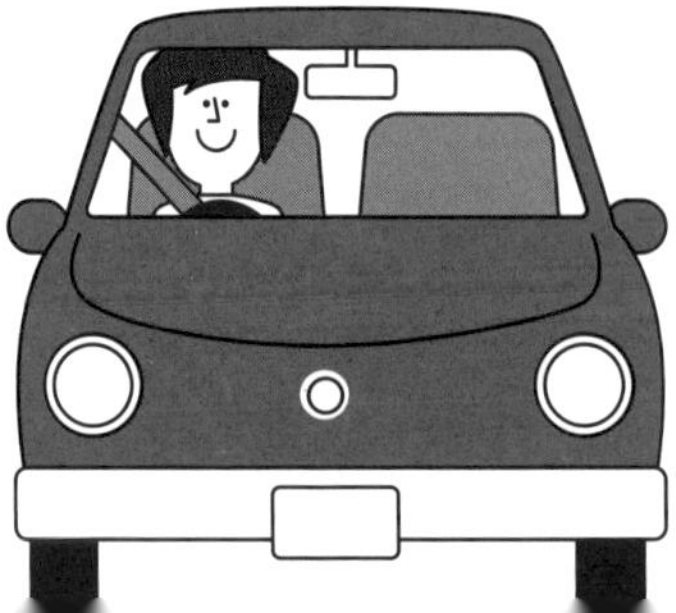

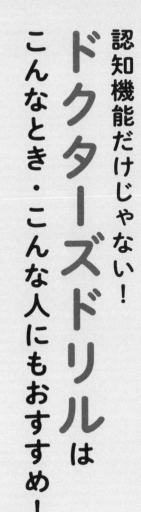

スイッチ 1

短期記憶力

アップドリル

スイッチ1

海馬《かいば》を活性化して短期記憶力アップ！

短期記憶力は、見聞きした情報を、瞬時に脳内に刻み込んで、記憶するための力。「もの忘れ」を予防し、「記憶力の向上」を目指すための第一歩となる脳力です。

脳内で、短期記憶力と密接に関わるのが、大脳の深部にある「海馬《かいば》」。「大脳辺縁系《だいのうへんえんけい》」と呼ばれる部位にあり、短期記憶力向上のために、積極的に活性化させたい場所です。

まずは、この海馬を活性化させるスイッチをオンにし、脳内を記憶しやすい環境に整えましょう。

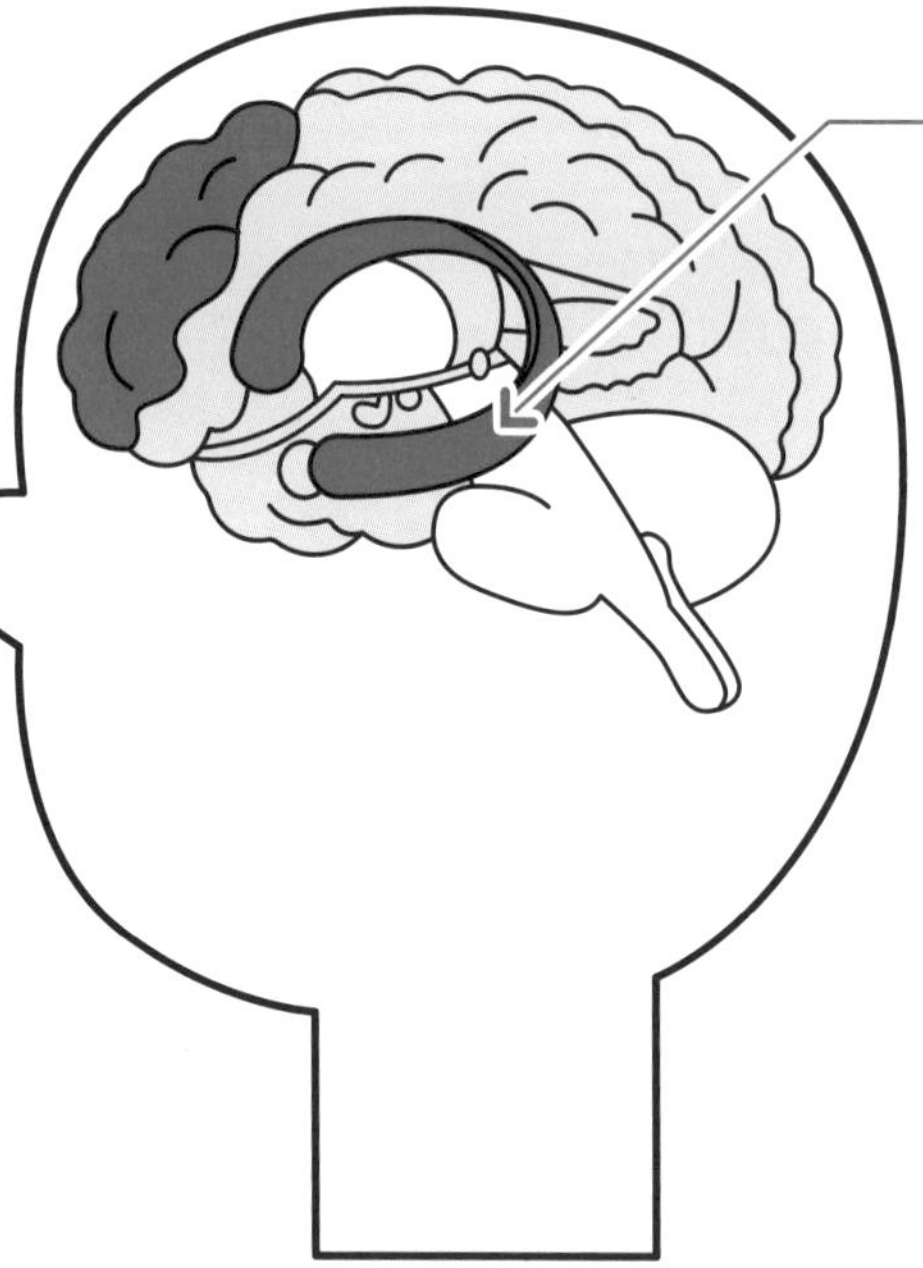

海馬

大脳の中でも深部に位置する。外から入ってきた情報は、いったん海馬に取り込まれて短期記憶として刻まれ、さらに脳内の各部位に送られる。

パターン1（1～7日目）

●イラスト記憶クイズ

“覚えて描く”が脳全体を目覚めさせる

　限られた時間で絵を覚えて、描くドリルです。その際に、もとの絵の細かいポイントをいくつ再現できるかが問われます。

「見たままを覚える」ことはそのまま海馬の刺激となり、短期記憶力を鍛えることに。

　さらに、手を動かして絵を描く行為で右脳と左脳がバランスよく使われ、脳全体が目覚める効果も期待できます。

パターン2（8～14日目）

●余るブロックはどれ？

複数の形を同時に覚えて短期記憶を重ねる

　頭の中で複数のブロックを同時に組み合わせながら、全体の形を構築していくドリルです。

　一つひとつのブロックの形を記憶しながら、全体の図形にあてはめていく過程で、いくつもの短期記憶を瞬時に重ねていく力が必要とされます。

　より高度な短期記憶力とともに、集中力や思考力も自然と鍛えられるようになっています。

パターン1

イラスト記憶クイズの進め方

● 始める前に、ストップウォッチなど時間を計れるものを、手元に準備してください。

● 問題文に書かれた制限時間内に、絵をよく見て覚え、次のページのスペースに同じ絵を描きましょう。

※別の紙に絵を描く場合は、次ページのスペースの枠を写して描くことをおすすめします。元の絵とできるだけ同じ大きさで再現することが、脳医学的に意味があります。

● 絵に出てくる人や動物、もの、またその形や数などを、できるだけ細かく、正確に覚えてください。

● 解答ページに記した15個のポイントを、描いた絵の中でいくつ再現できているかを問うドリルです。

● 解答時間に制限はありませんが、前のページに戻ってはいけません。

スイッチ1
短期記憶力
アップドリル
01

絵を20秒間よく見て覚え、
次のページのスペースに同じ絵を描きましょう。

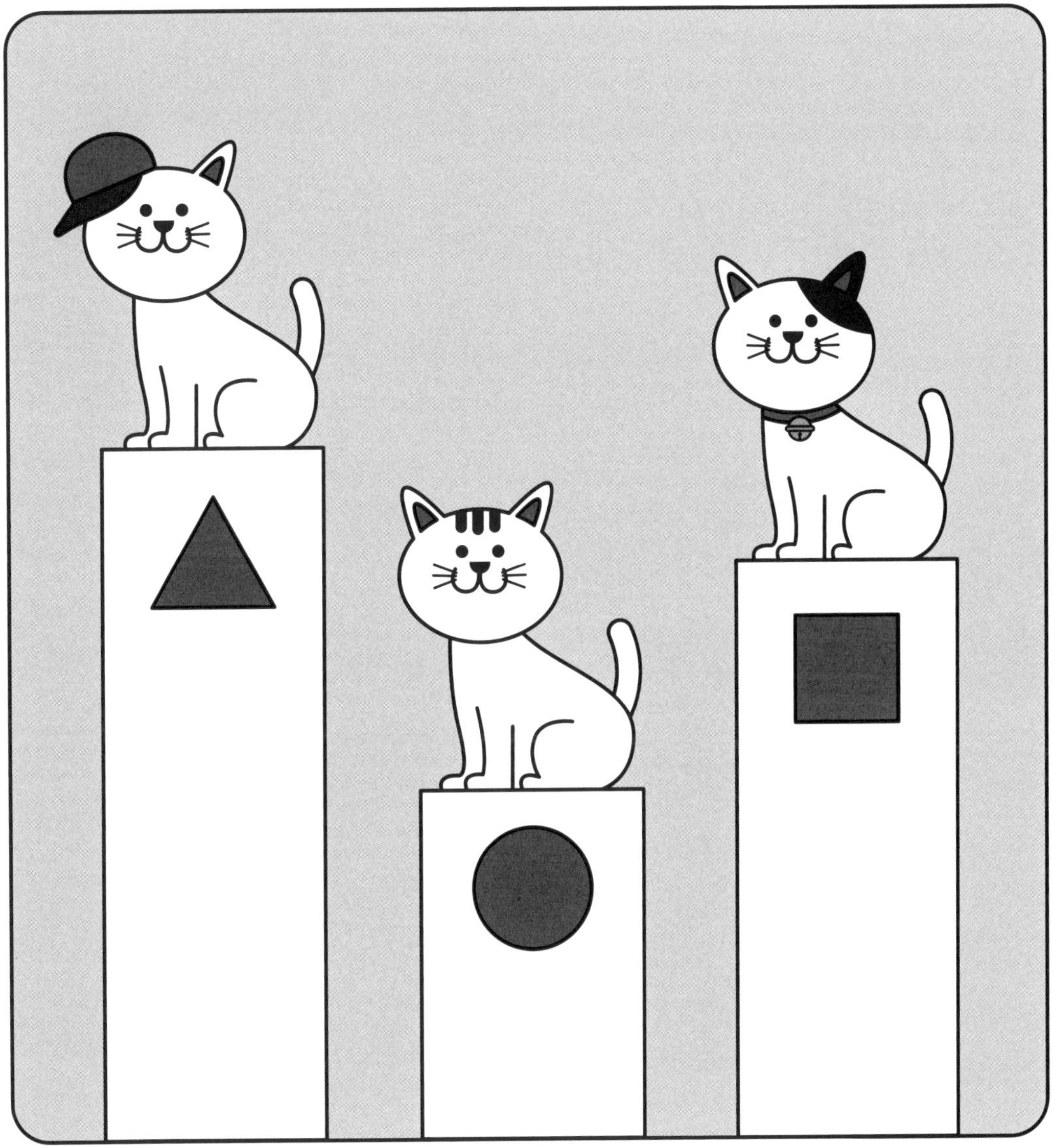

点数
記入日

このスペースに、
覚えた絵を描いてください。

絵を20秒間よく見て覚え、次のページのスペースに同じ絵を描きましょう。

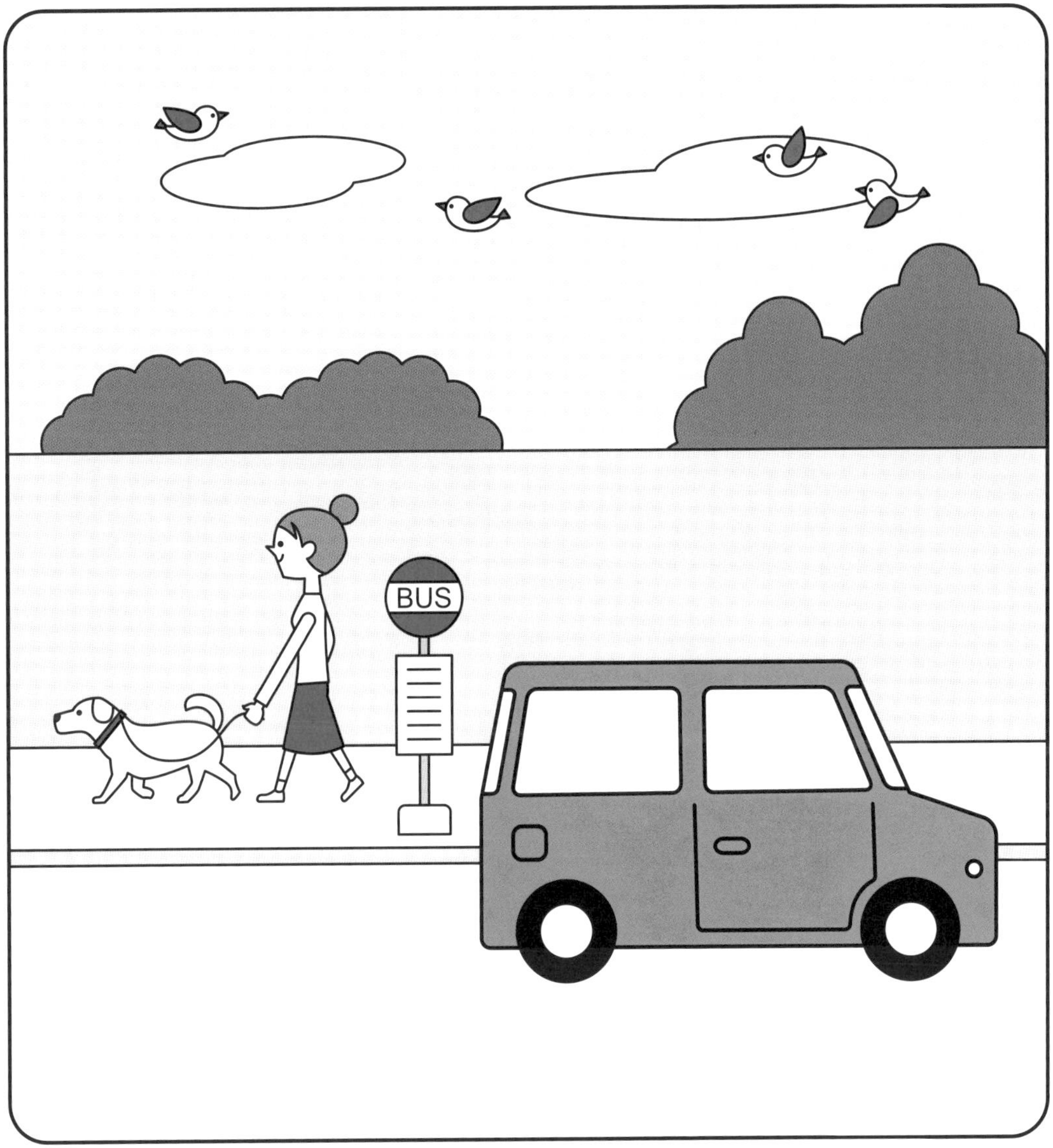

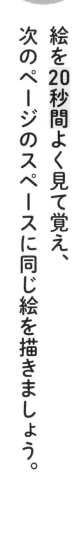

このスペースに、
覚えた絵を描いてください。

絵を20秒間よく見て覚え、
次のページのスペースに同じ絵を描きましょう。

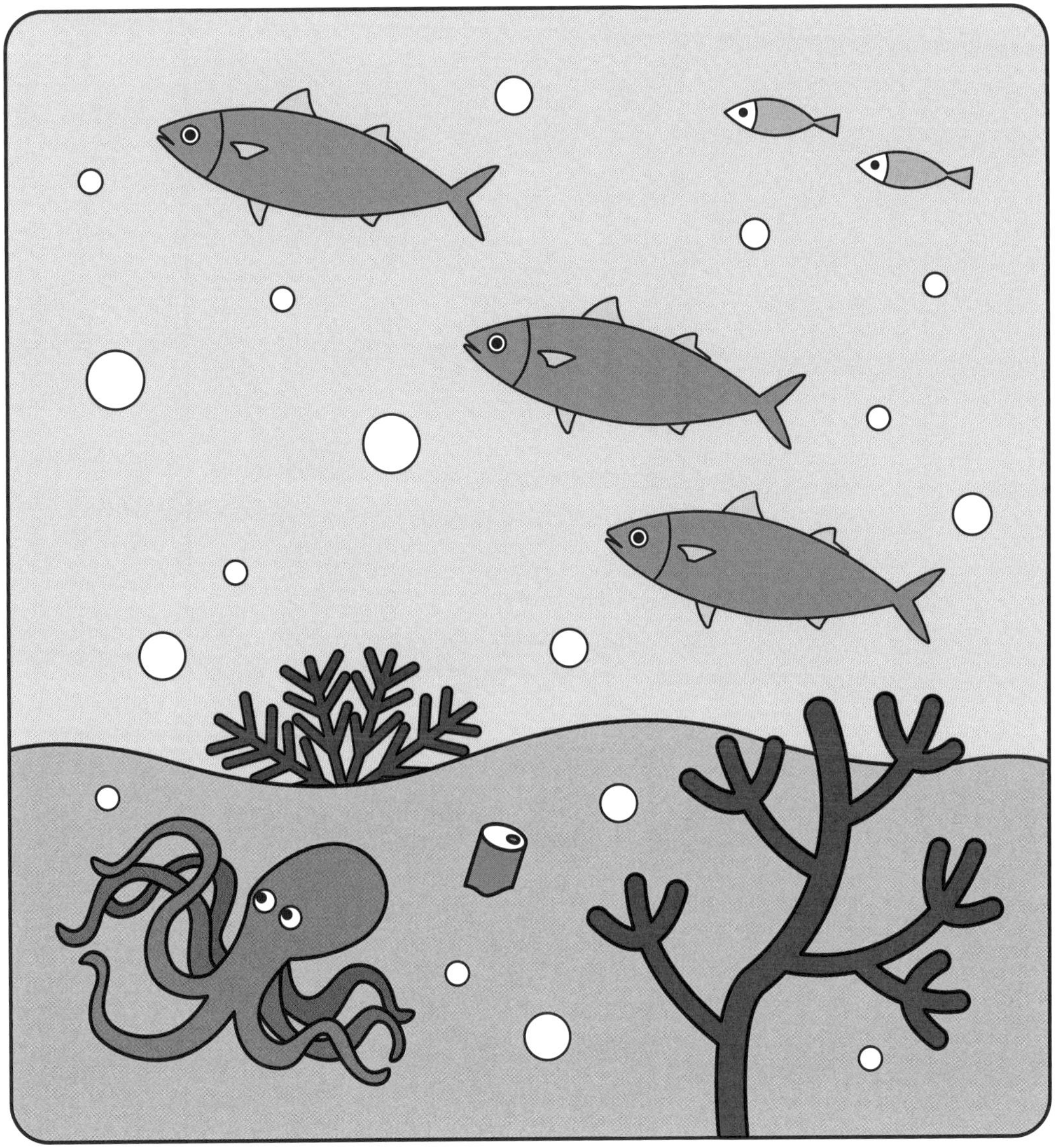

このスペースに、
覚えた絵を描いてください。

絵を20秒間よく見て覚え、次のページのスペースに同じ絵を描きましょう。

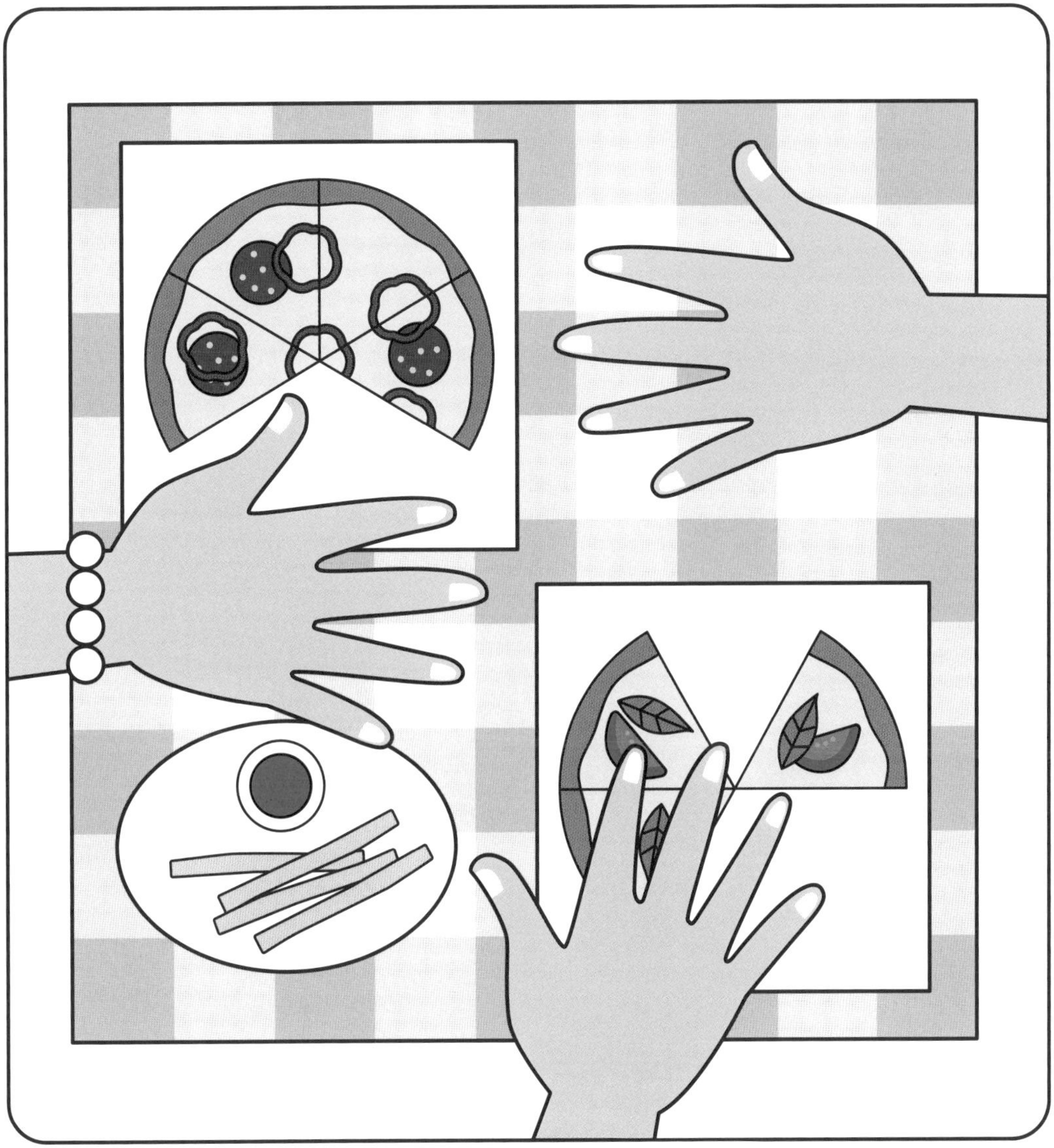

このスペースに、
覚えた絵を描いてください。

スイッチ1
短期記憶力
アップドリル
05

絵を30秒間よく見て覚え、
次のページのスペースに同じ絵を描きましょう。

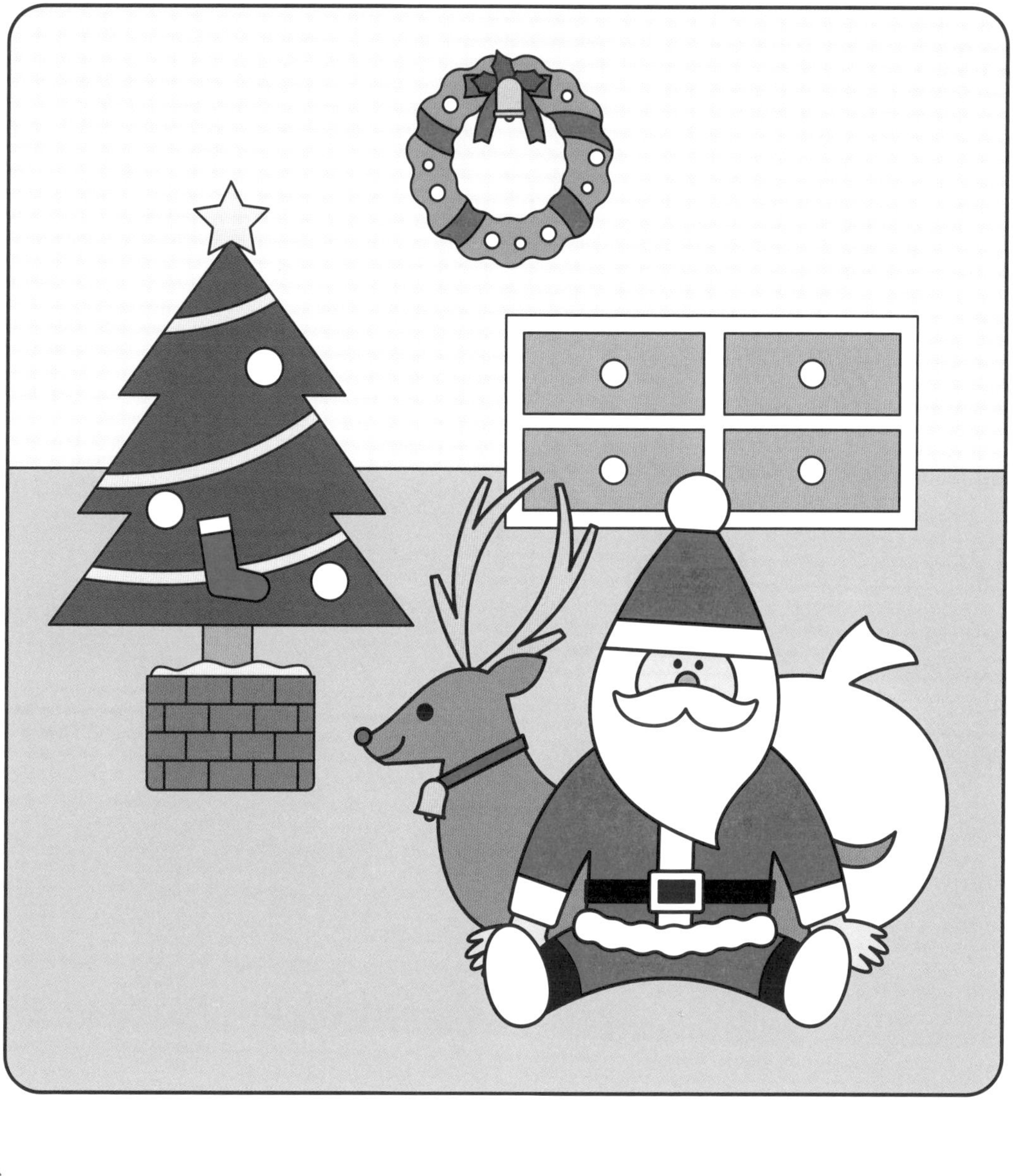

このスペースに、
覚えた絵を描いてください。

スイッチ1
短期記憶力
アップドリル
06

絵を30秒間よく見て覚え、
次のページのスペースに同じ絵を描きましょう。

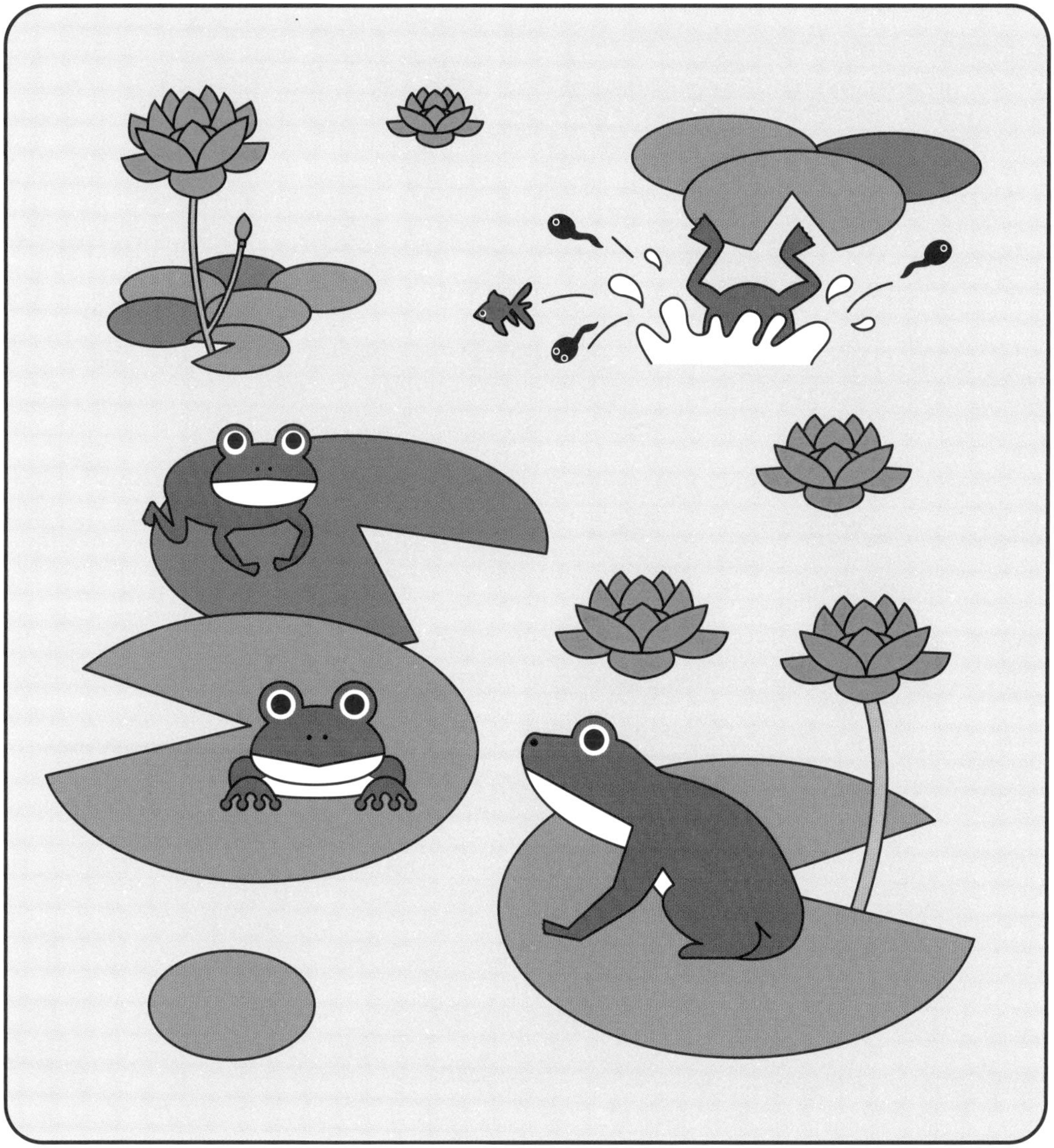

このスペースに、
覚えた絵を描いてください。

スイッチ1
短期記憶力
アップドリル
07

絵を20秒間よく見て覚え、
次のページのスペースに同じ絵を描きましょう。

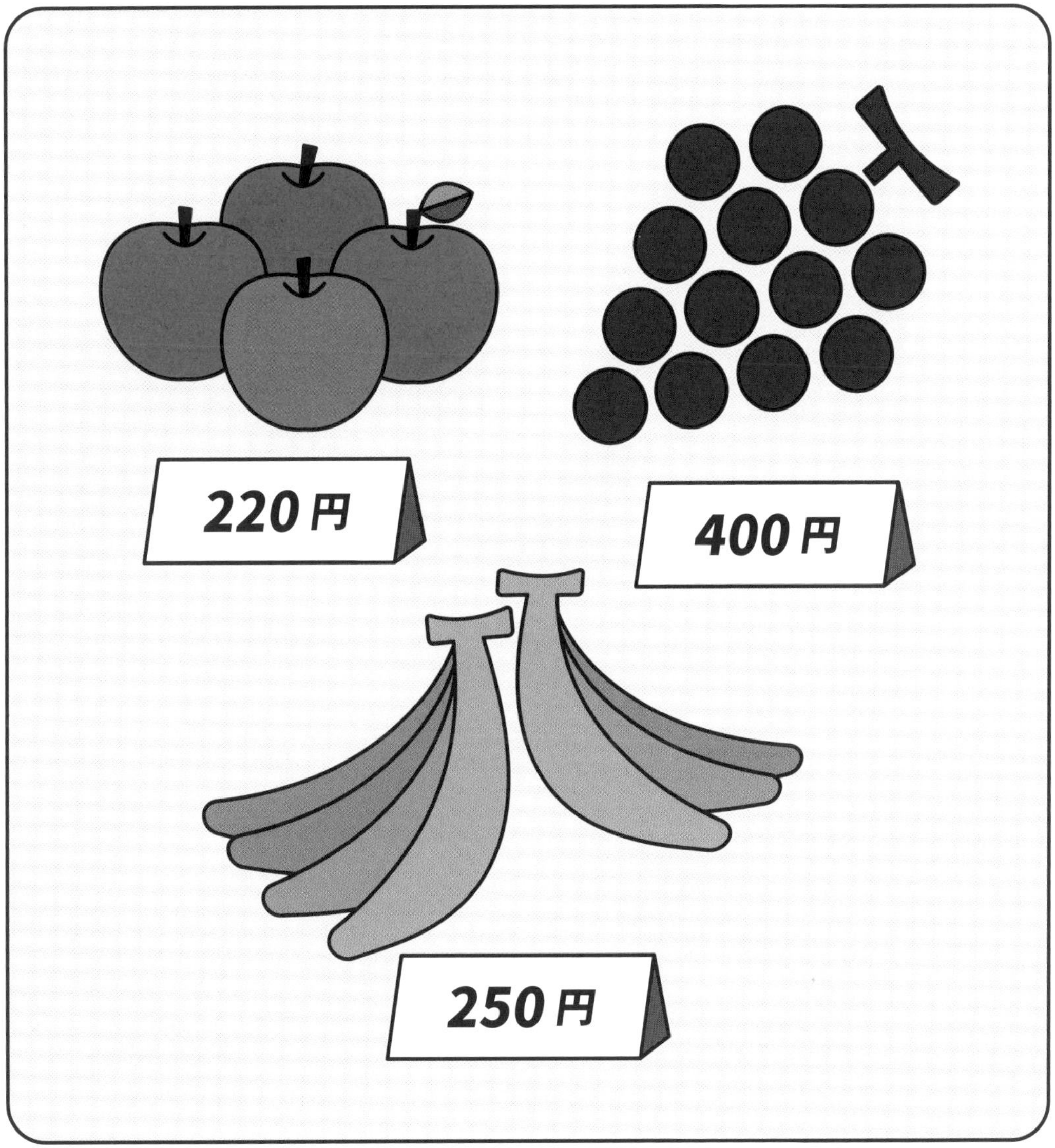

点数
記入日

このスペースに、
覚えた絵を描いてください。

パターン2 余るブロックはどれ？の進め方

● 右のブロックのパーツを組み合わせて、左にあるグレーのブロックの形を作ってください。そのとき、1つだけ使わないブロックがあるので、そのブロックがどれか、アルファベットで答える問題です。

● ブロックは、裏返したり回転させたりできません。

例題

左の形を作るとき、ⓐ～ⓓの中で使わないブロックが1つあります。それはどれですか？

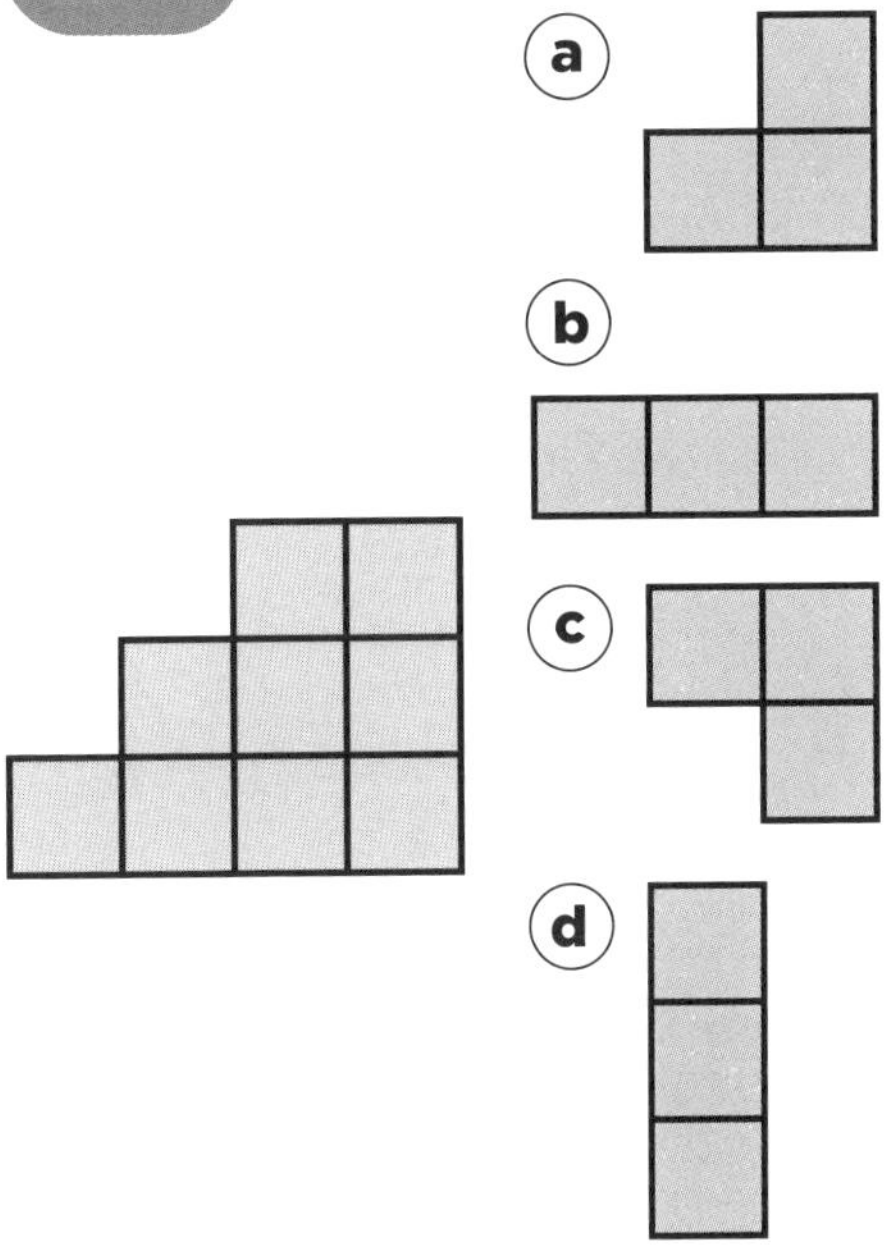

解答

使わなかったブロックとして、ⓒというアルファベットを答えてください。

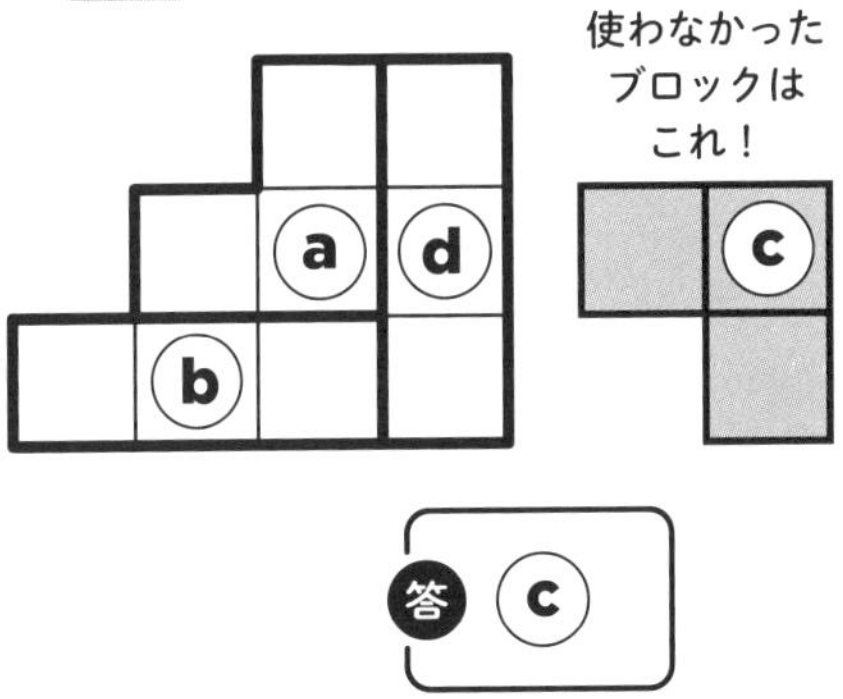

スイッチ1

短期記憶力アップドリル 08

左の形を作るとき、ⓐ～ⓓの中で使わないブロックが1つあります。それはどれですか？

ブロックは、裏返したり回転させたりできません。

時間計測日

1

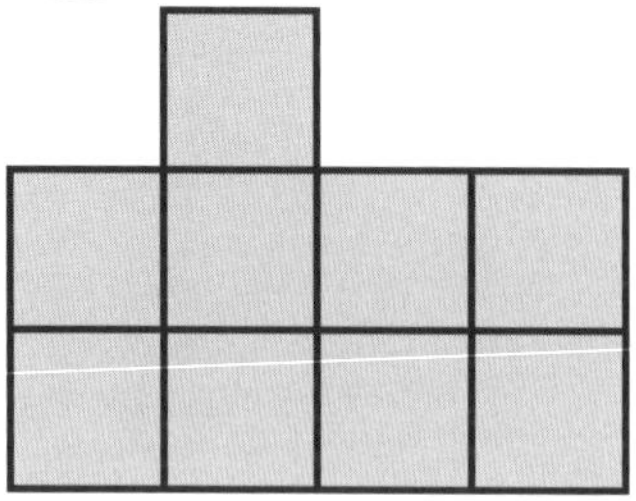

ⓐ

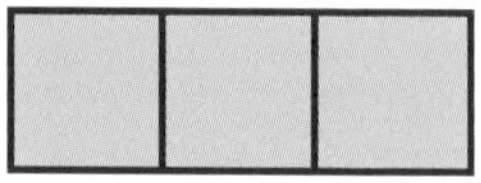

ⓑ

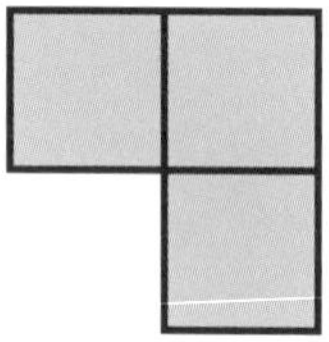

ⓒ

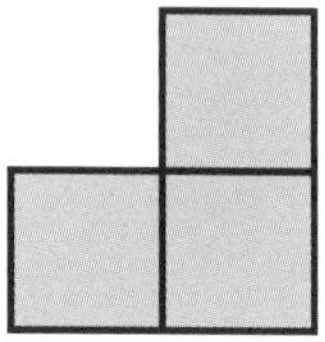

ⓓ

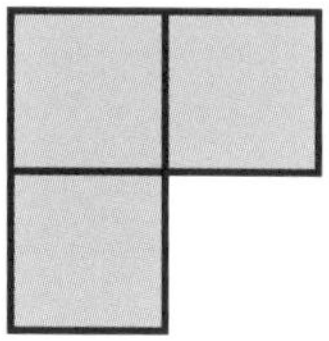

答

2

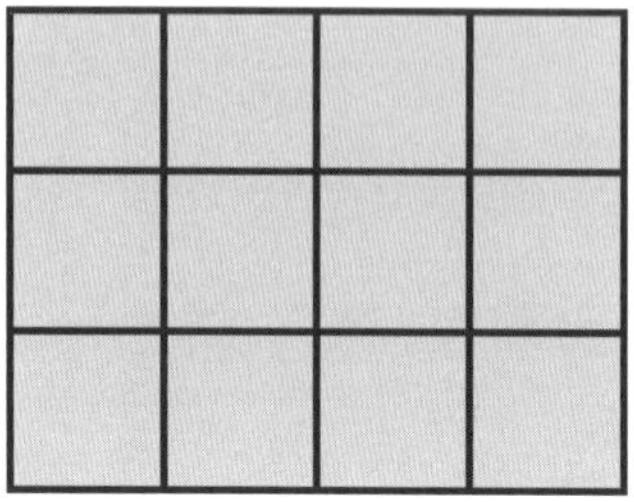

ⓐ

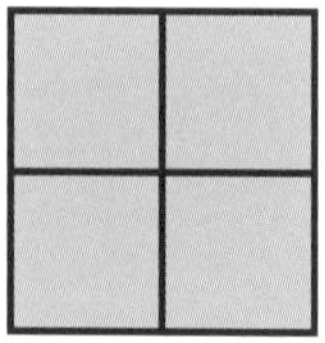

ⓑ

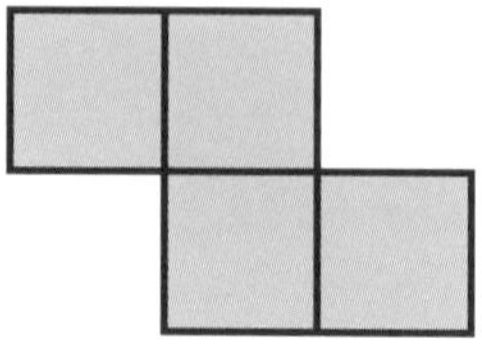

ⓒ

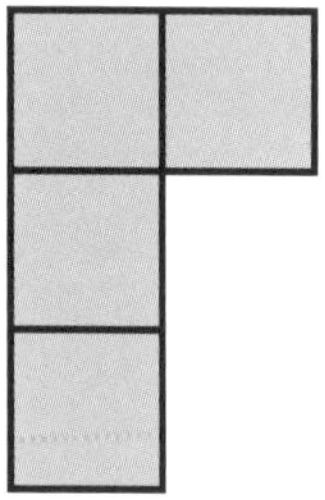

ⓓ

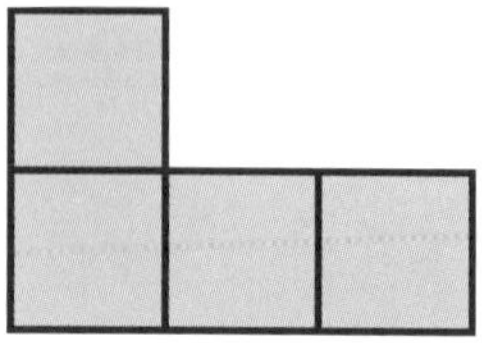

答

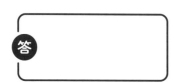

スイッチ1

短期記憶力アップドリル 09

左の形を作るとき、ⓐ～ⓓの中で使わないブロックが1つあります。それはどれですか？ブロックは、裏返したり回転させたりできません。

1

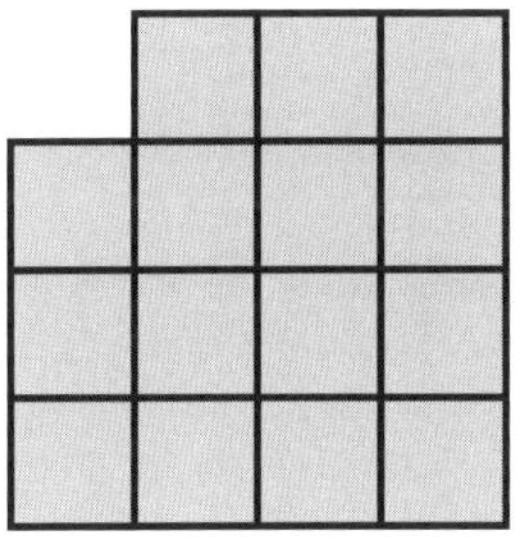

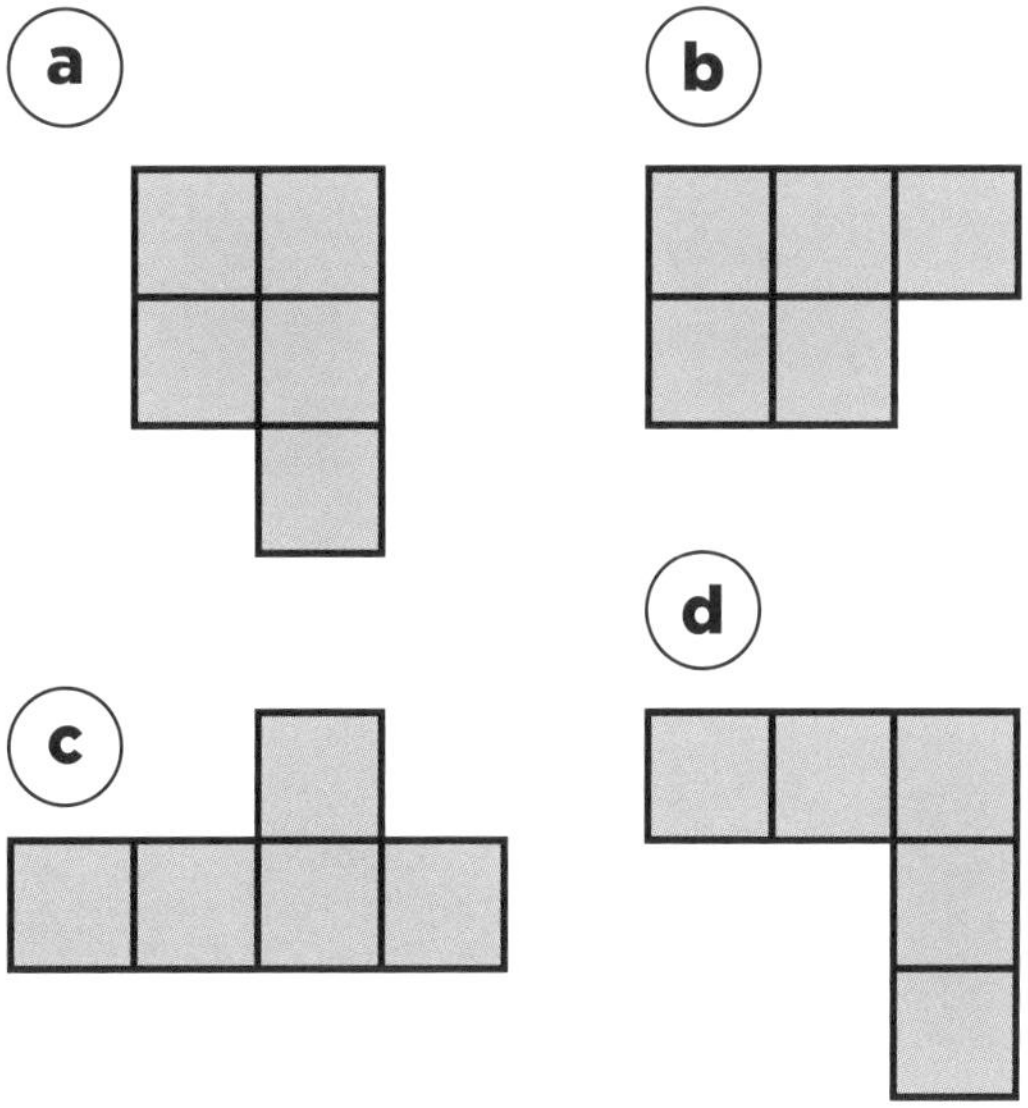

答

2

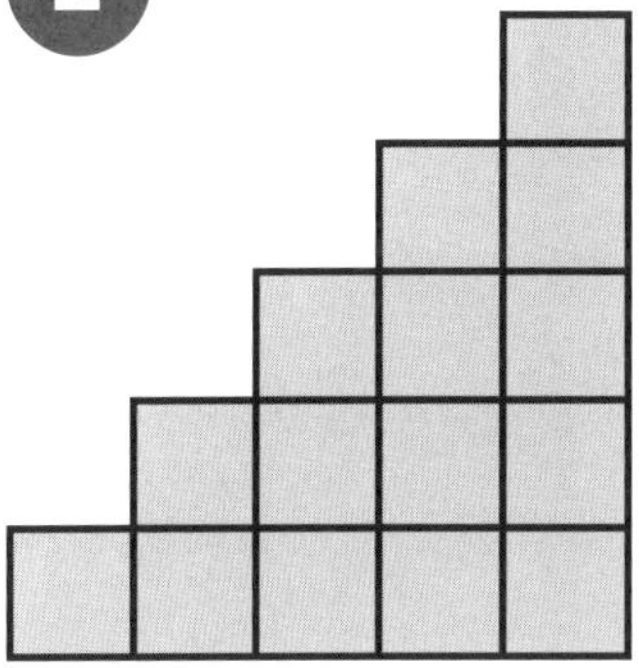

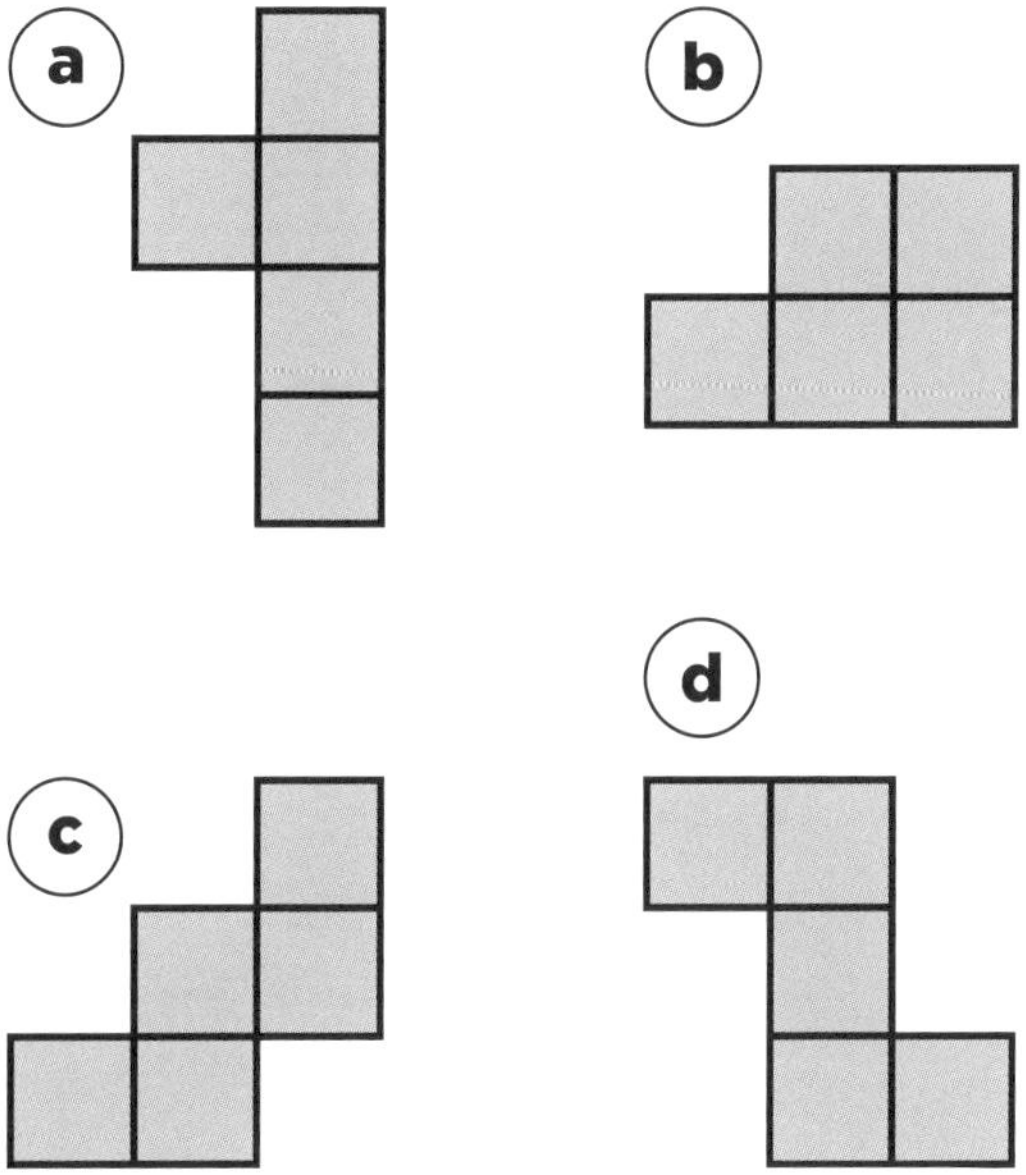

答

スイッチ1
短期記憶力アップドリル
10

左の形を作るとき、上はⓐ～ⓓ、下はⓐ～ⓔの中で使わないブロックが1つあります。それはどれですか？
ブロックは、裏返したり回転させたりできません。

1

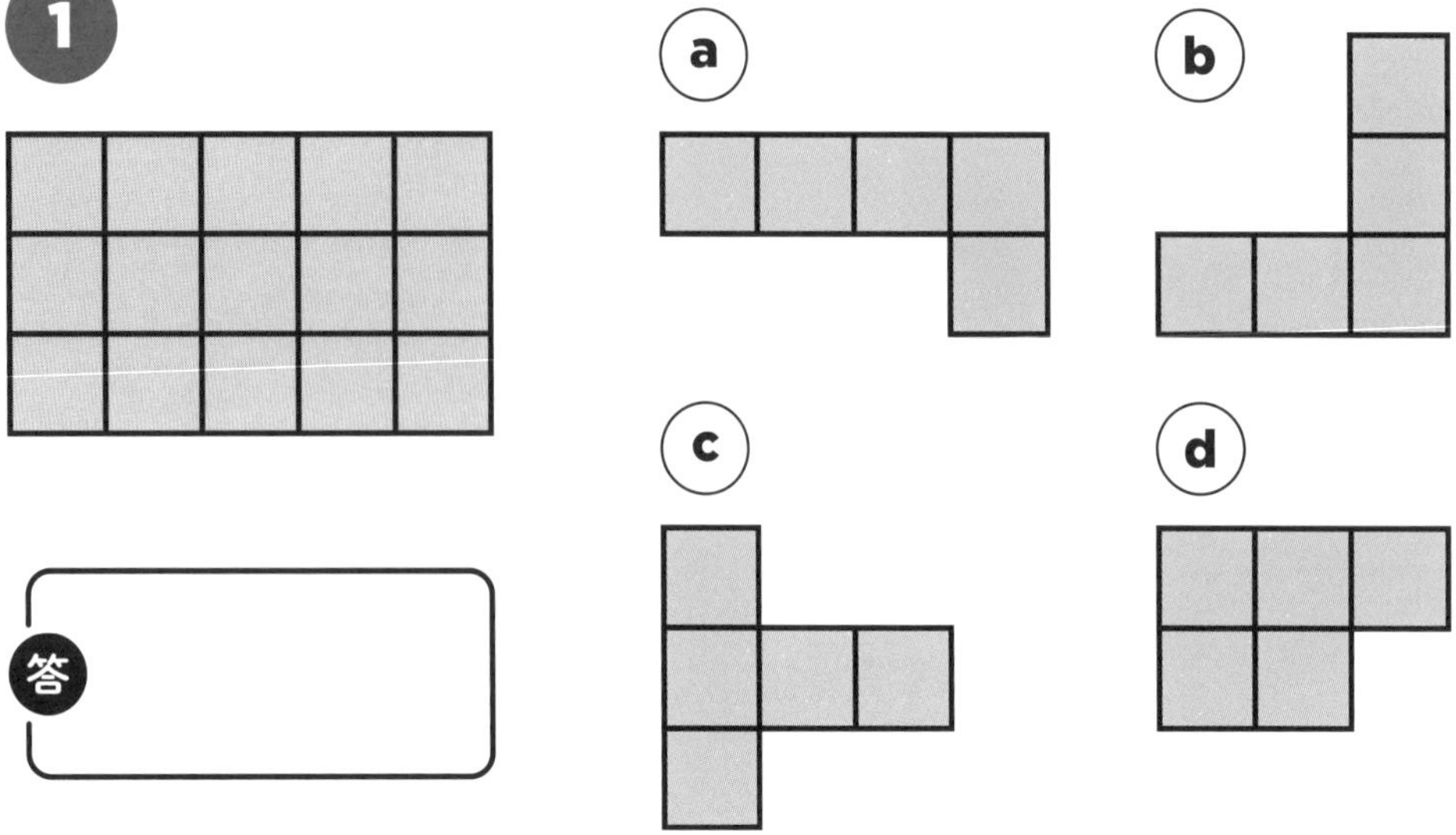

答

2

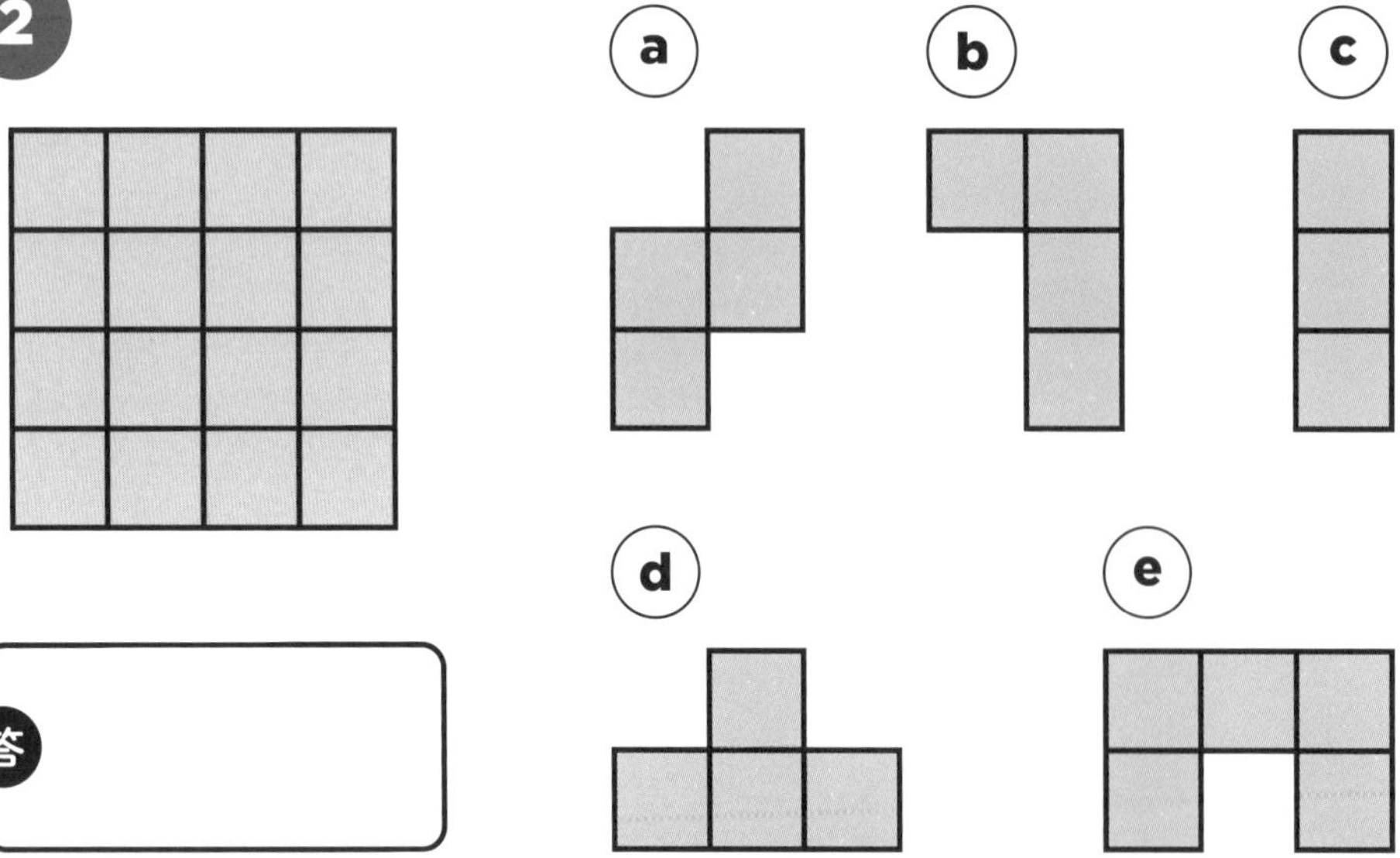

答

スイッチ1

短期記憶力アップドリル 11

上の形を作るとき、ⓐ～ⓔの中で使わないブロックが1つあります。それはどれですか？ブロックは、裏返したり回転させたりできません。

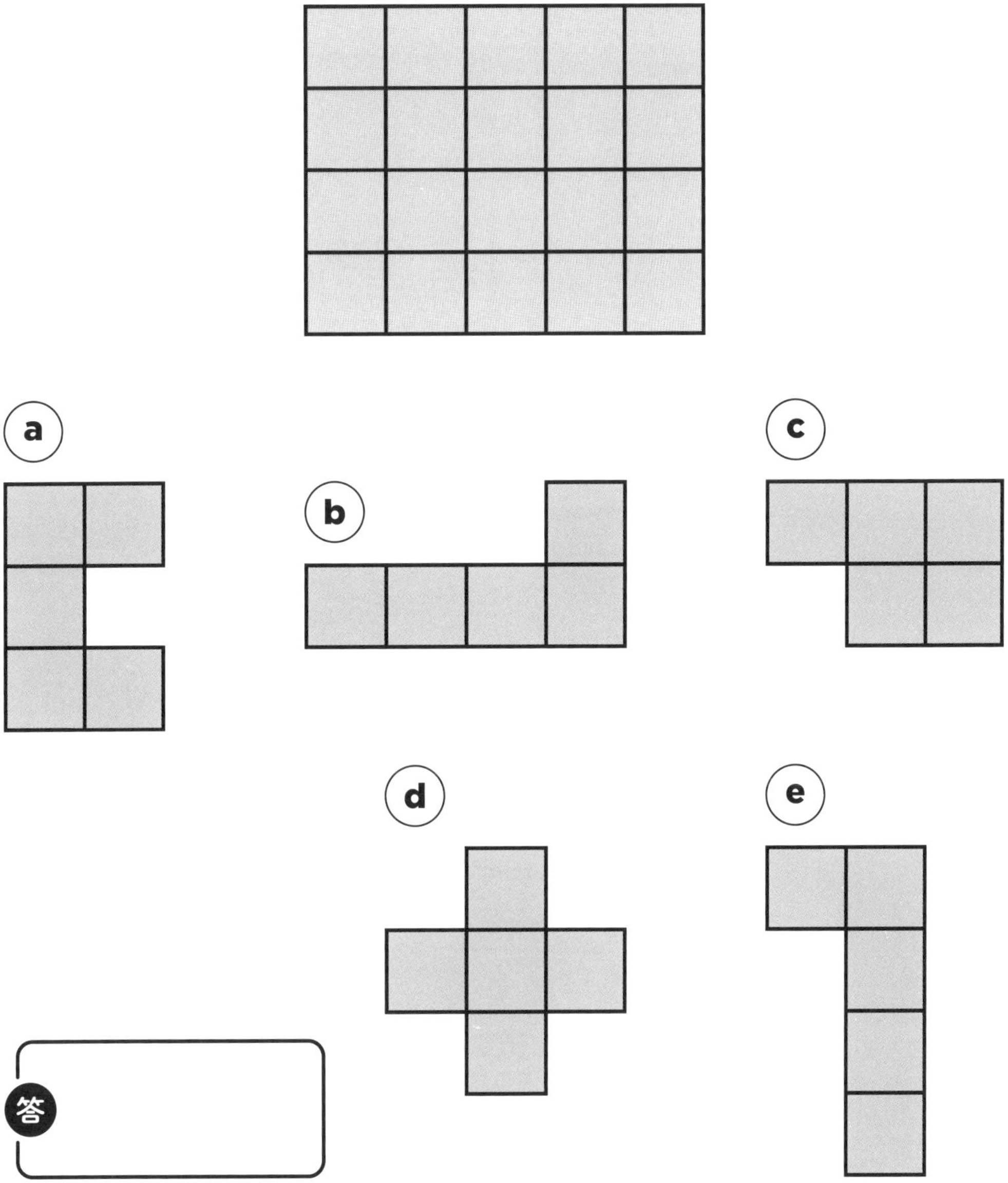

答

スイッチ1

短期記憶力アップドリル 12

上の形を作るとき、ⓐ〜ⓔの中で使わないブロックが1つあります。それはどれですか？

ブロックは、裏返したり回転させたりできません。

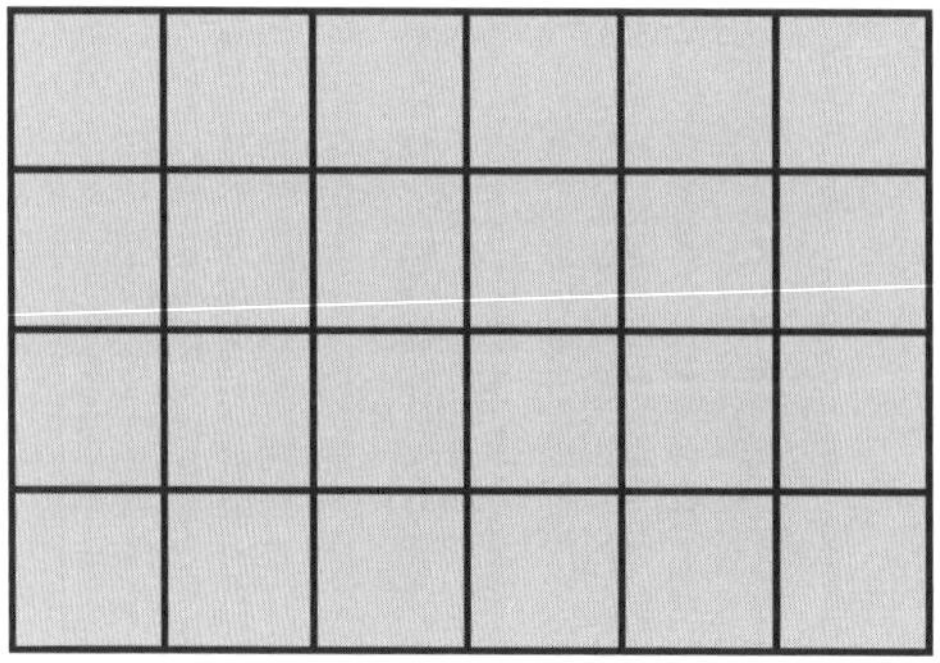

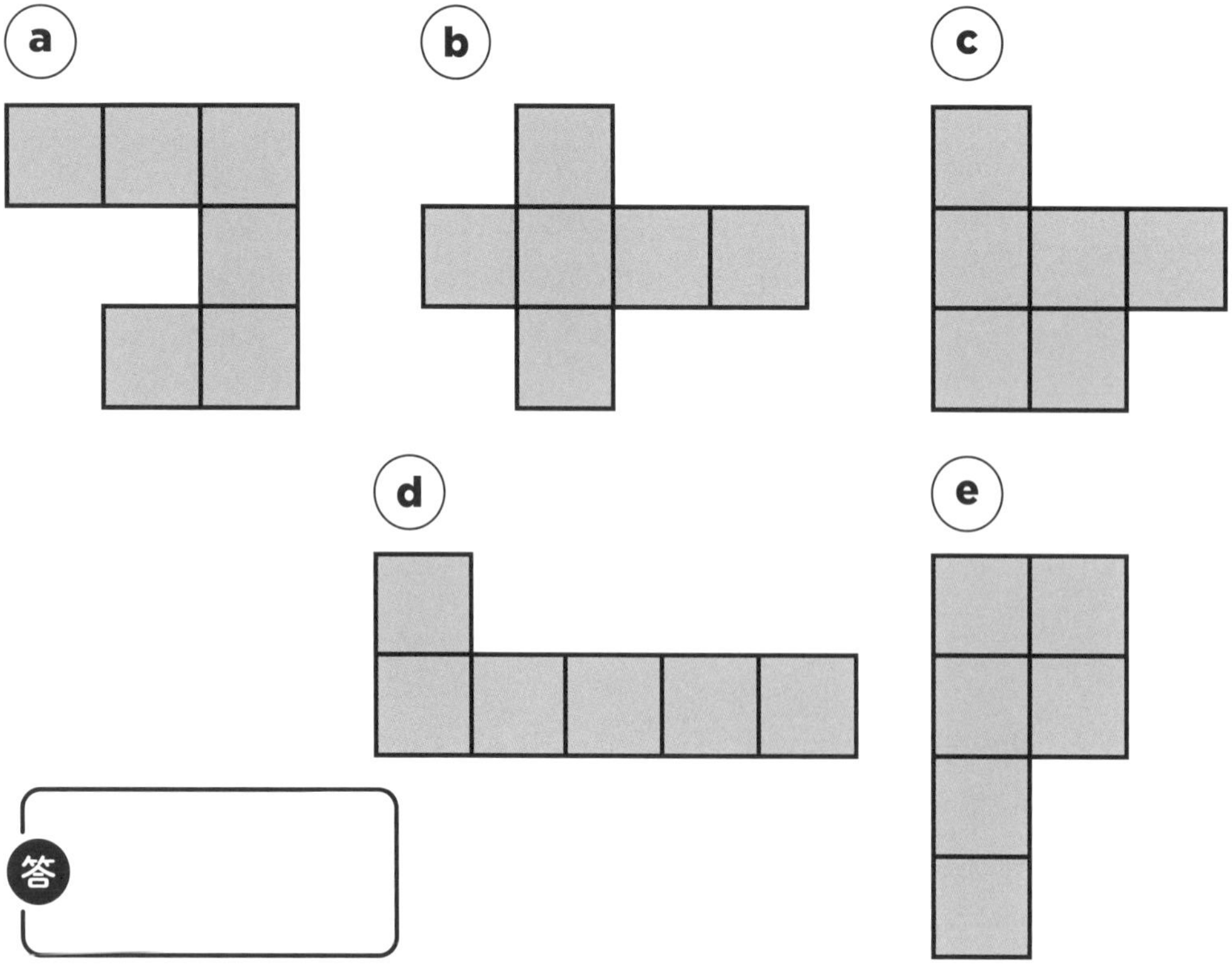

答

上の形を作るとき、ⓐ～ⓔの中で使わないブロックが1つあります。それはどれですか？

ブロックは、裏返したり回転させたりできません。

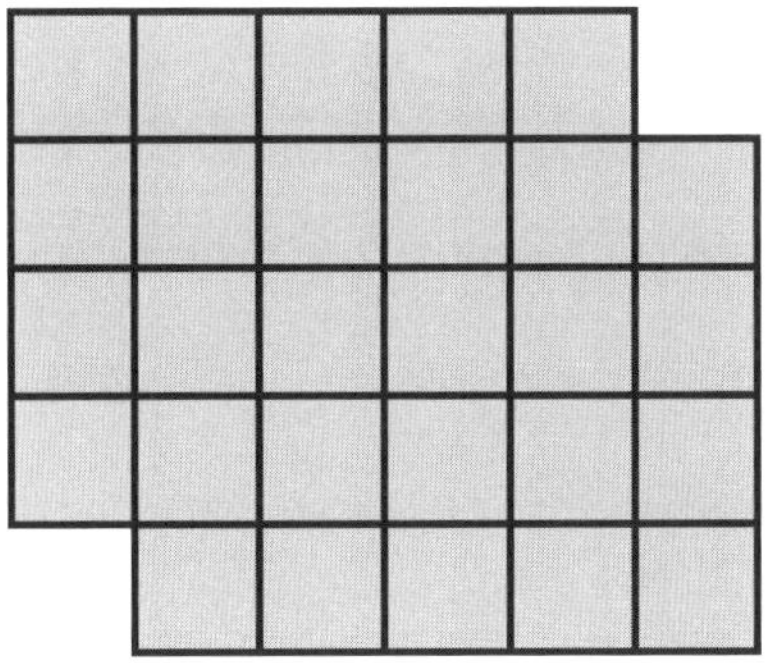

a

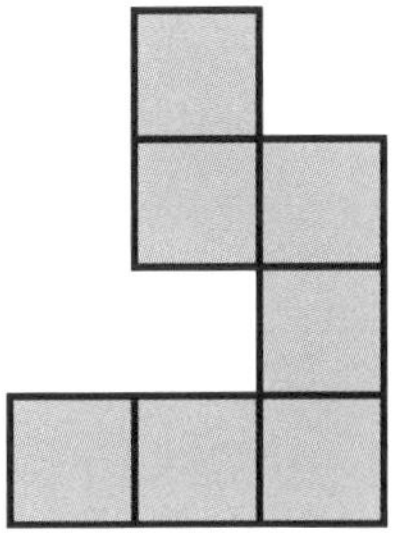

b

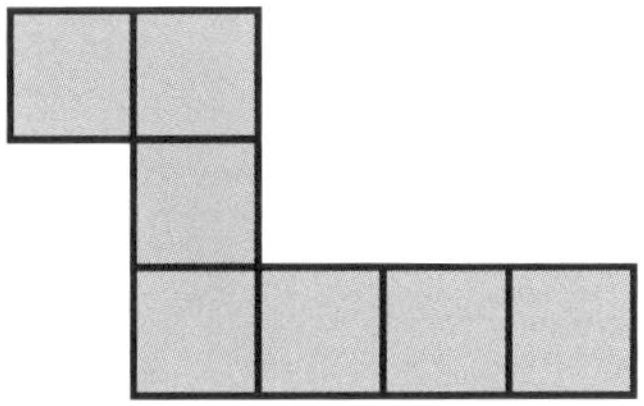

c

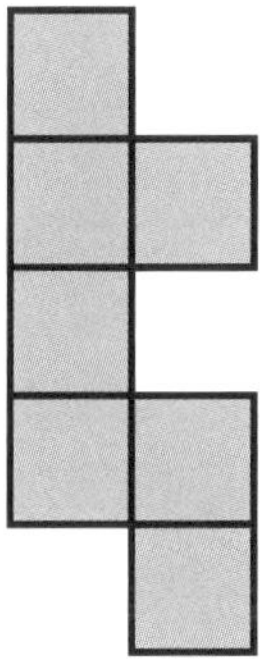

d

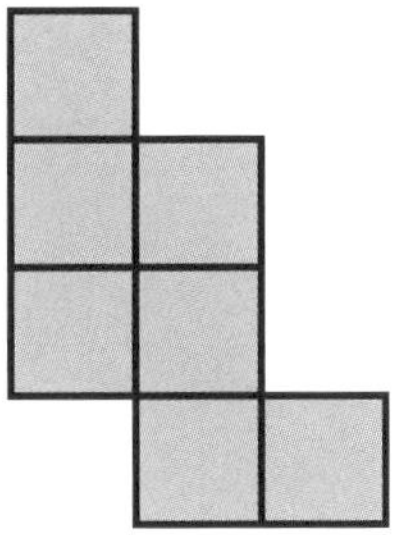

e

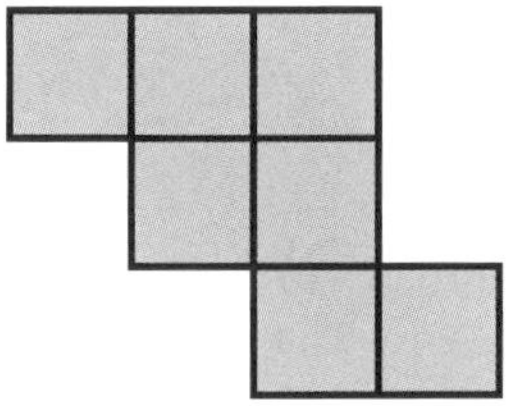

答

スイッチ1

短期記憶力アップドリル 14

左の形を作るとき、ⓐ～ⓓの中で使わないブロックが１つあります。それはどれですか？ブロックは、**裏返したり回転させたりできません。**

時間計測日

1

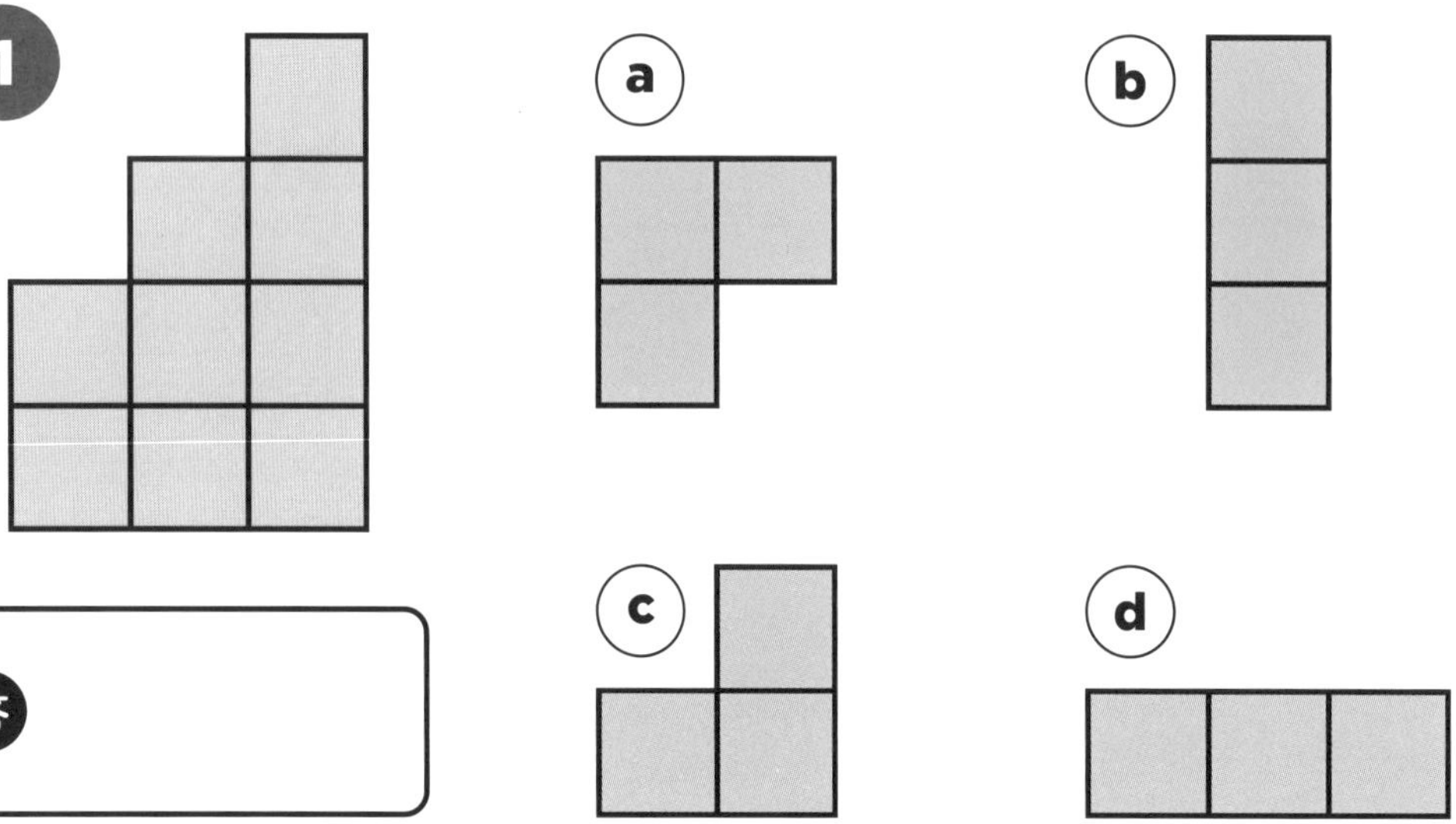

答

2

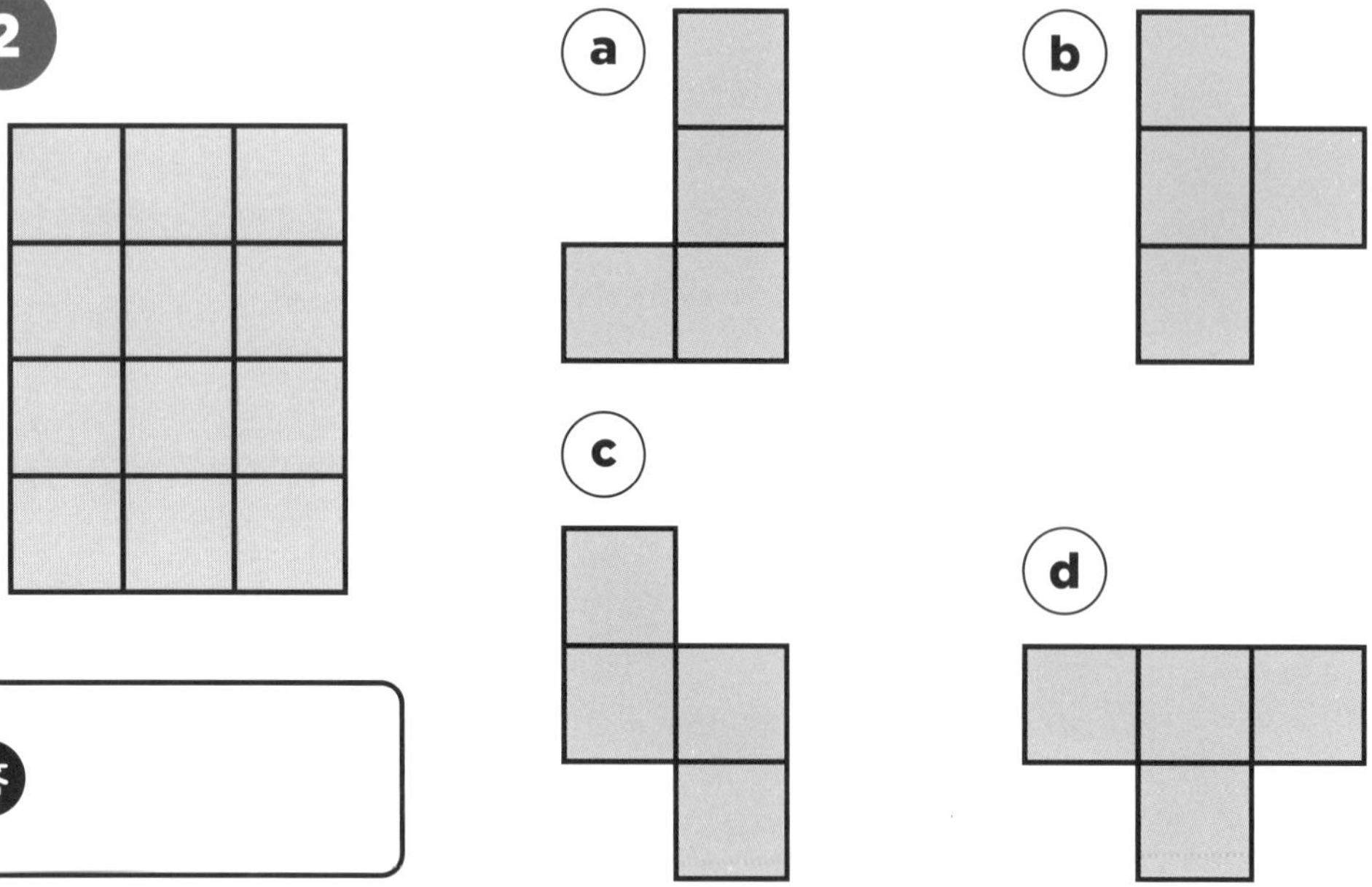

答

スイッチ1 解答

短期記憶力アップドリル｜01

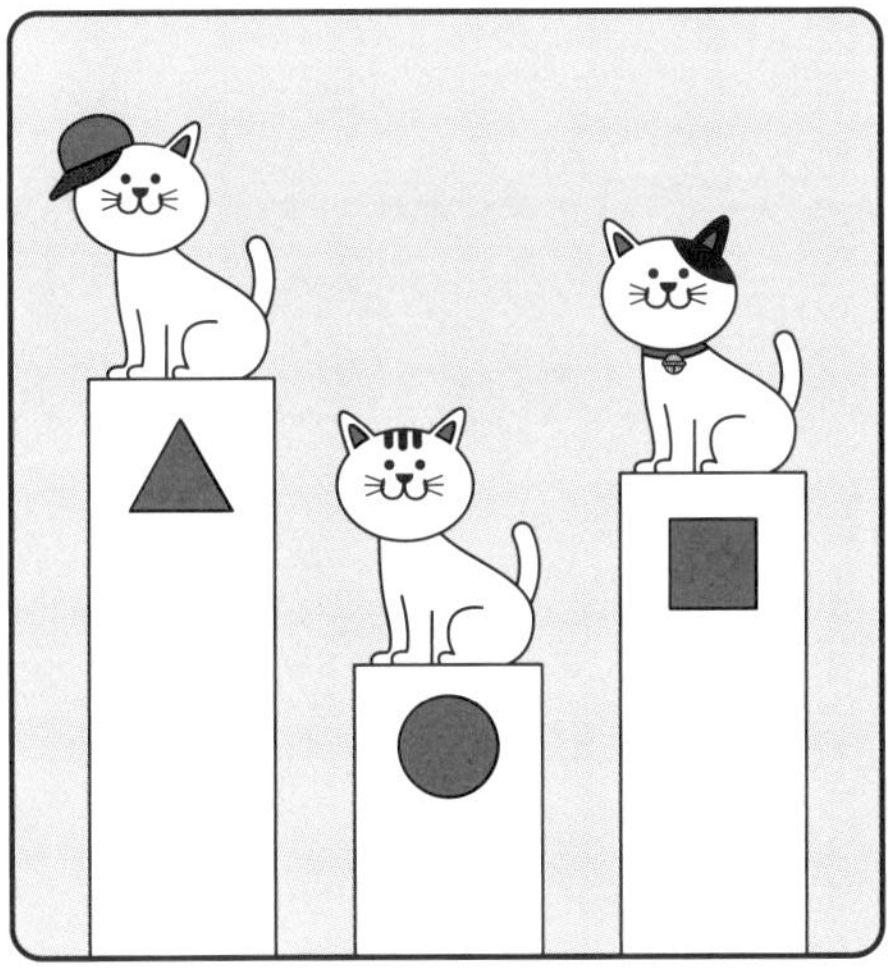

❶ 左に猫がいる
❷ 中央に猫がいる
❸ 右に猫がいる
❹ 左の猫が帽子をかぶっている
❺ 中央の猫の頭に3本線の模様がある
❻ 右の猫の片耳に模様がある
❼ 右の猫が鈴をつけている
❽ 3匹の猫が台にのっている
❾ 左の猫が一番高い台にのっている
❿ 中央の猫が一番低い台にのっている
⓫ 右の猫が中くらいの高さの台にのっている
⓬ 左の台に▲マークがある
⓭ 中央の台に●マークがある
⓮ 右の台に■マークがある
⓯ 3匹の猫すべてにしっぽがある

短期記憶力アップドリル｜02

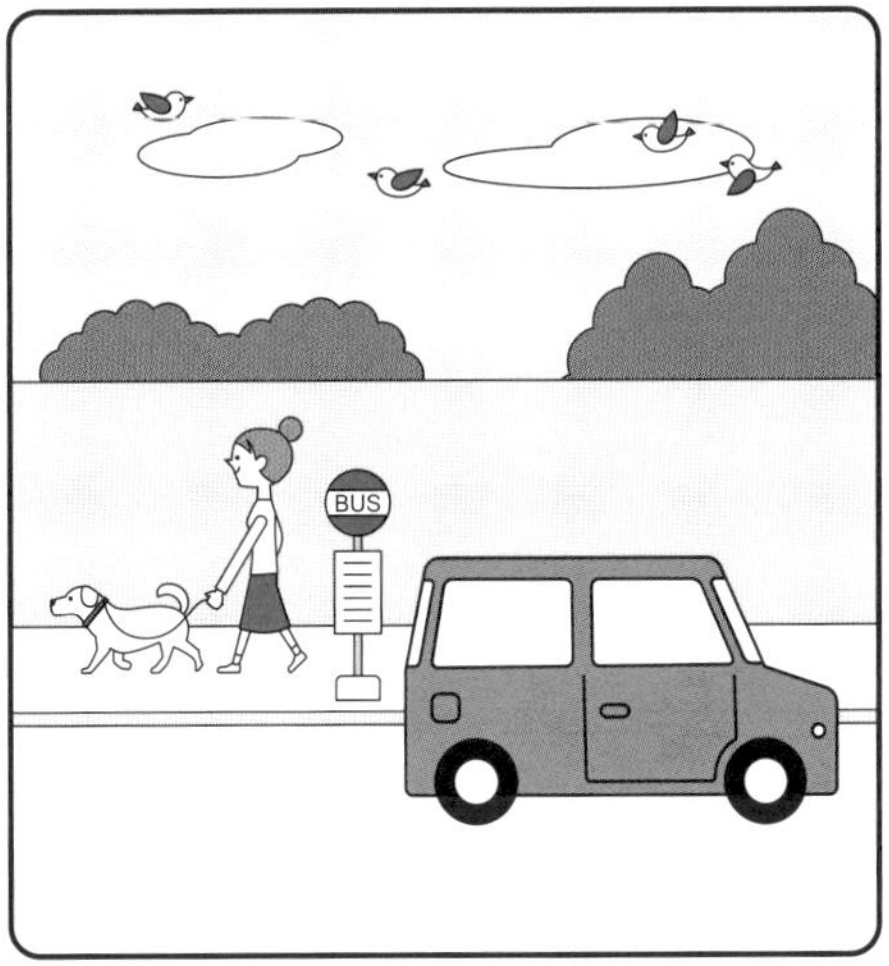

❶ 車が右手前にある
❷ 車の向きが右向き
❸ 車の形
❹ 女の人がいる
❺ 女の人が中央左にいる
❻ 女の人の顔が左向き
❼ 女の人がスカートをはいている
❽ 犬がリードでつながれている
❾ バス停がある
❿ 女の人の右側にバス停がある
⓫ 鳥がいる
⓬ 鳥の数は4羽
⓭ 鳥の向きは、3羽が左向きで1羽が右向き
⓮ 鳥がいる大体の位置
⓯ 雲が2つある

短期記憶力アップドリル｜03

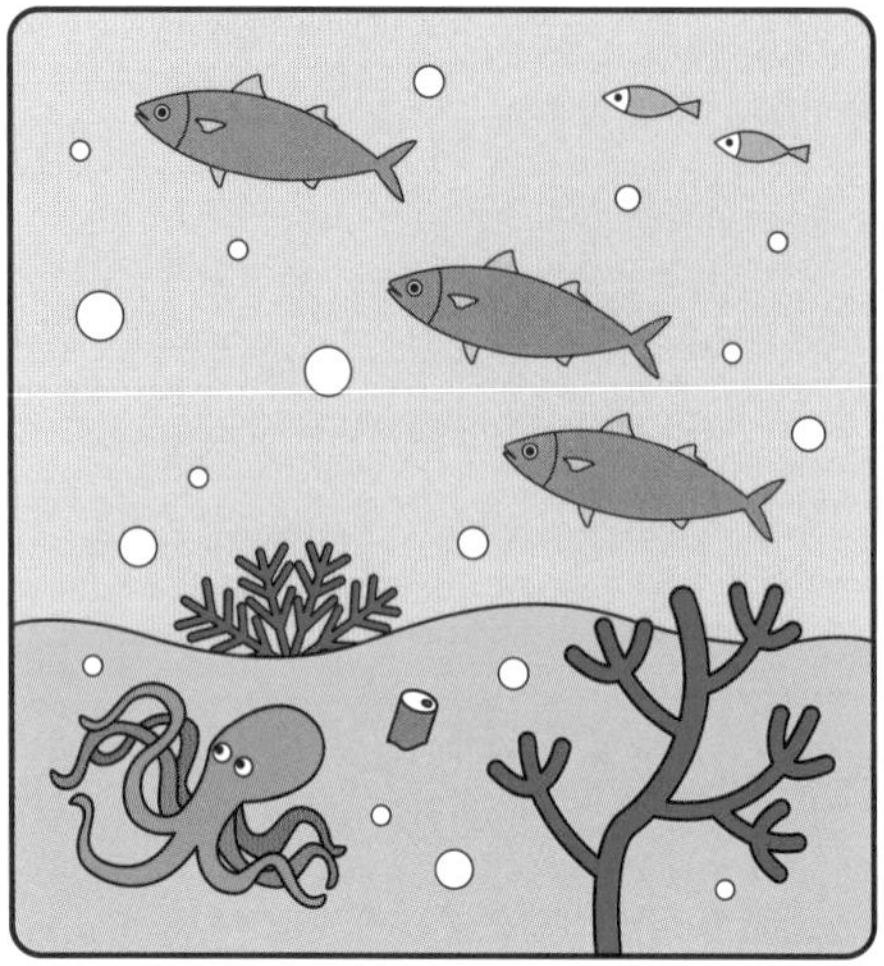

1. タコがいる
2. タコがいる位置は左下
3. サンゴが 2 つある
4. 1 つ目のサンゴは右手前にある
5. 2 つ目のサンゴは左奥にある
6. 空き缶がある
7. 空き缶は中央よりやや下にある
8. 小さい魚がいる
9. 小さい魚の数は 2 匹
10. 小さい魚は右上にいる
11. 小さい魚の顔は左を向いている
12. 大きい魚がいる
13. 大きい魚の数は 3 匹
14. 大きい魚のいる大体の位置
15. 大きい魚の顔は左を向いている

短期記憶力アップドリル｜04

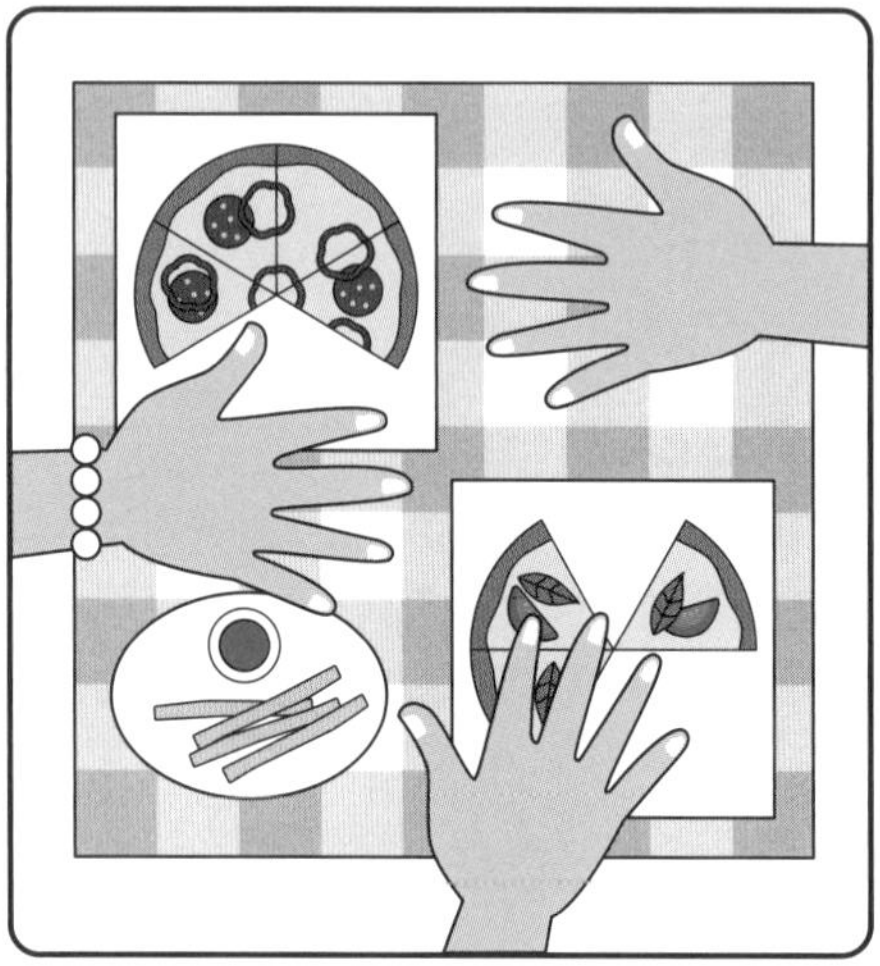

1. 右下に右手がある
2. 左に右手がある
3. 右上に左手がある
4. ❷の手にブレスレットがある
5. サラミとピーマンのピザがある
6. サラミとピーマンのピザは 4 切れある
7. サラミとピーマンのピザのない部分の形（2 切れ分）
8. トマトとハーブのピザがある
9. トマトとハーブのピザが 3 切れある
10. トマトとハーブのピザのない部分の形（上に 1 切れ分、下に 2 切れ分）
11. 左上にサラミとピーマンのピザ、右下にトマトとハーブのピザがある
12. サラミとピーマンのピザのうち、右上の 1 切れにサラミが 1 枚ない
13. 左下にポテトがある
14. ポテトが 4 本ある
15. 食べ物はテーブルクロスの上にある

スイッチ1 解答

短期記憶力アップドリル｜05

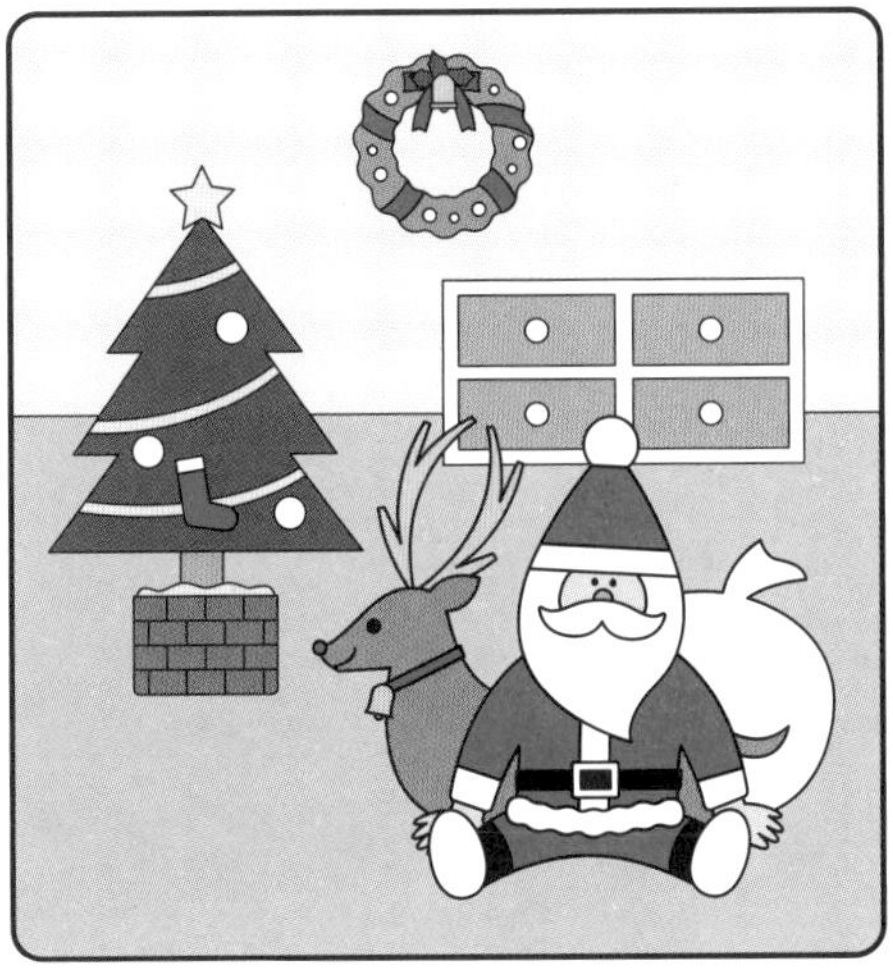

❶ サンタが右下にいる
❷ トナカイが右下にいる
❸ 袋が右下にある
❹ サンタとトナカイと袋の位置関係（手前からサンタ・トナカイ・袋の順）
❺ クリスマスツリーが左にある
❻ クリスマスツリーの下のほうに靴下がある
❼ クリスマスツリーに丸い飾りが3個ある
❽ クリスマスツリーの丸い飾りの位置
❾ クリスマスツリーの頂点に星の飾りがある
❿ クリスマスツリーの鉢にレンガ調の模様がある
⓫ 右奥にタンスがある
⓬ タンスの引き出しの数と並び方（2個×2段）
⓭ 奥の壁にクリスマスリースがある
⓮ クリスマスリースの形（リング型にリボン）
⓯ クリスマスリースのリボンに鈴がついている

短期記憶力アップドリル｜06

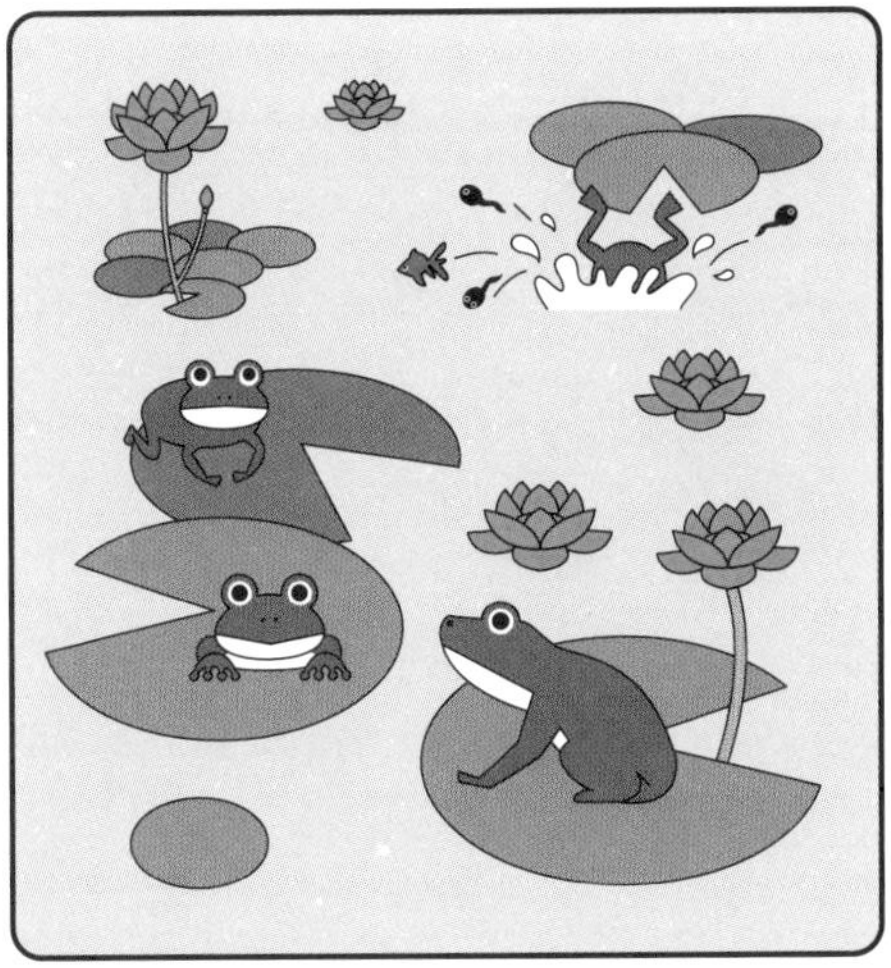

❶ カエルが4匹いる
❷ 右下のカエルは顔が左向き
❸ 左下のカエルは顔が正面
❹ 中央左のカエルは顔が正面
❺ 右上のカエルは水の中に飛び込んでいる
❻ オタマジャクシがいる
❼ オタマジャクシの数は3匹
❽ オタマジャクシのそれぞれの大体の位置
❾ 金魚がいる（位置も）
❿ 右下のカエルがのっている葉の切れている方向
⓫ 左下のカエルがのっている葉の切れている方向
⓬ 中央左のカエルがのっている葉の切れている方向
⓭ 咲いている花の数は5輪
⓮ 花のそれぞれの位置
⓯ 咲いている花のうち、水面に浮いているのは3輪

短期記憶力アップドリル 07

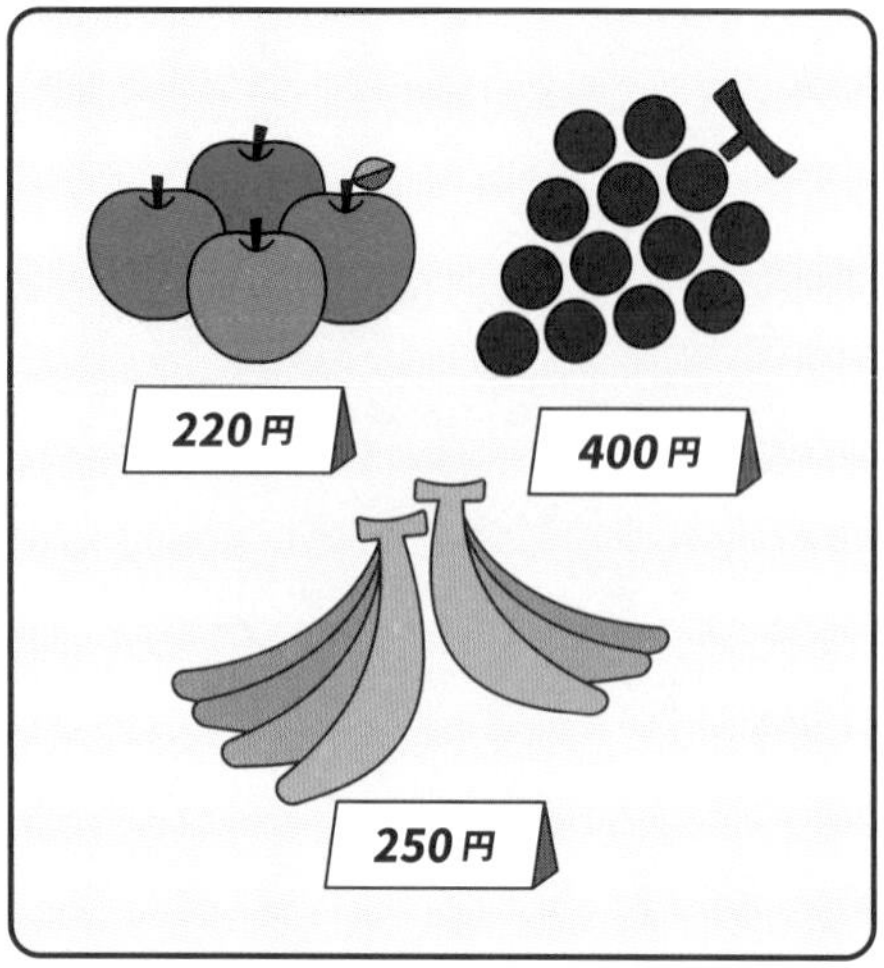

❶ リンゴがある
❷ バナナがある
❸ ブドウがある
❹ リンゴの位置は左上
❺ バナナの位置は下
❻ ブドウの位置は右上
❼ それぞれに値札がついている
❽ リンゴは220円
❾ バナナは250円
❿ ブドウは400円
⓫ リンゴの数は 4 個
⓬ バナナの数は 2 房
⓭ ブドウの数は 1 房
⓮ リンゴのうち 1 個に葉っぱがついている
⓯ 2 房のバナナは、それぞれ右と左を向いている

スイッチ1 解答

短期記憶力アップドリル | 08

1 答 d

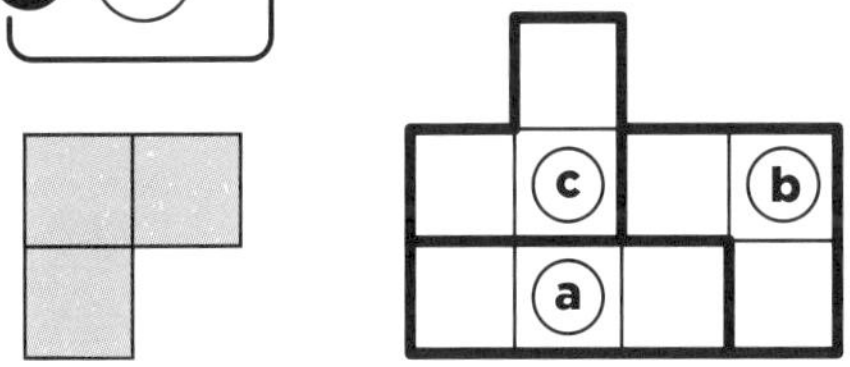

2 答 b

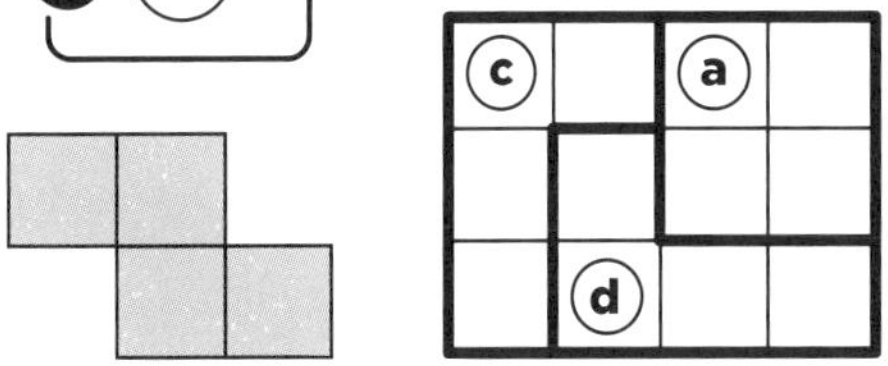

短期記憶力アップドリル | 09

1 答 a

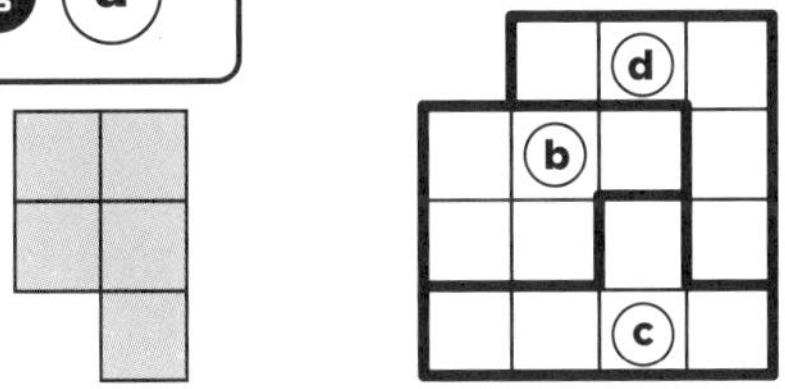

2 答 c

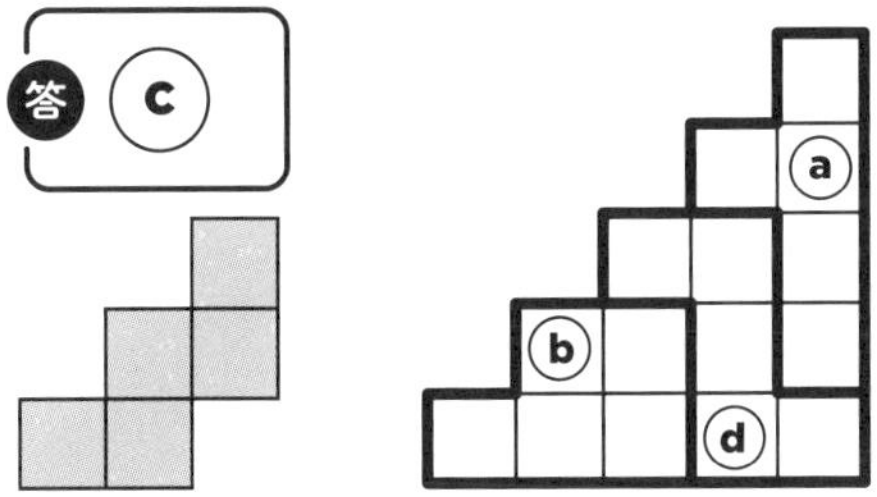

短期記憶力アップドリル | 10

1 答 c

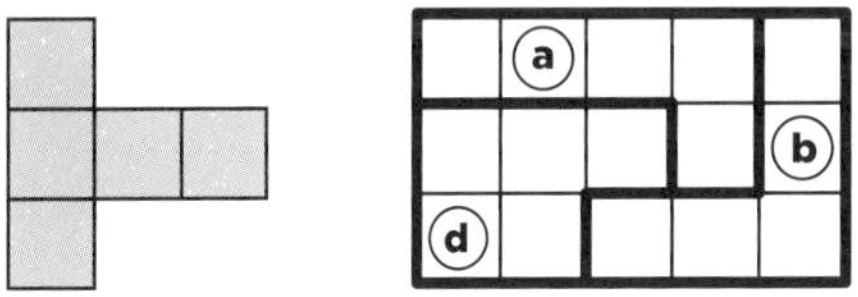

2 答 b

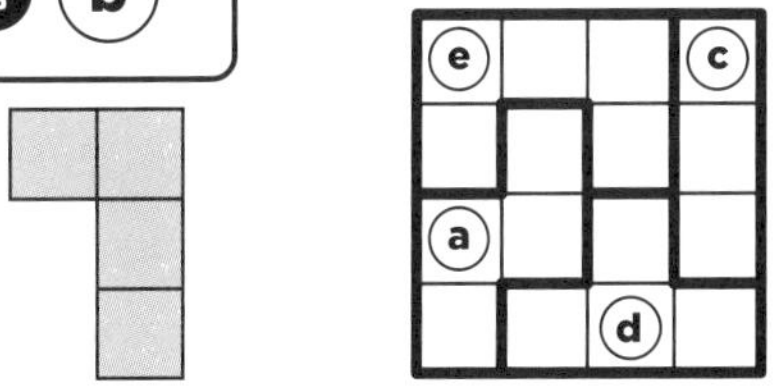

短期記憶力アップドリル | 11

答 c

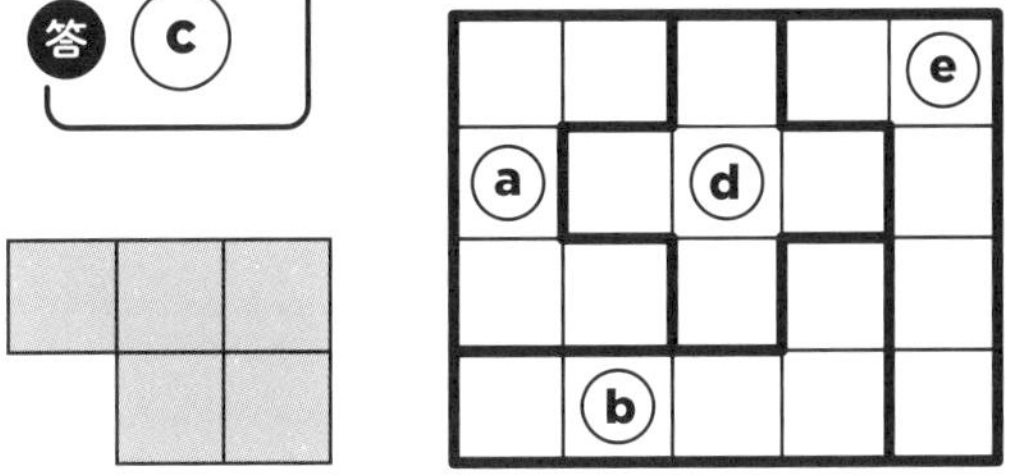

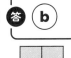

短期記憶力アップドリル 12

答 b

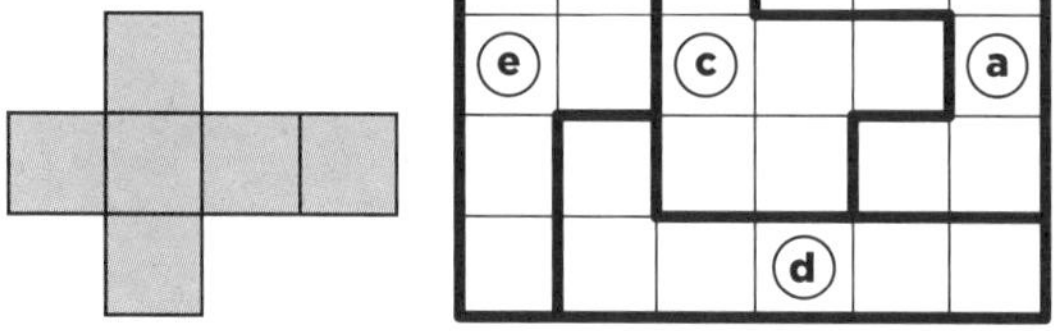

短期記憶力アップドリル 13

答 d

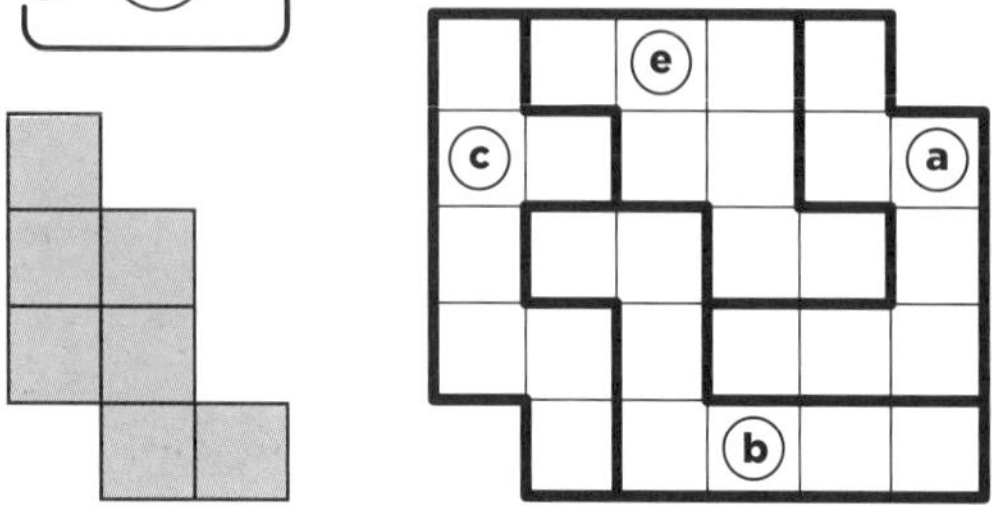

短期記憶力アップドリル 14

1 答 a

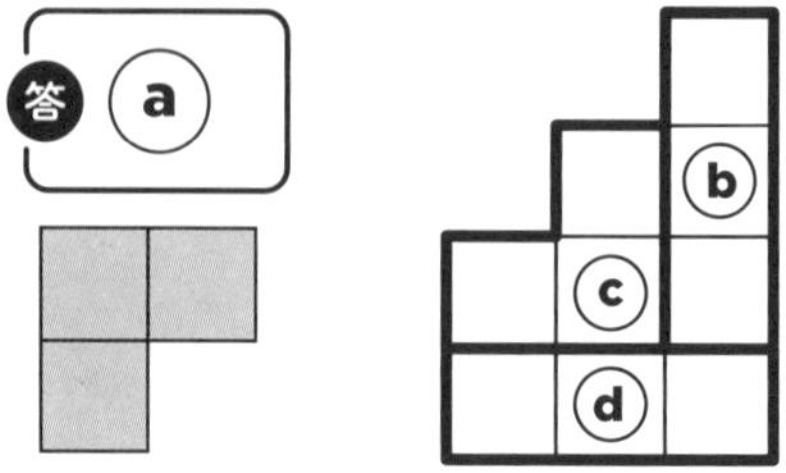

2 答 c

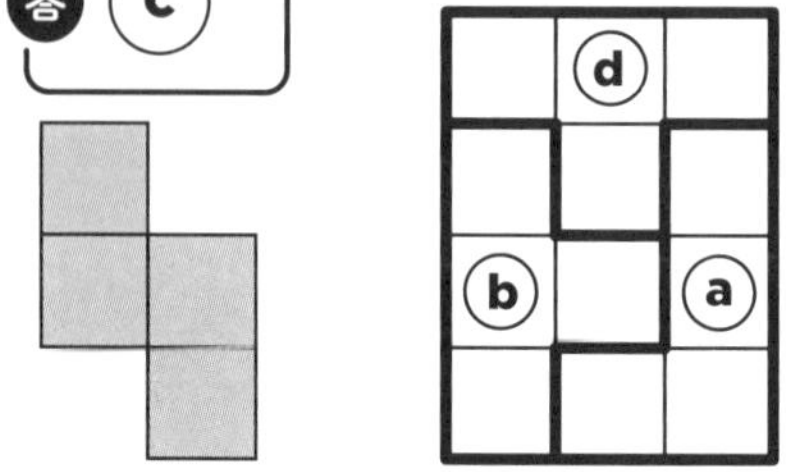

スイッチ 2

集中力アップドリル

スイッチ２

内《ない》側《そく》前《ぜん》頭《とう》前《ぜん》皮《ひ》質《しつ》を活性化して集中力アップ！

集中力は、物事に持続的に取り組むために必要な力。脳内では、意欲や感情を司る前頭葉《ぜんとうよう》の、とくに内側《ないそく》前頭前皮質《ぜんとうぜんひしつ》という場所が集中力に関連しています。これらの部位が活性化されると、集中力と同時に、「もっとやろう！」というやる気スイッチもオン。やる気が出ると集中力がさらに高まるという、プラスの連鎖が期待できます。

　集中力は、スイッチ１で活性化した短期記憶力や、スイッチ３の注意力を発揮するためにも欠かせません。

前頭葉

さまざまな高度な精神活動を担う部分。大脳の中でもっとも前方にある。

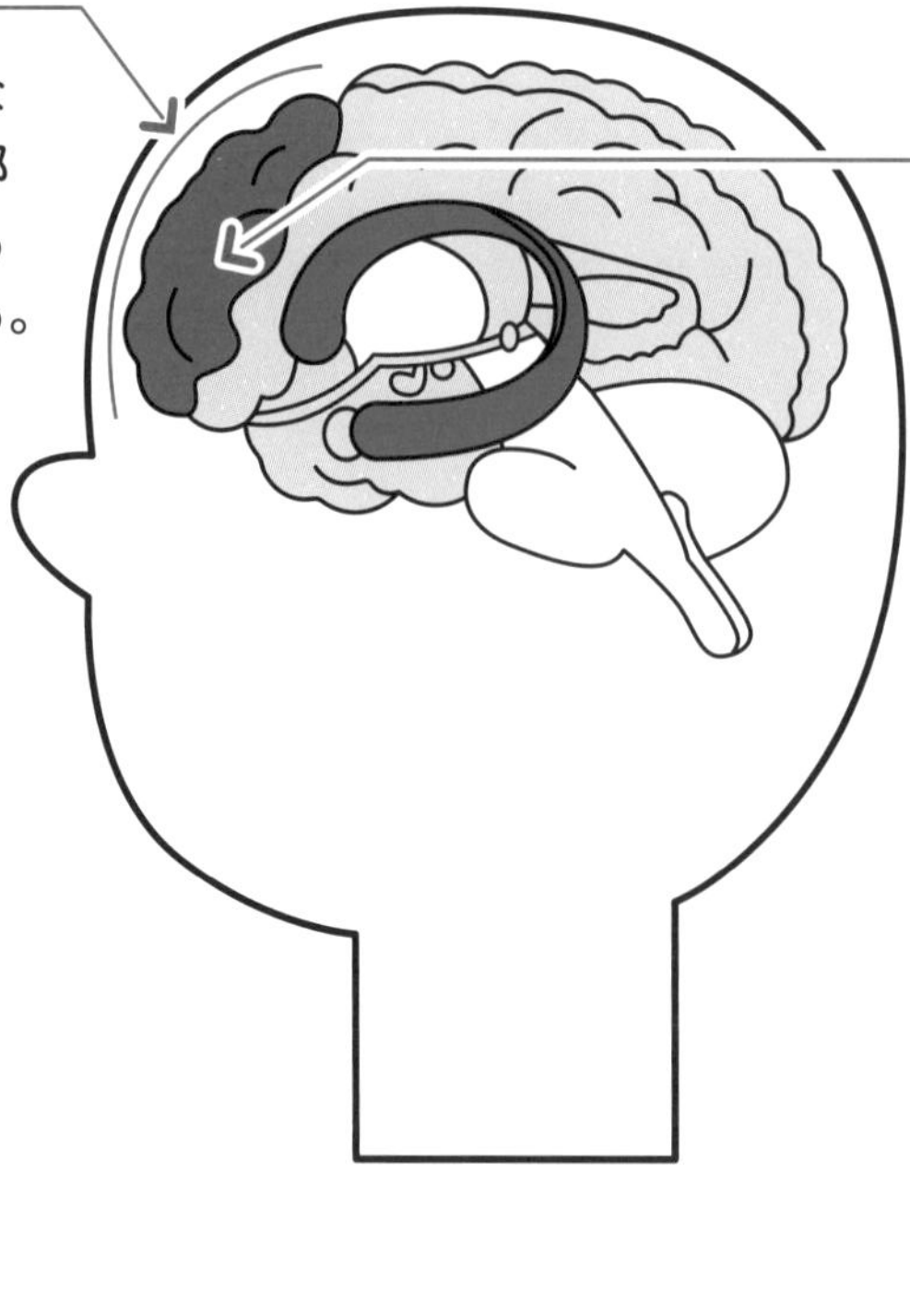

内側前頭前皮質

前頭葉の一部位。内側前頭前皮質と呼ばれるこの部位の活性化が、集中力を発揮するために欠かせない。

パターン1（1～7日目）

●フラワールートパズル

ルートを探しながら集中力のスイッチオン

決まりに沿って、ルートを選んでいくという問題。どのルートを進むべきか、いくつものパターンを同時に考えるうちに、内側前頭前皮質が刺激され、集中力のスイッチが入ります。

後半にかけては、複数のルートを探す問題も出てきて難易度が上がりますが、その分、さらに集中力を強化することが期待できます。

パターン2（8～14日目）

くまなくチェックして高度な集中力を養う

●鏡文字探し

並んだ文字の中から、鏡文字を探し出すというシンプルなドリルです。

文字の向きを瞬時に確認して判断していく作業を、端から順にくまなく行っていく過程で、内側前頭前皮質の働きが活発になり、集中力が高まります。

パターン1で養った集中力をもとに、より高度な集中力が必要とされます。

パターン1

フラワールートパズルの進め方

● ルート上にいくつかの花があります。スタートから始めて、すべての花を通りながらゴールに行くルートを探しましょう。

● すべての道と交差点は、1回ずつしか通ることができません。

● 05と06のドリルは、2通りのルートを求める問題になっています。

例題

スタートから始めて、
すべての花を通ってゴールに行きましょう。

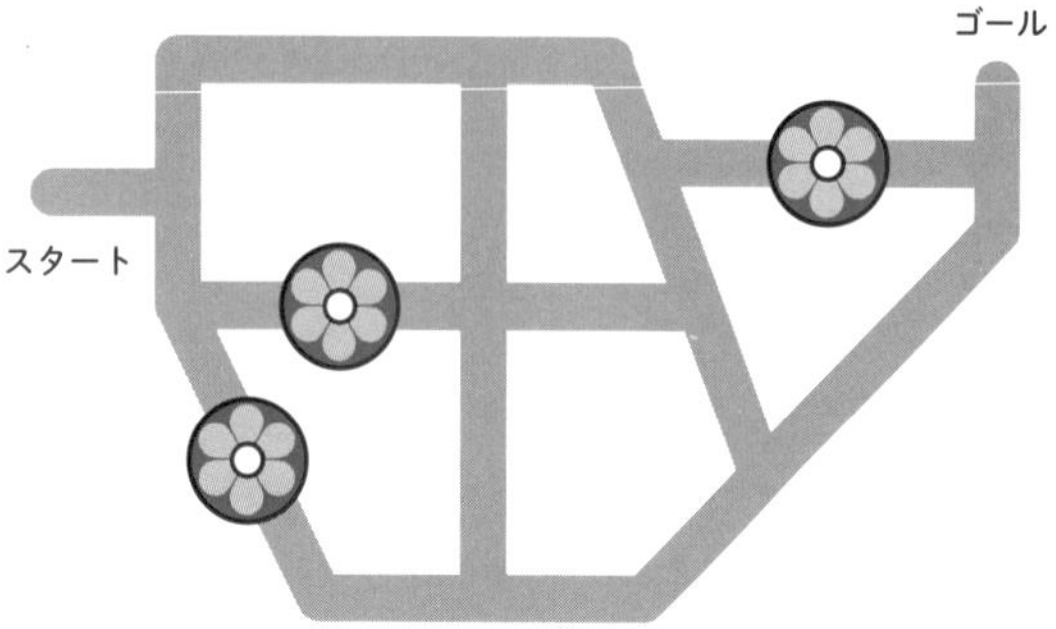

解答

ペンや鉛筆などで
図にルートを書き入れましょう。

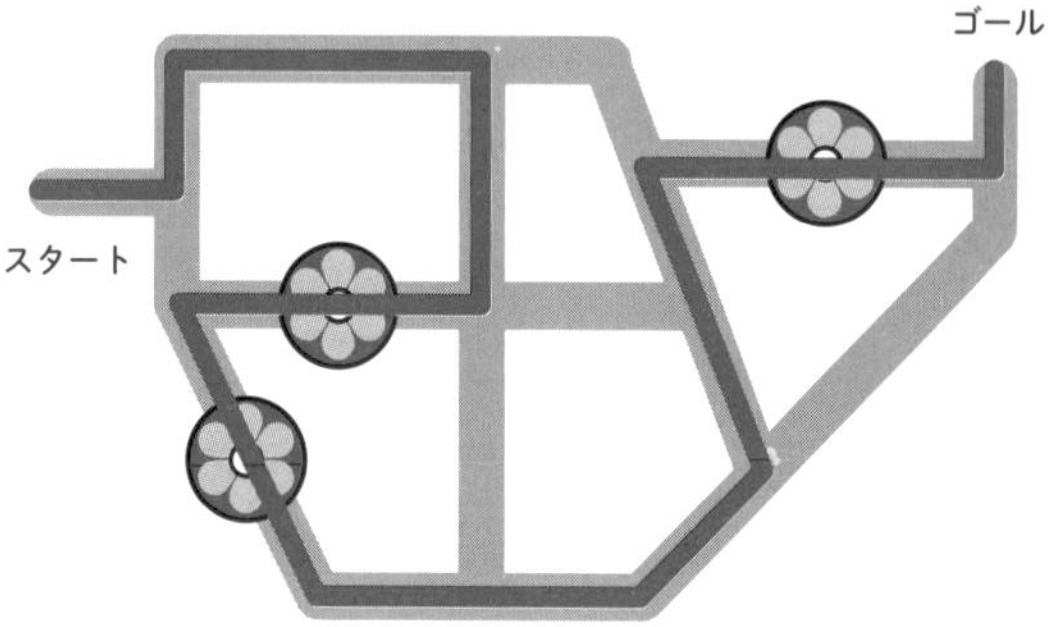

スタートから始めて、すべての花を通って
ゴールに行きましょう。
※すべての道や交差点は1回ずつしか
通ることができません。

1

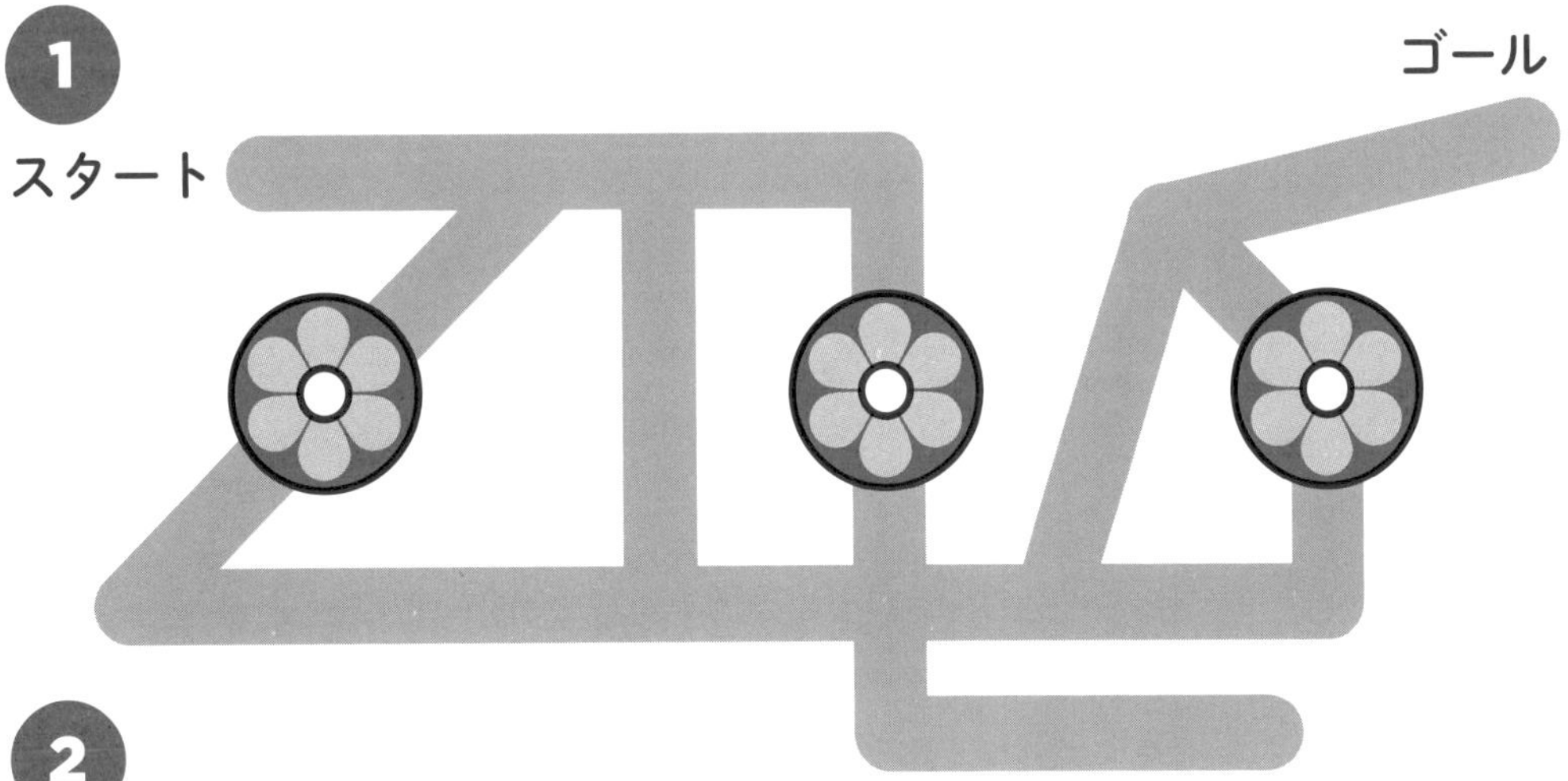
スタート
ゴール

2

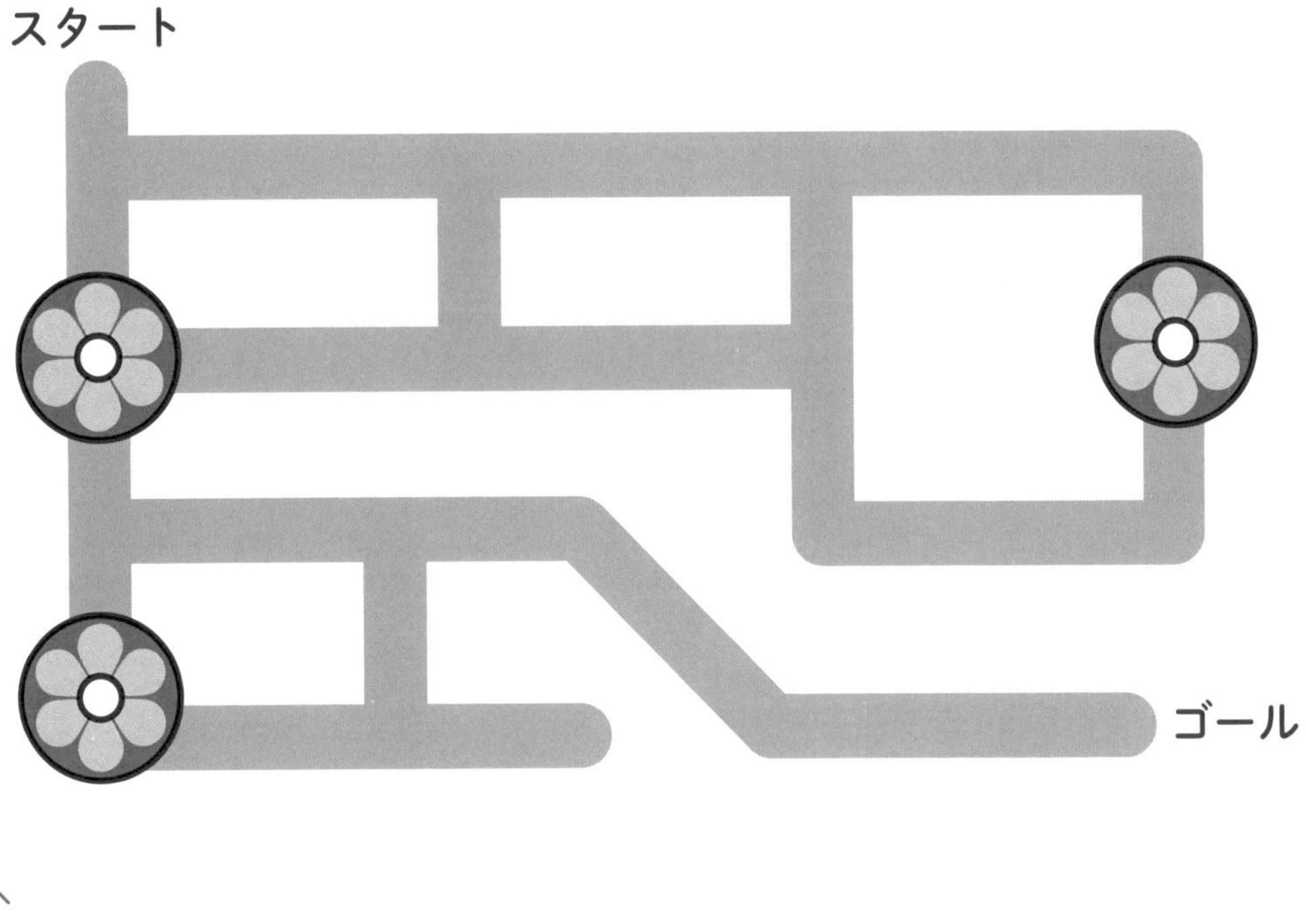
スタート
ゴール

時間計測日

スイッチ2
集中力
アップドリル
02

スタートから始めて、すべての花を通ってゴールに行きましょう。
※すべての道や交差点は1回ずつしか通ることができません。

1

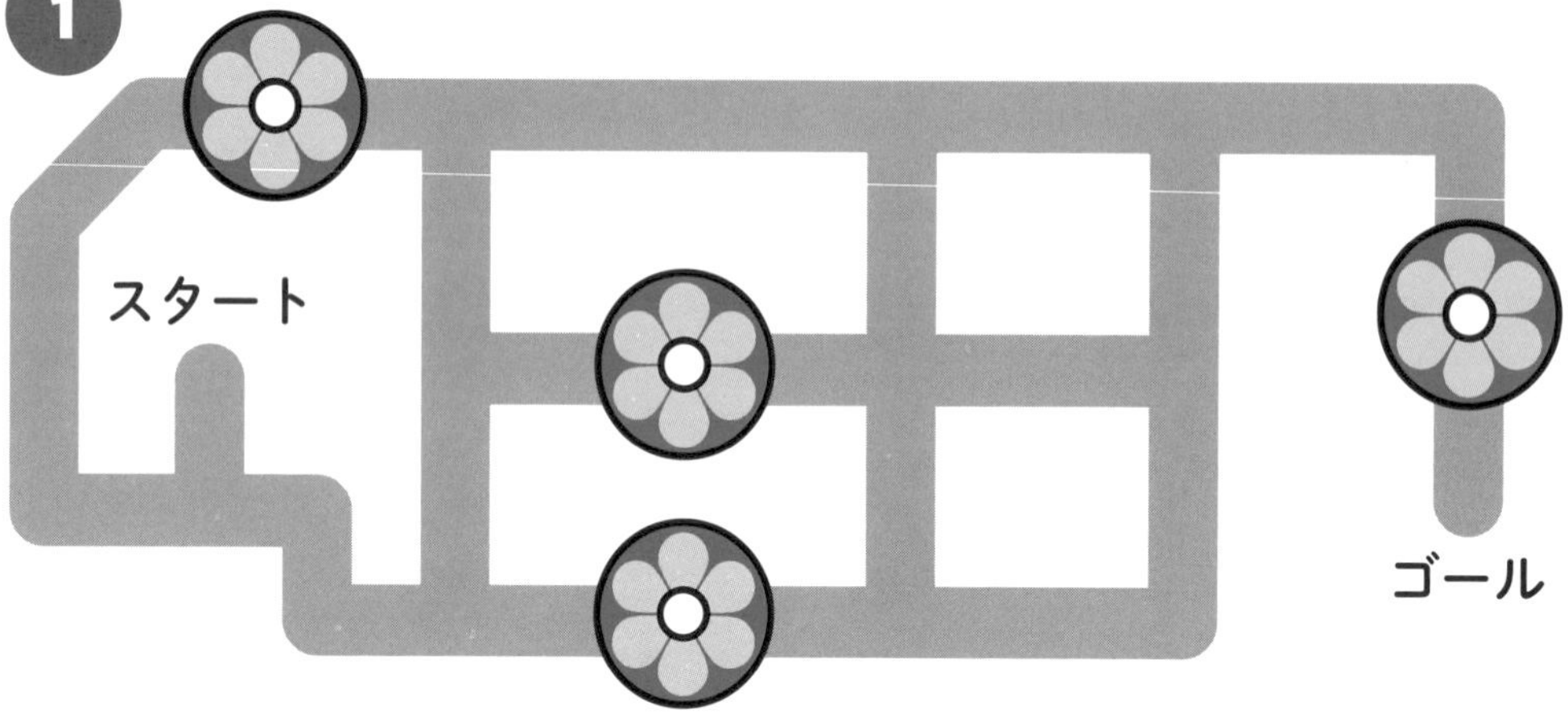

2

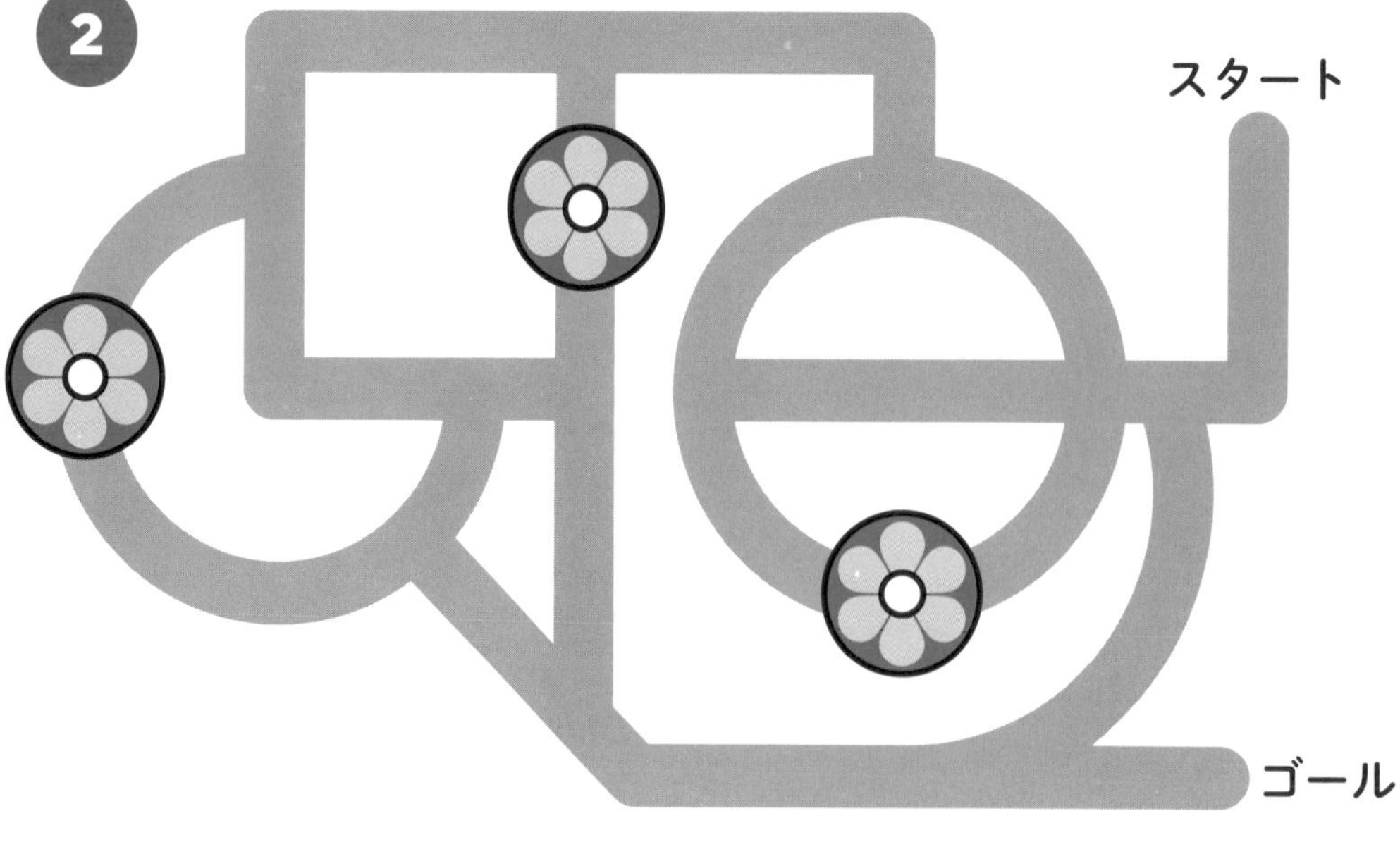

スイッチ2

集中力アップドリル 03

スタートから始めて、すべての花を通ってゴールに行きましょう。
※すべての道や交差点は1回ずつしか通ることができません。

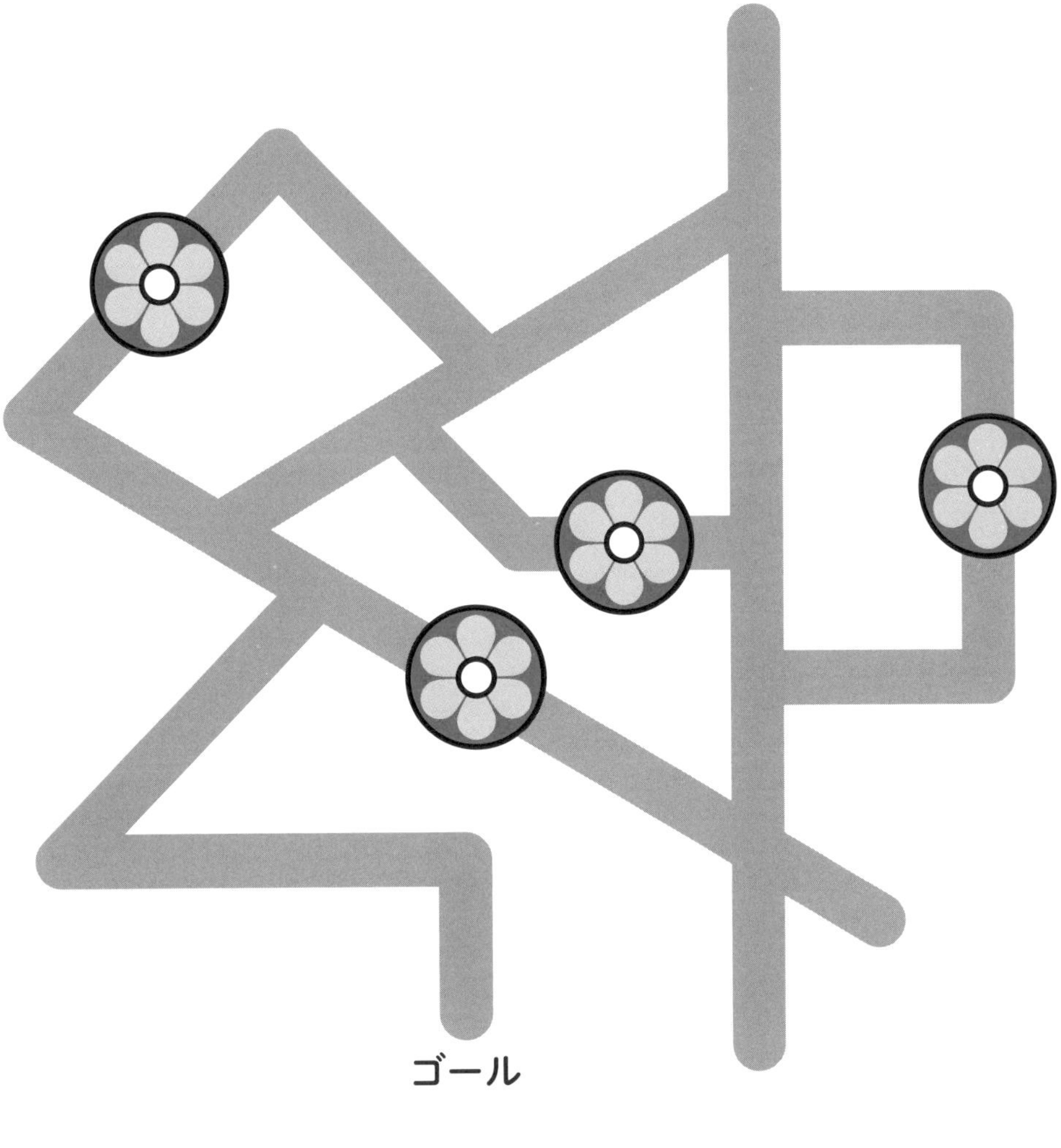

スタートから始めて、すべての花を通ってゴールに行きましょう。
※すべての道や交差点は1回ずつしか通ることができません。

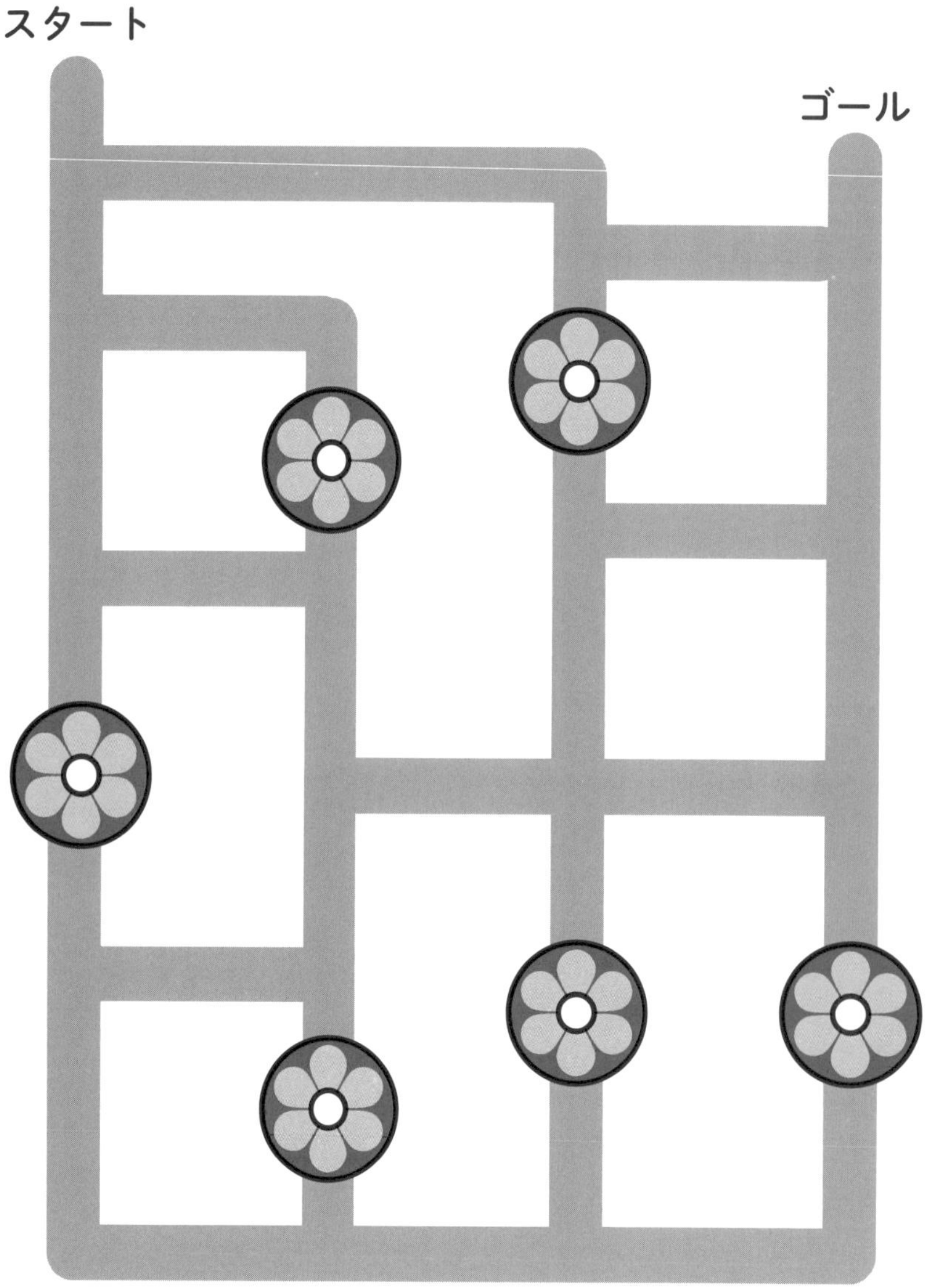

スタートから始め、すべての花を通ってゴールに行きましょう。
2通りのルートがあります。このページではの花を
2番目に通るルートを、同じ図を載せている次のページでは
6番目に通るルートを見つけてください。
※すべての道や交差点は1回ずつしか通ることができません。

ルート1

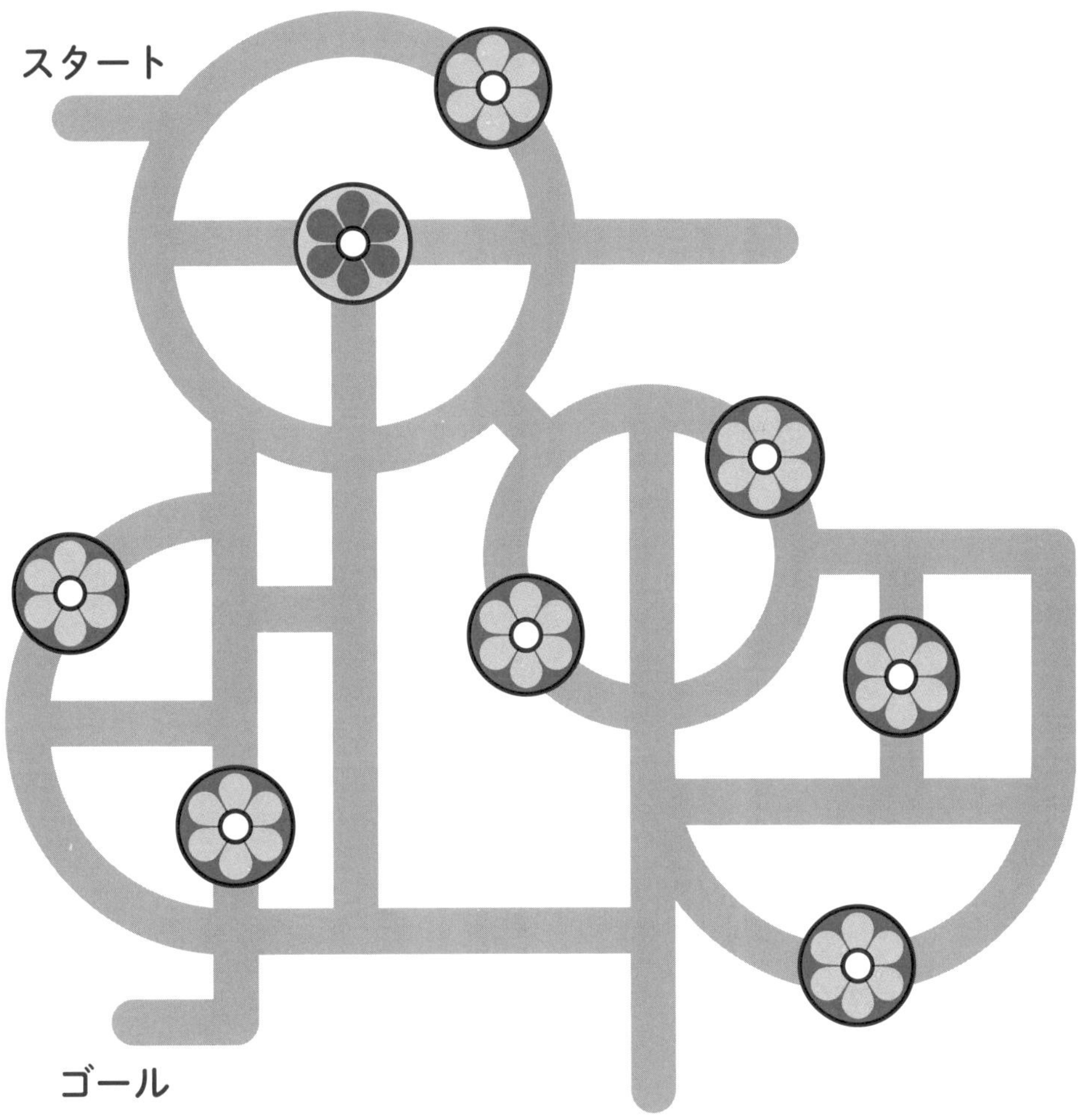

ルート2

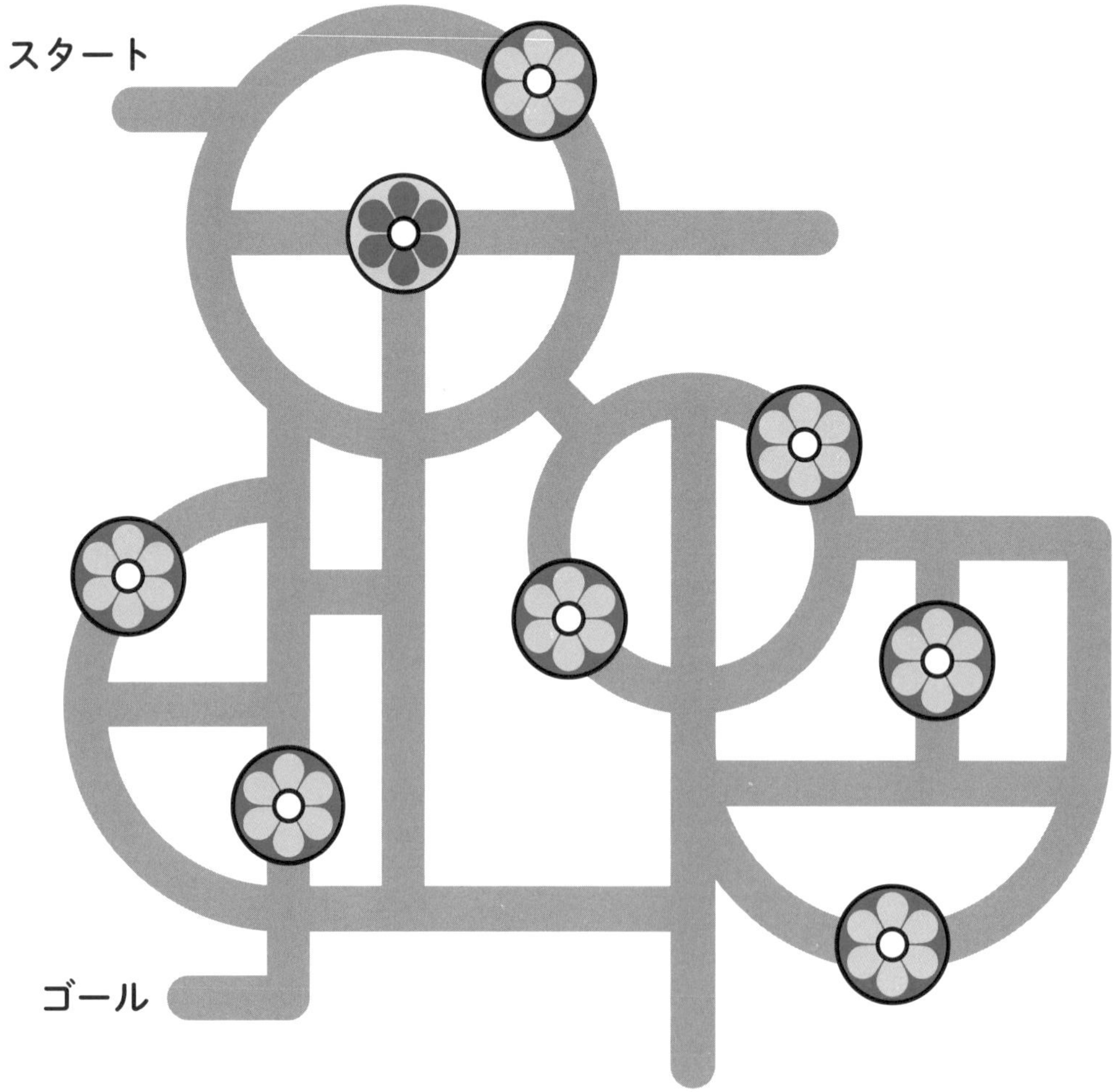

スイッチ2
集中力アップドリル
06

スタートから始め、すべての花を通ってゴールに行きましょう。2通りのルートがあります。次のページにも同じ図を載せているので、それぞれ別のルートを見つけてください。
※すべての道や交差点は1回ずつしか通ることができません。

ルート1

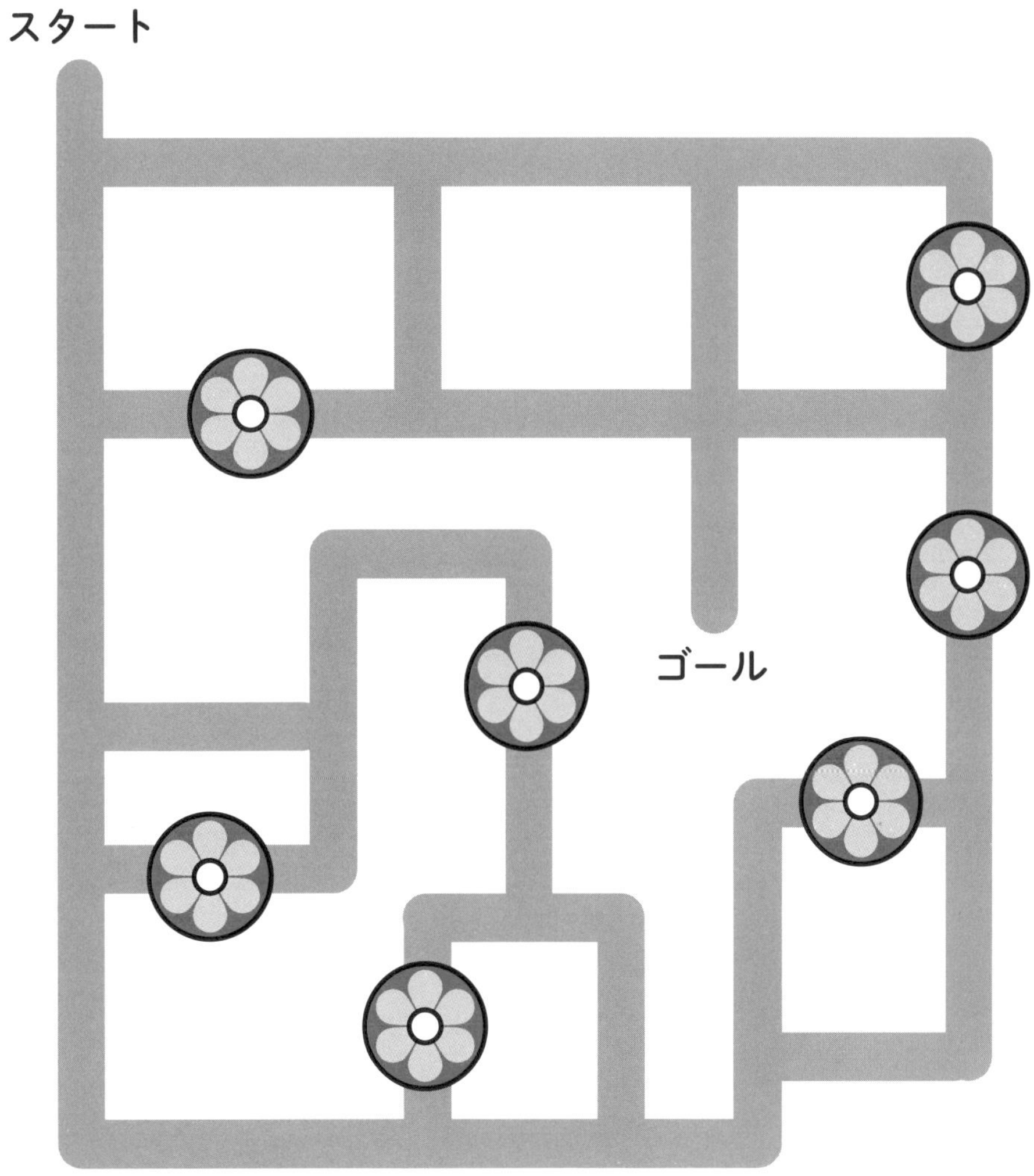

ルート2

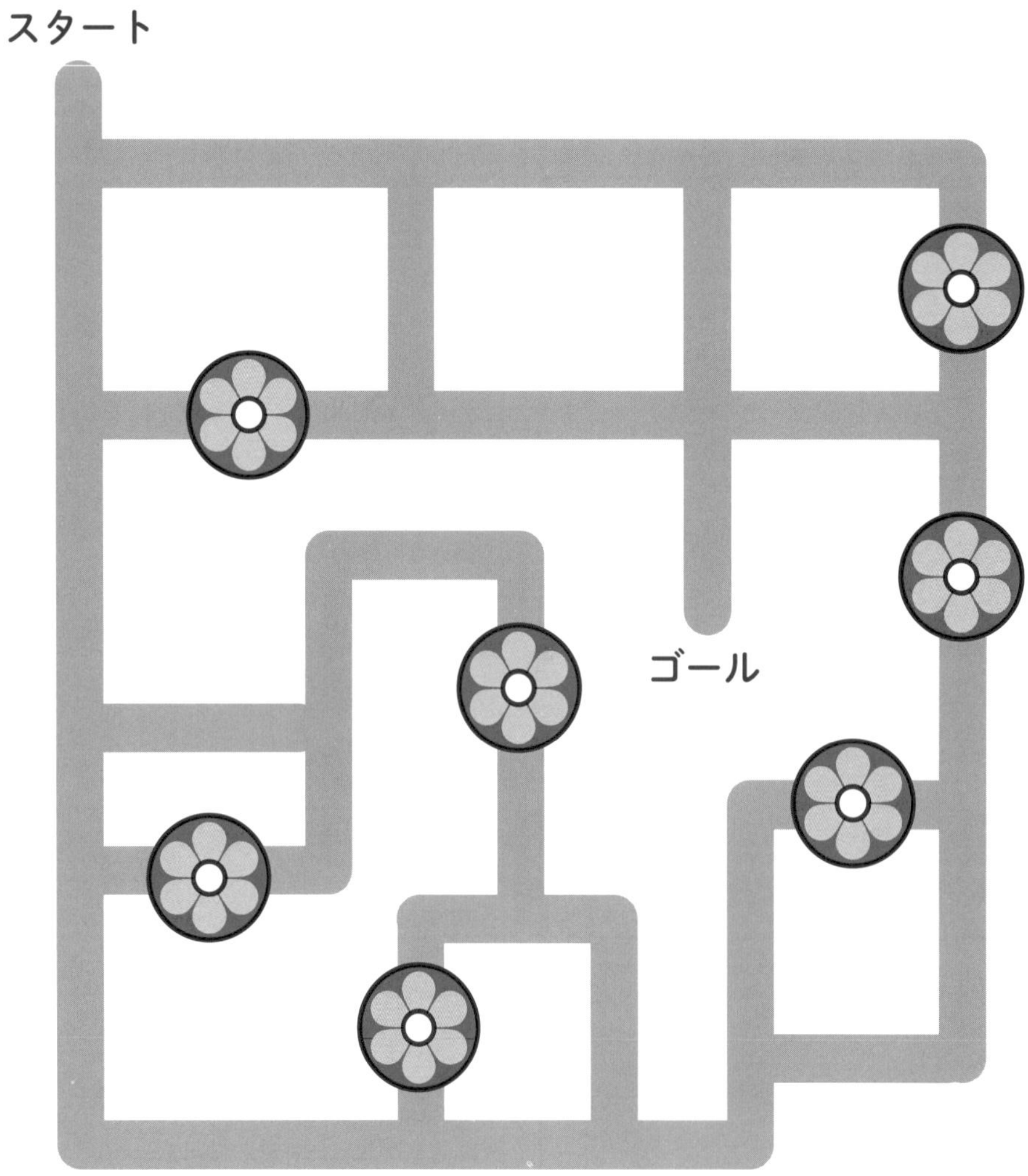

スイッチ 2
集中力
アップドリル
07

スタートから始めて、すべての花を通ってゴールに行きましょう。
※すべての道や交差点は1回ずつしか通ることができません。

1

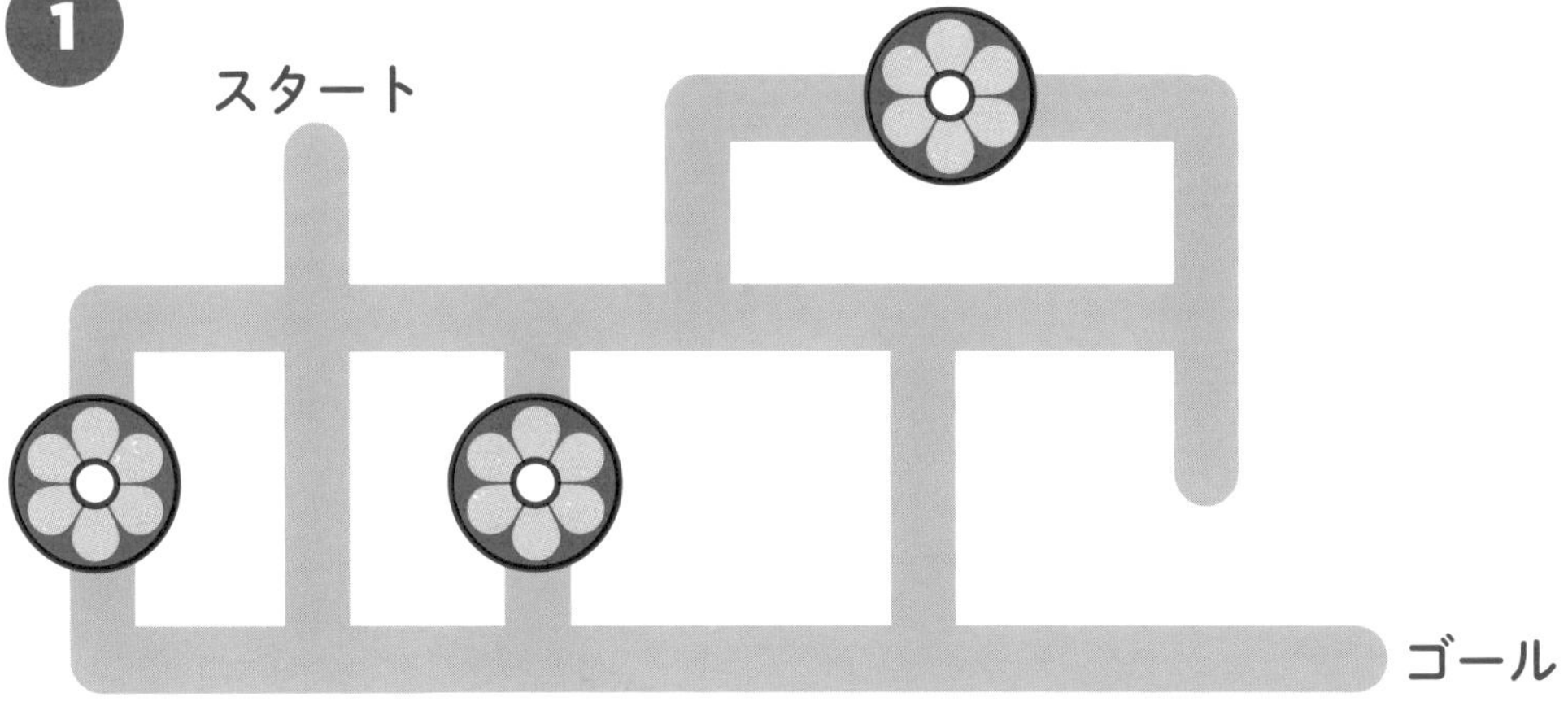
スタート
ゴール

2

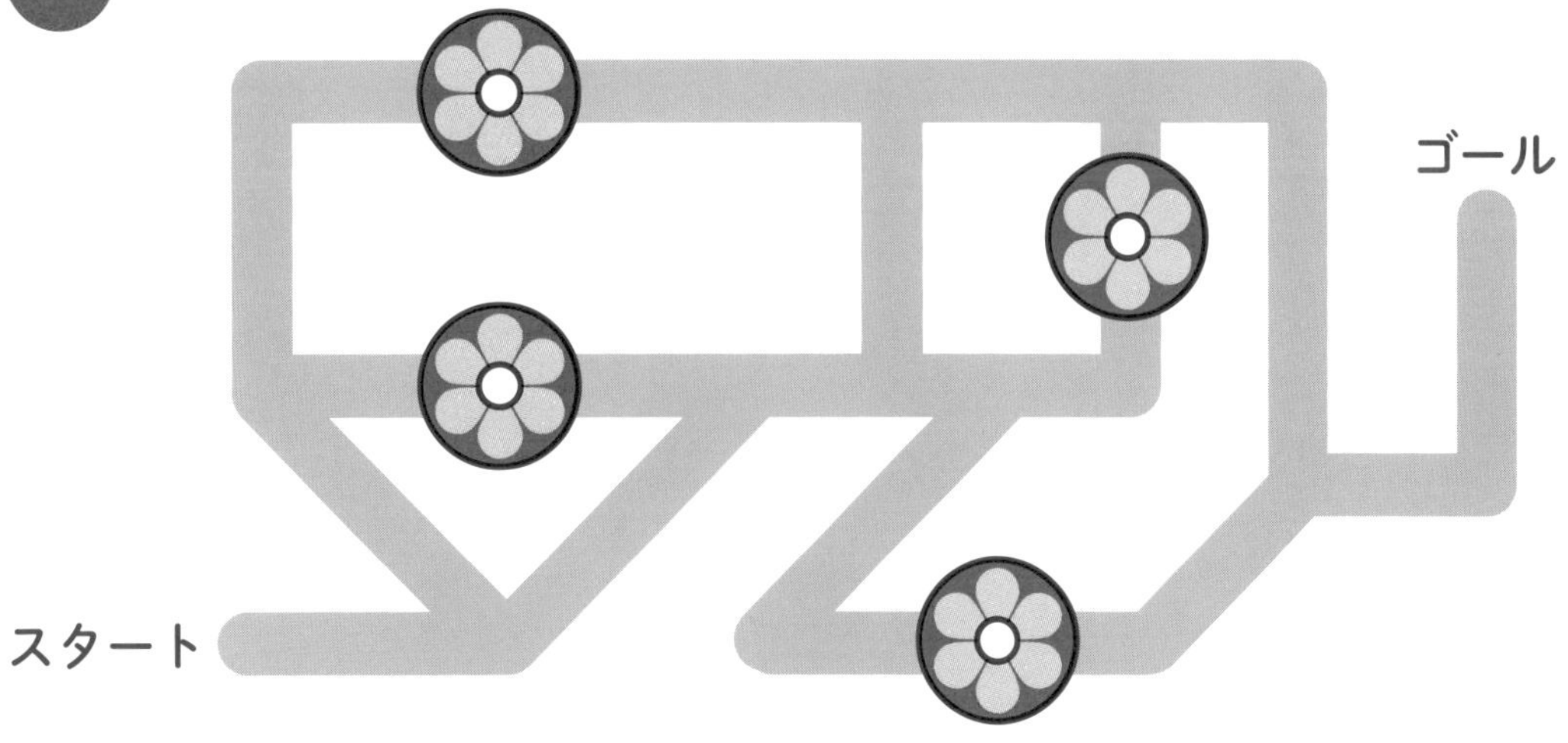
ゴール
スタート

時間
計測日

パターン2 鏡文字探しの進め方

- 各囲みの中には、鏡文字（鏡に映したように、左右が反転している文字）が含まれています。その文字を、問題文にある数だけ探して、マルで囲んでください。
- 各回には問題が3問ずつ用意されています。どれから解いても構いません。

例題

鏡文字（左右反転）になっている文字を
1つ探してマルで囲んでください。

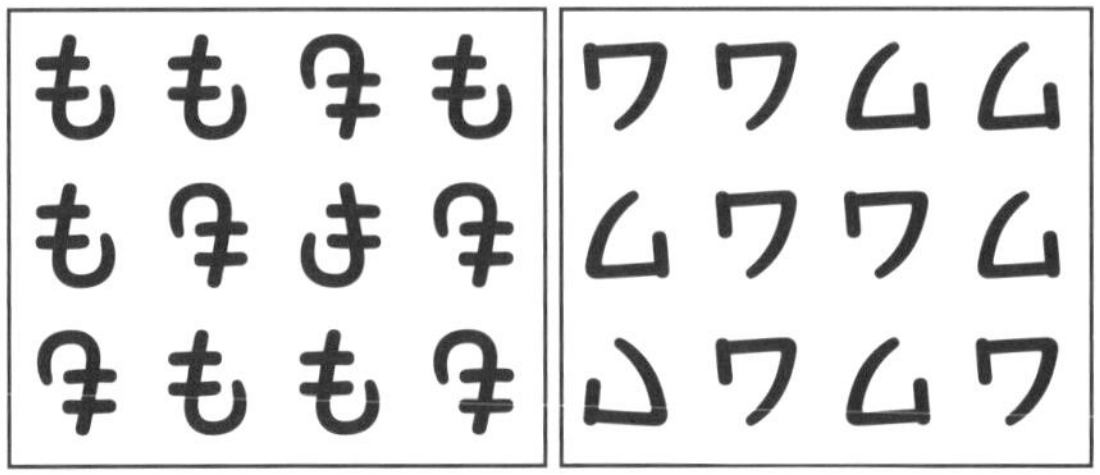

鏡文字（左右反転）になっている文字を
3つ探してマルで囲んでください。

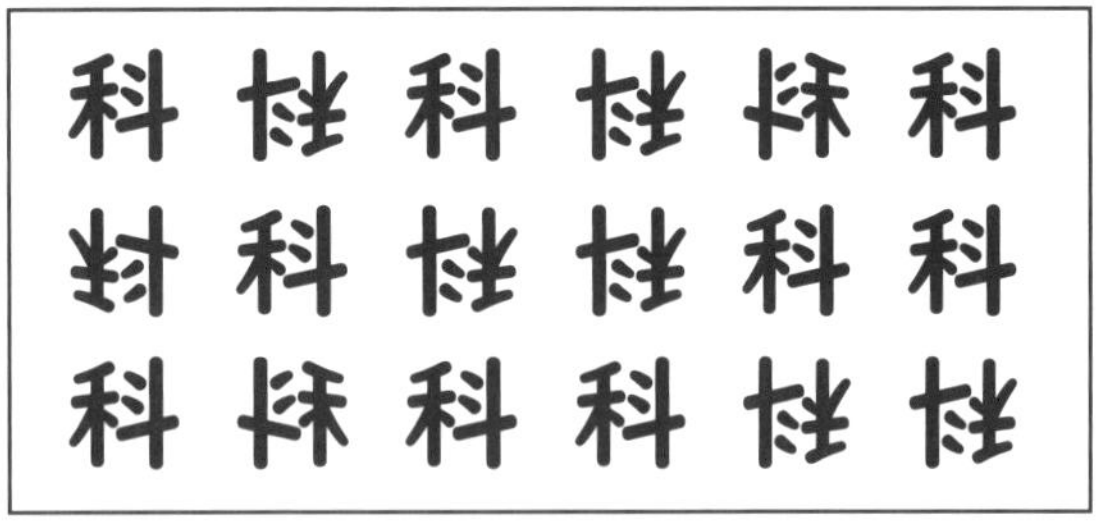

解答

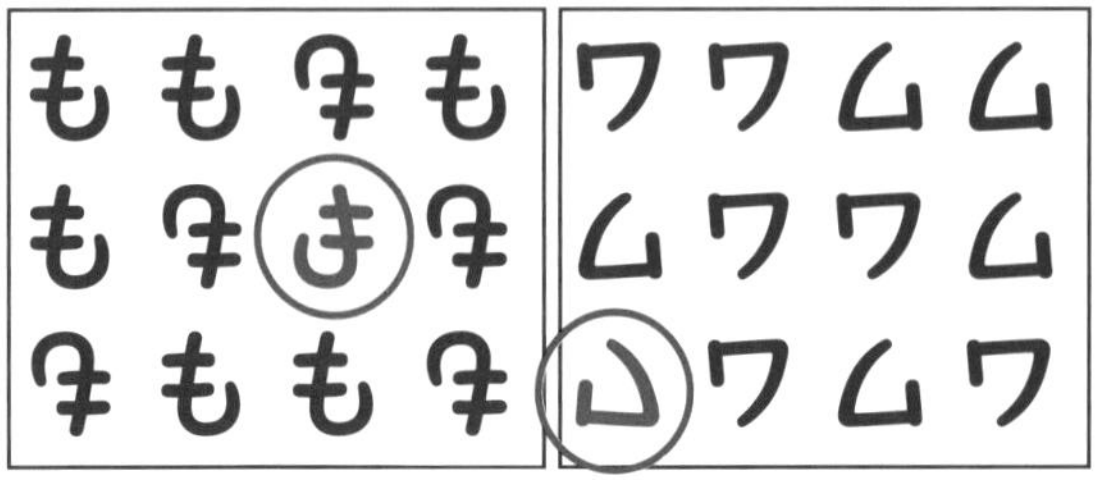

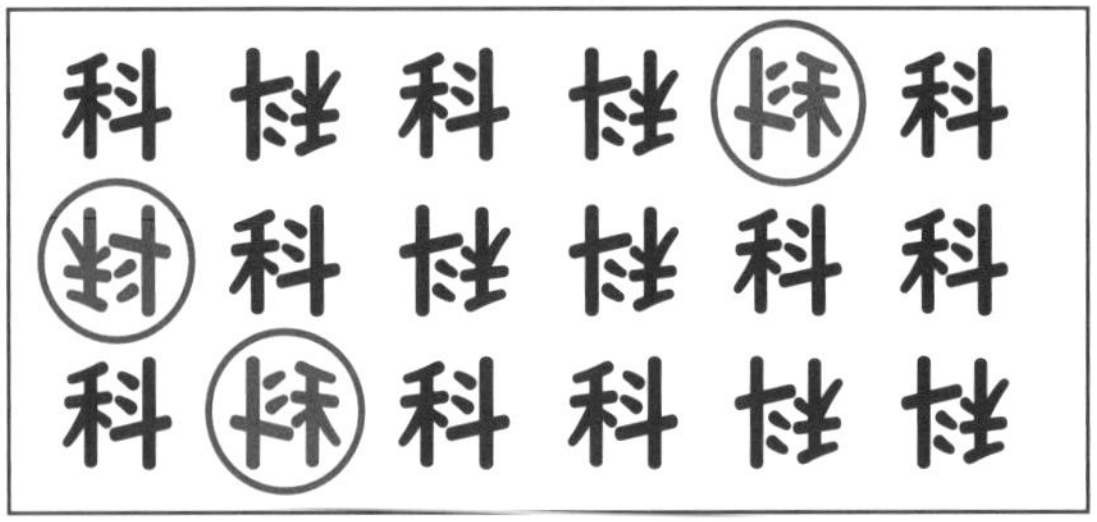

鏡文字（左右反転）になっている文字を探して、マルで囲んでください。

1 鏡文字を 1 つ探してマルで囲んでください。

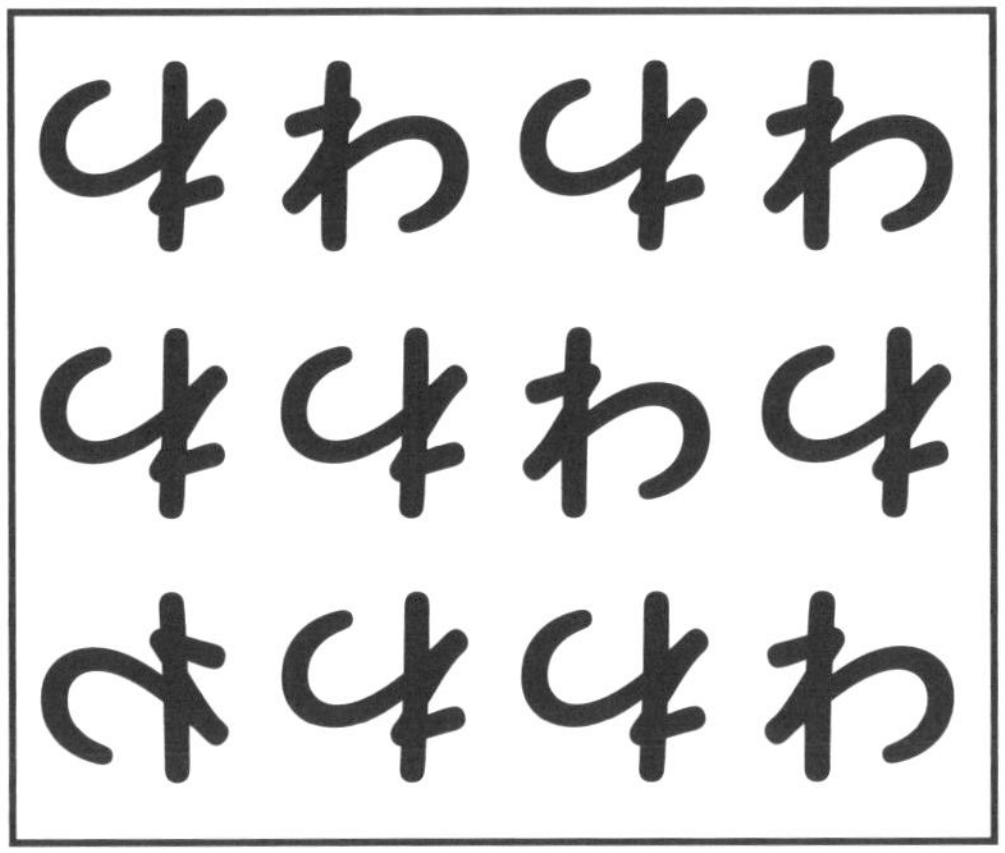

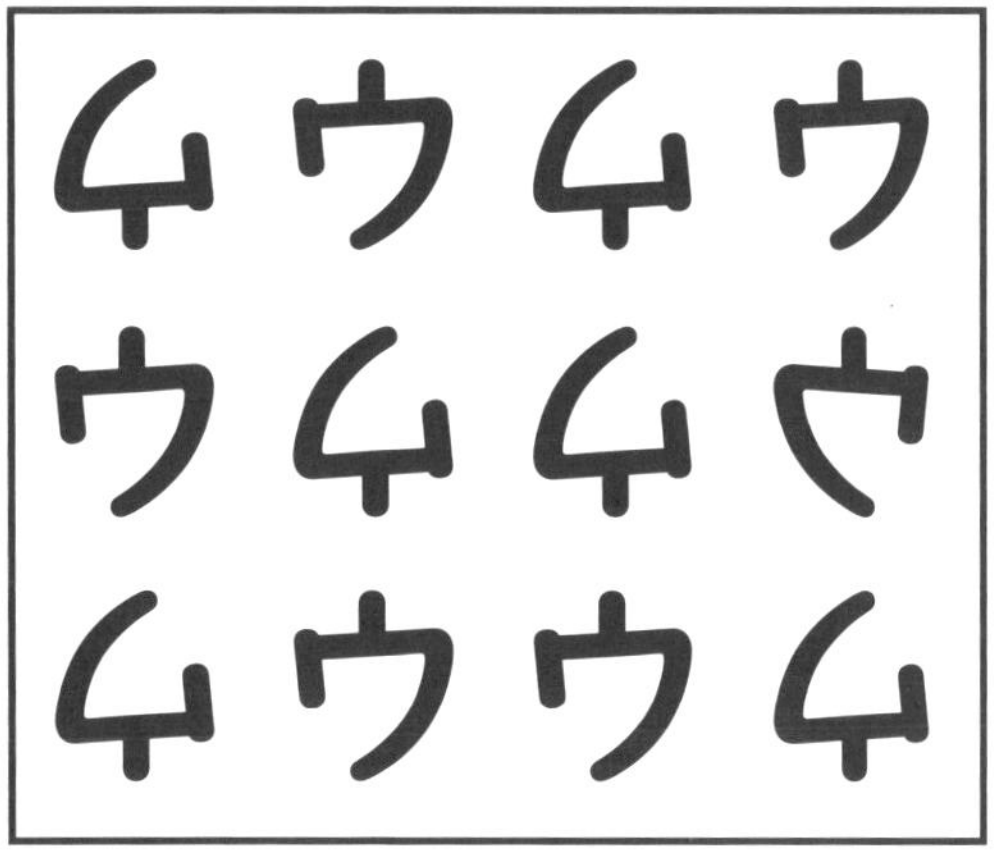

2 鏡文字を 3 つ探してマルで囲んでください。

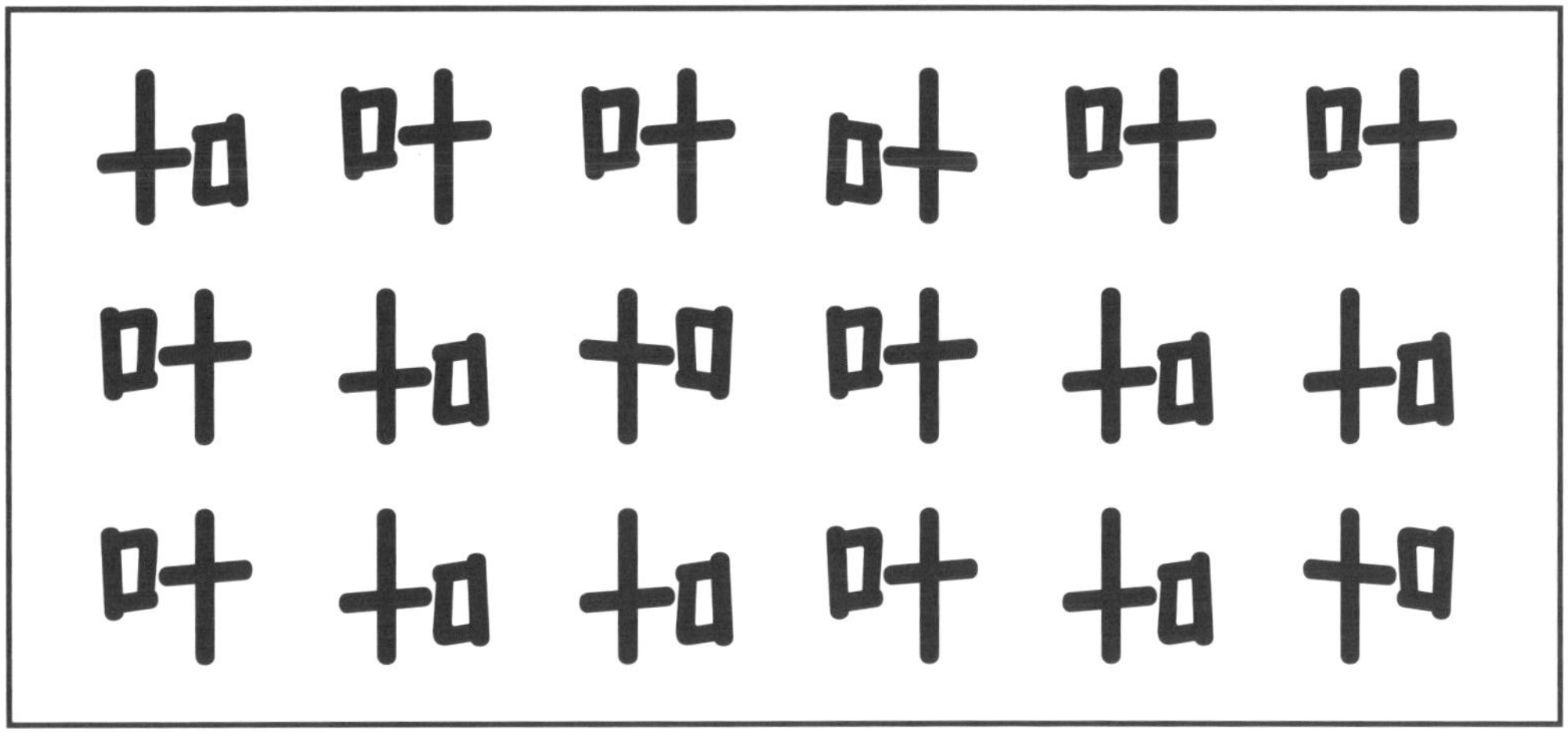

時間
計測日

鏡文字（左右反転）になっている文字を探して、マルで囲んでください。

1 鏡文字を 1 つ探してマルで囲んでください。

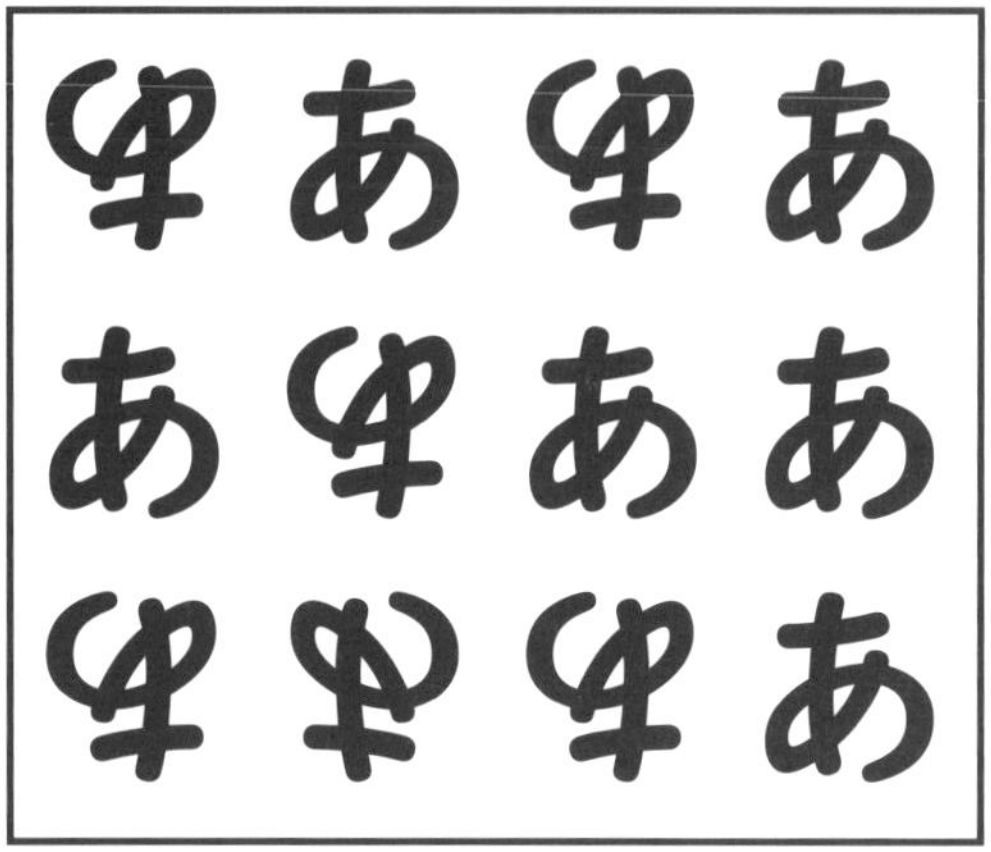

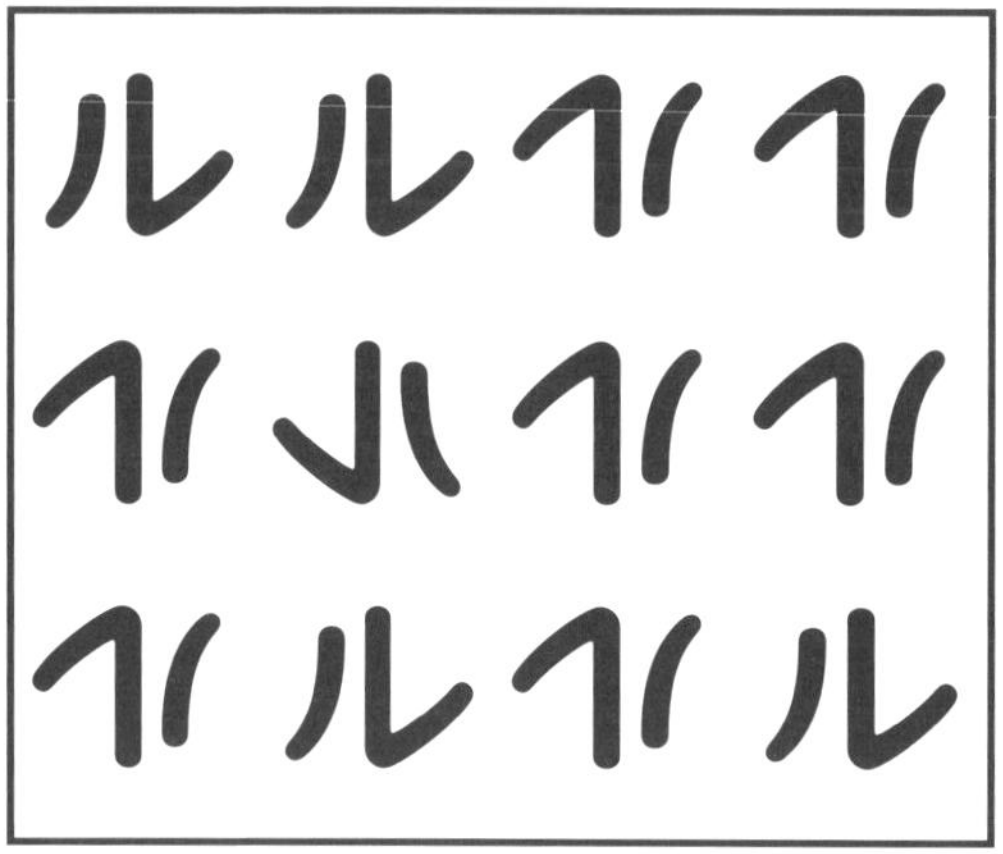

2 鏡文字を 3 つ探してマルで囲んでください。

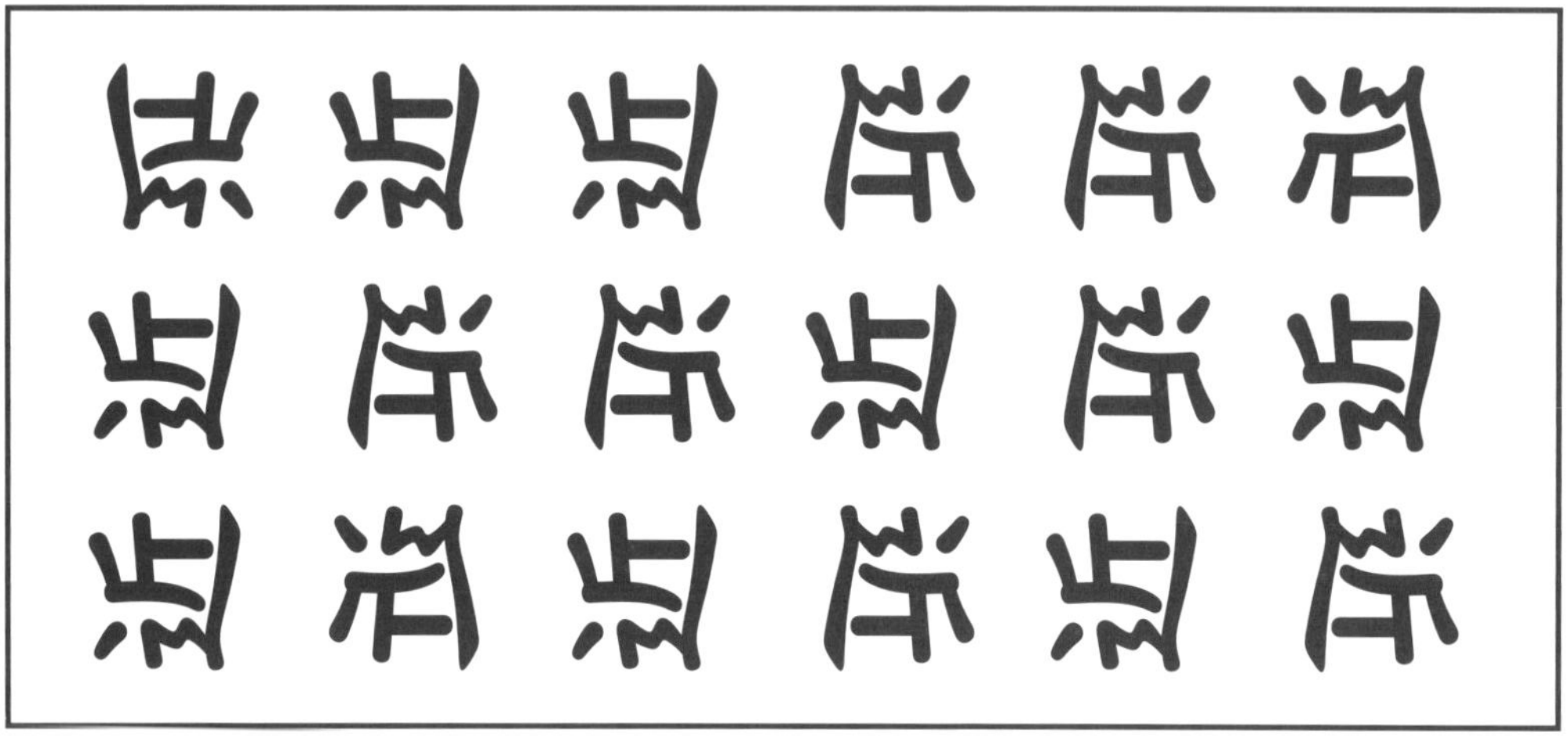

鏡文字（左右反転）になっている文字を探して、マルで囲んでください。

1 鏡文字を1つ探してマルで囲んでください。

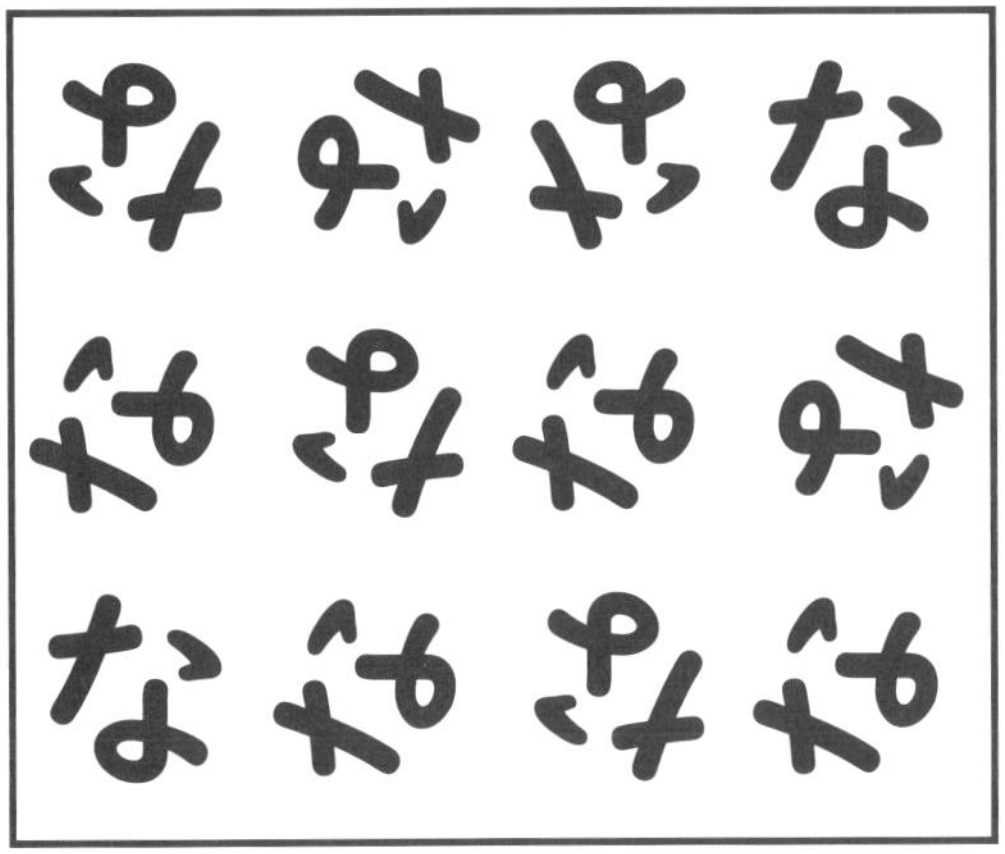

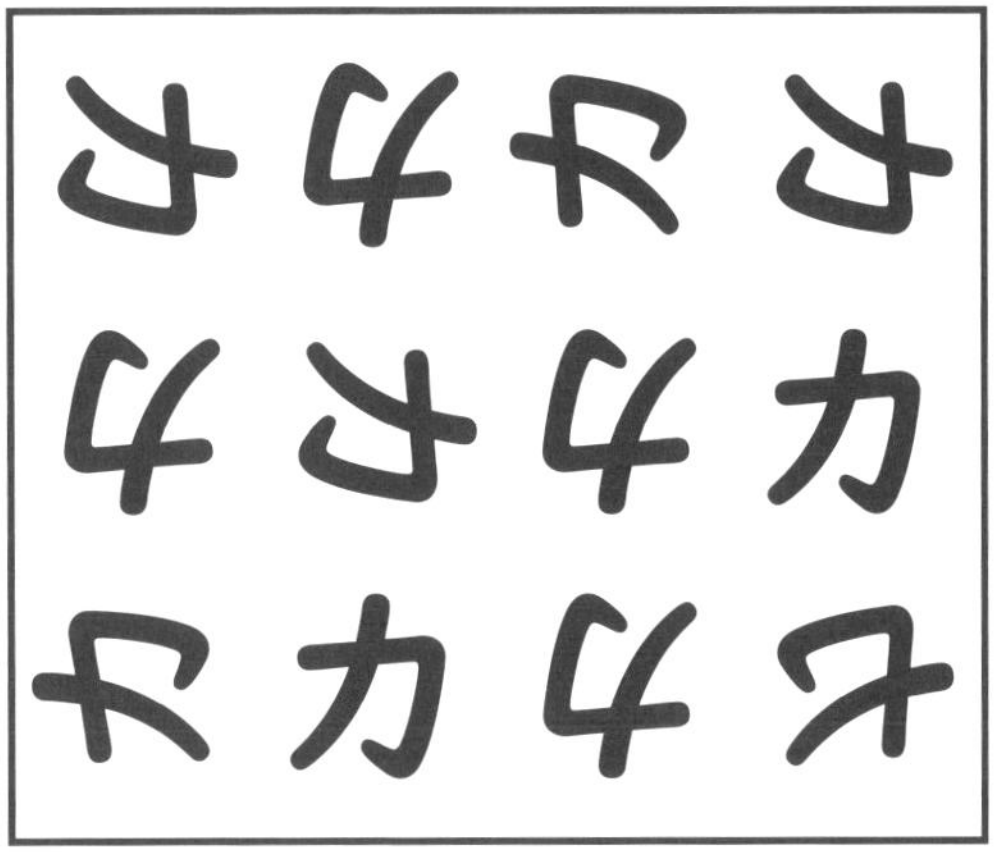

2 鏡文字をすべて探してマルで囲んでください。

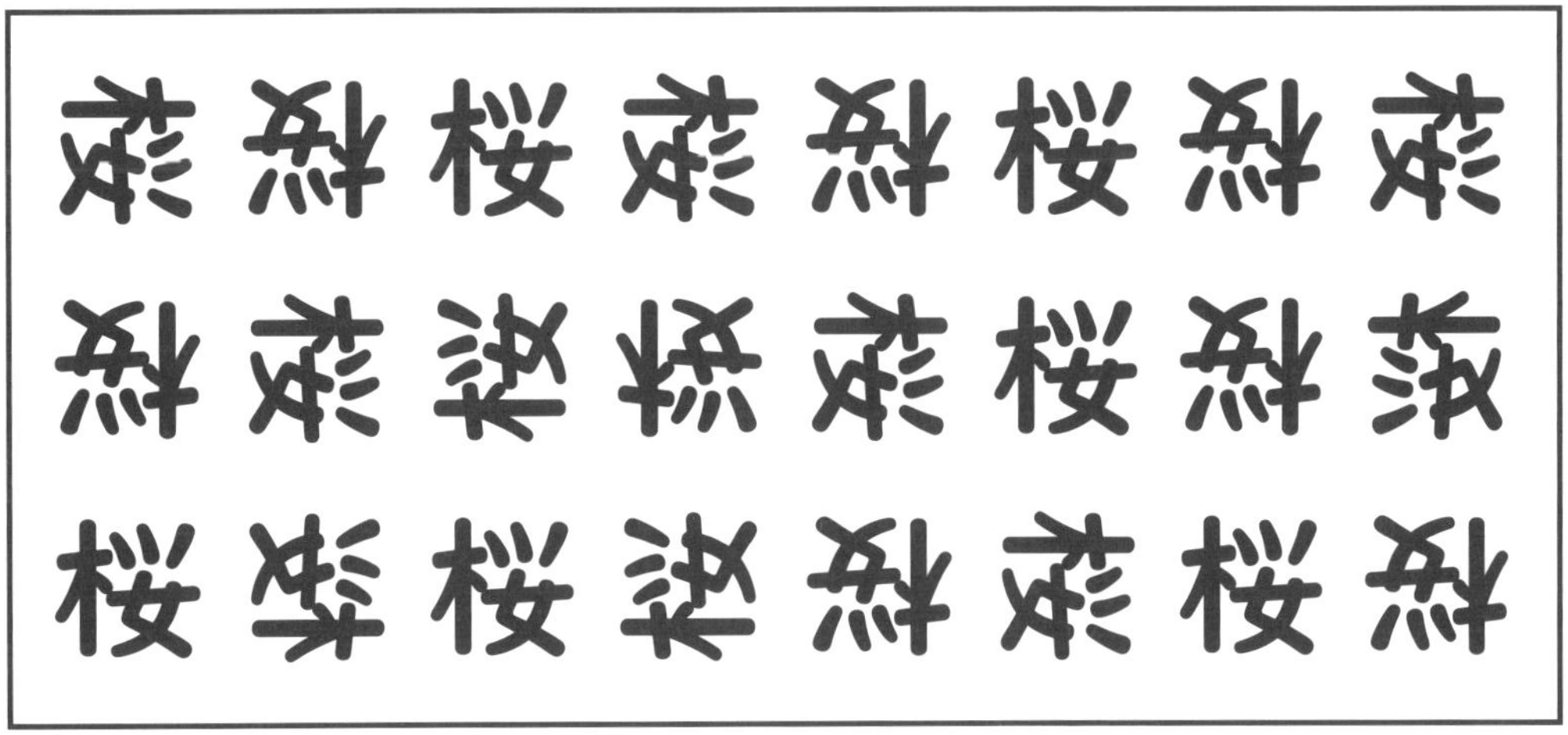

スイッチ2

集中力アップドリル 11

鏡文字（左右反転）になっている文字を探して、マルで囲んでください。

1 鏡文字を2つ探してマルで囲んでください。

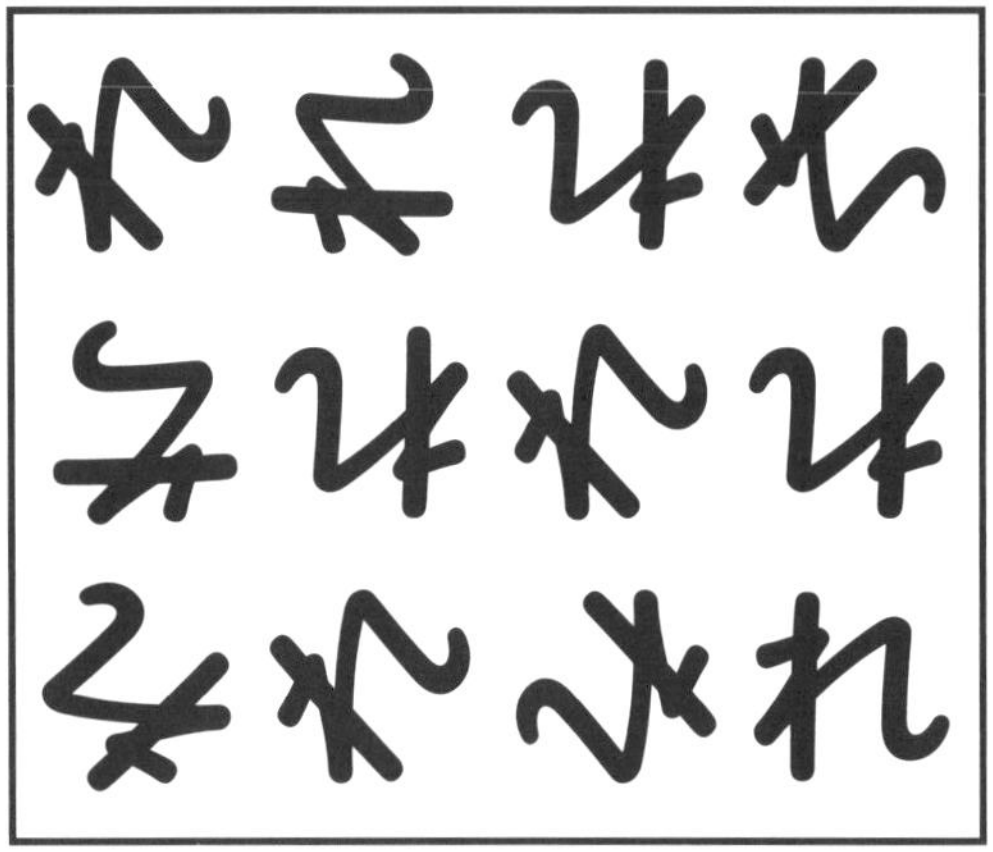

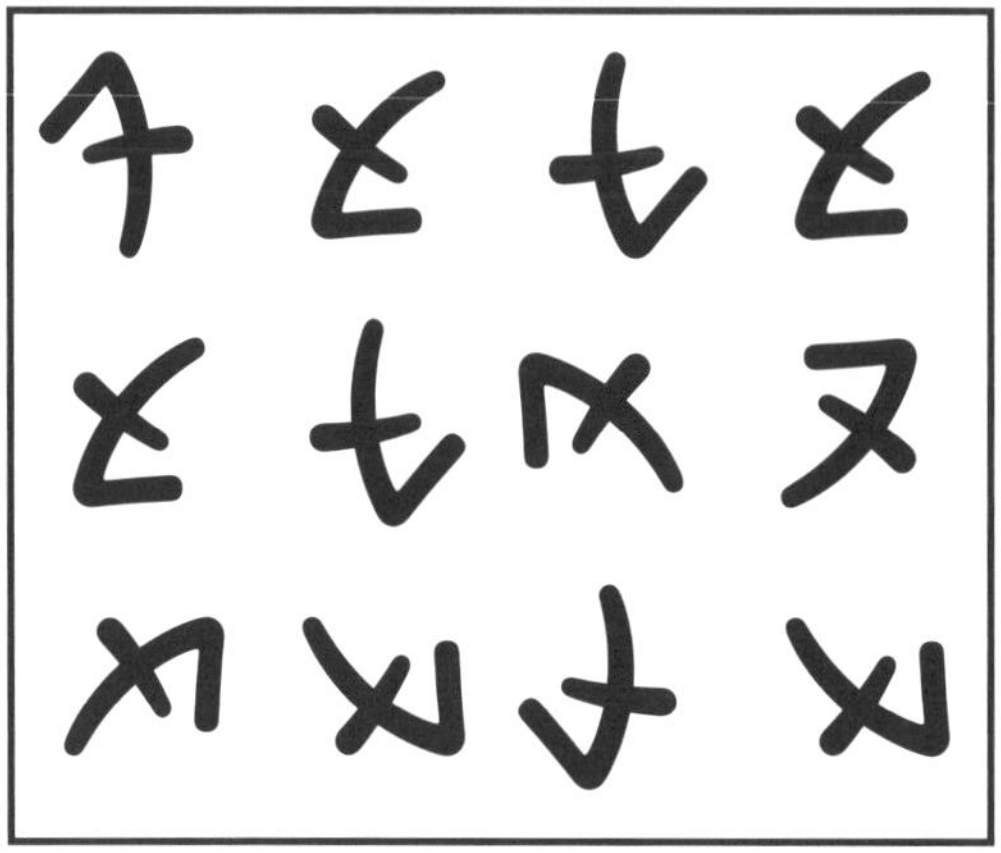

2 鏡文字をすべて探してマルで囲んでください。

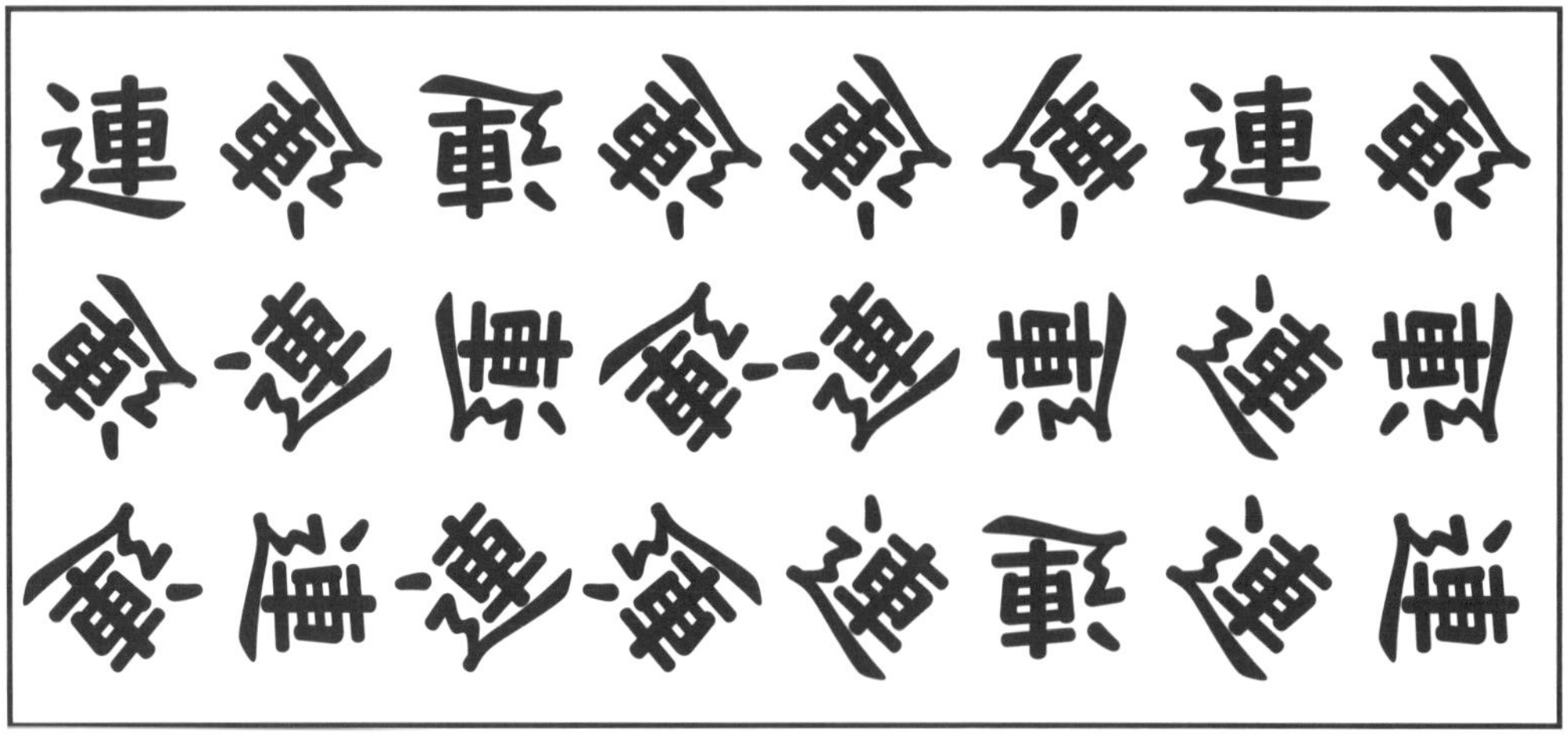

鏡文字（左右反転）になっている文字を探して、マルで囲んでください。

1 鏡文字を2つ探してマルで囲んでください。

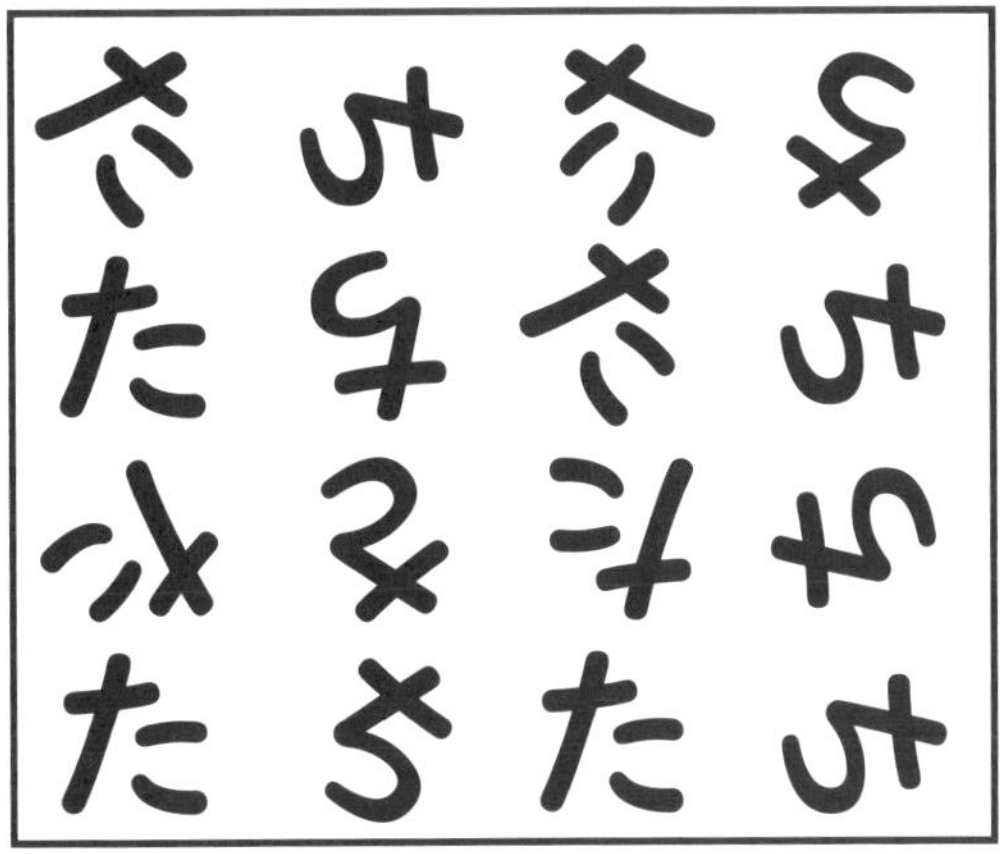

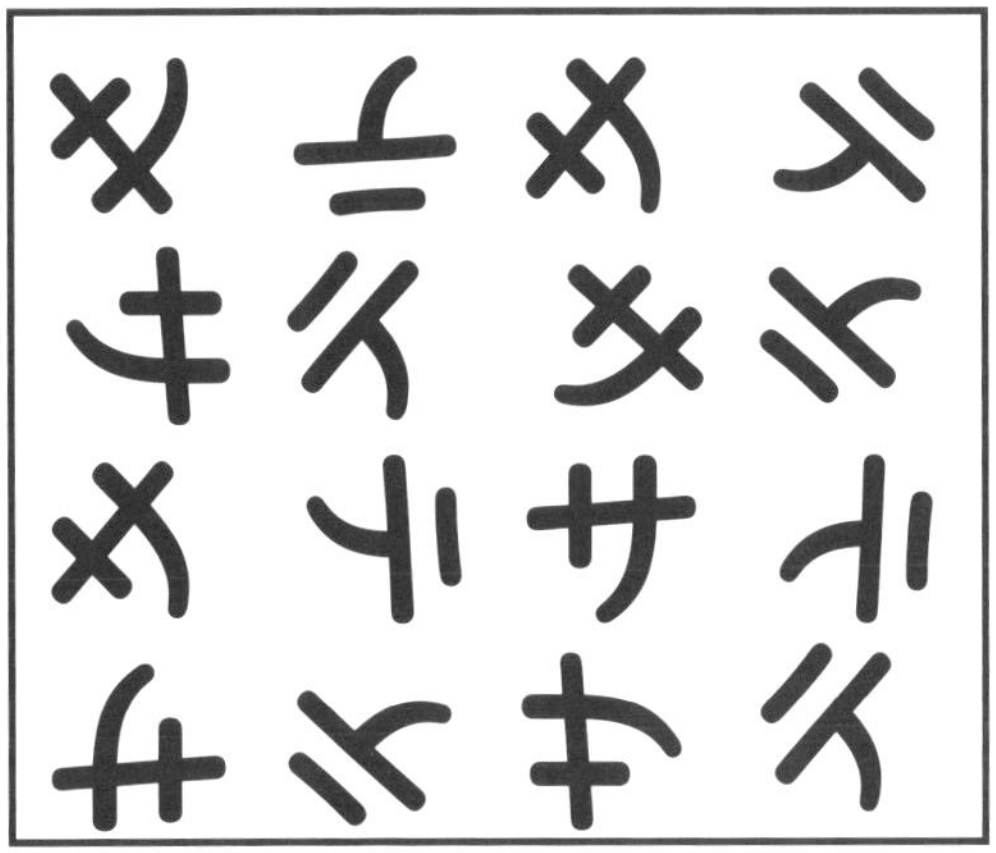

2 鏡文字をすべて探してマルで囲んでください。

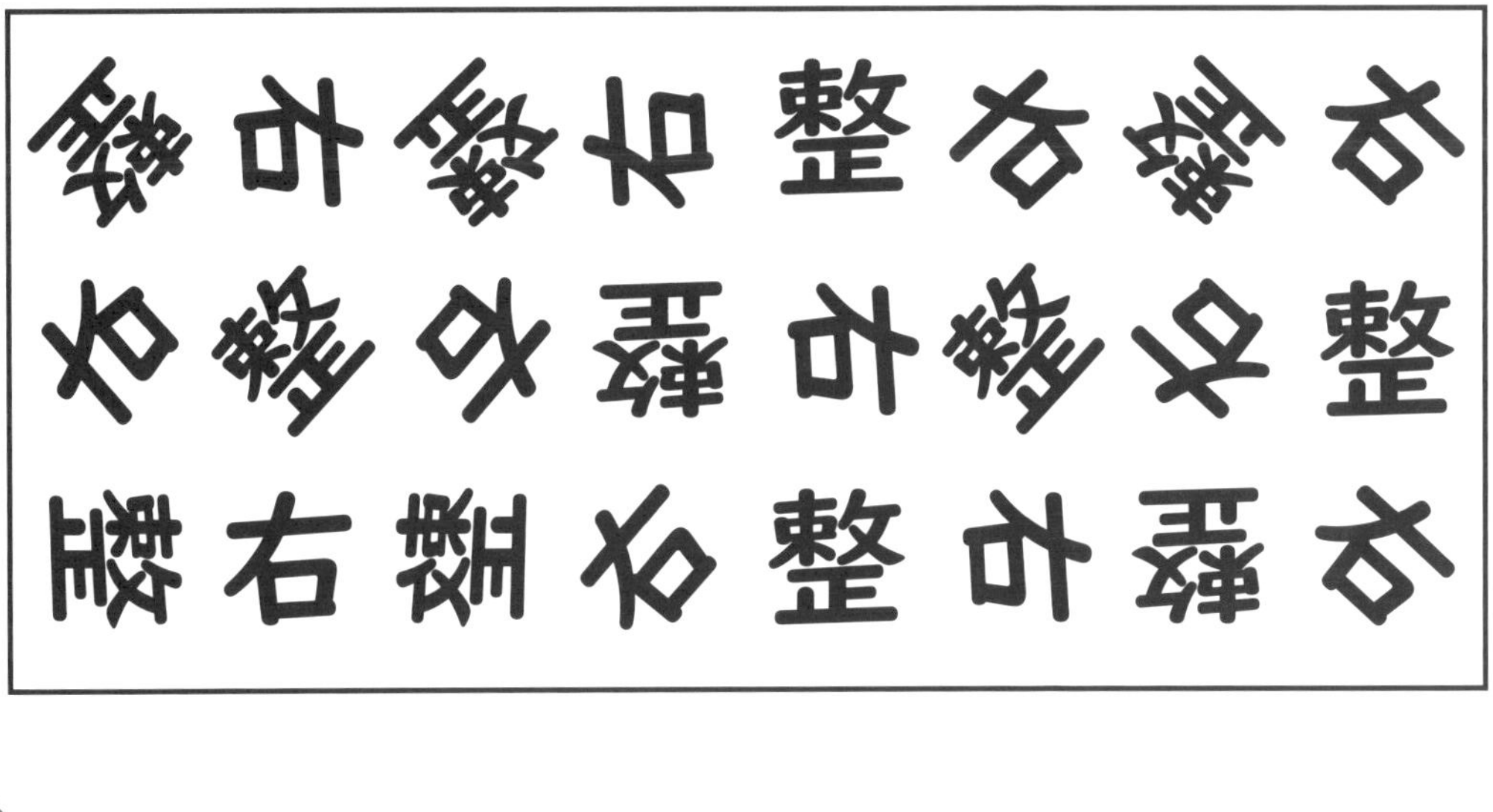

鏡文字（左右反転）になっている文字を探して、マルで囲んでください。

❶ 鏡文字を2つ探してマルで囲んでください。

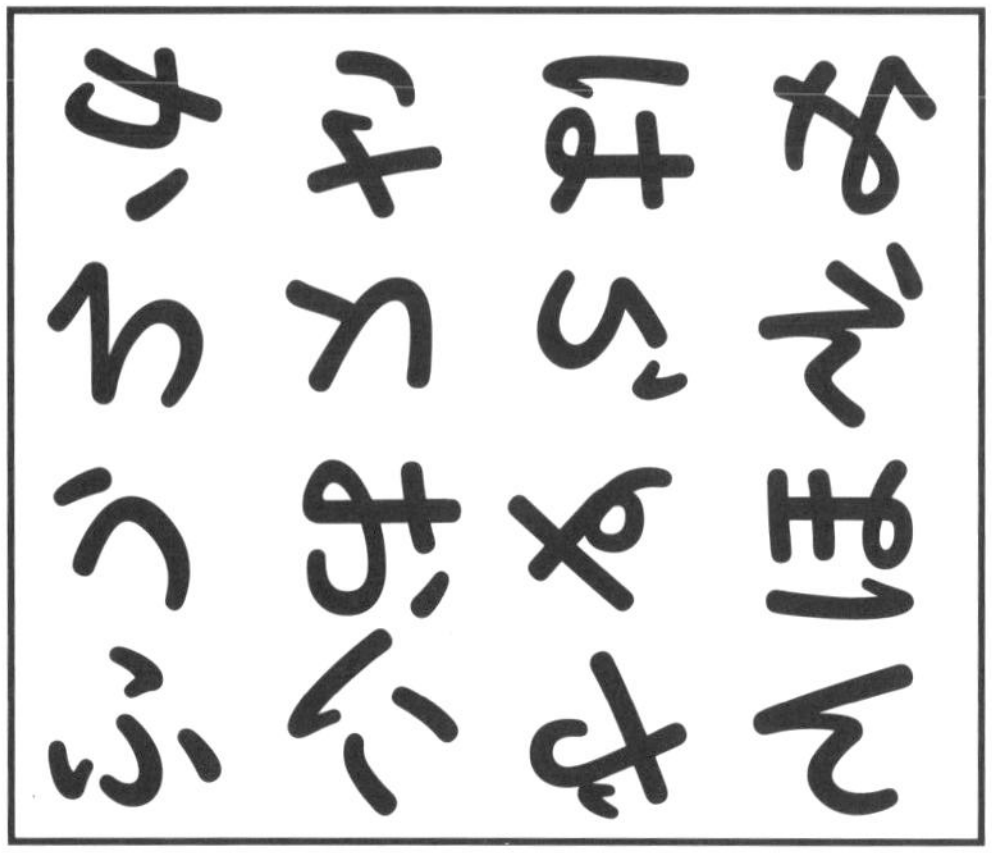

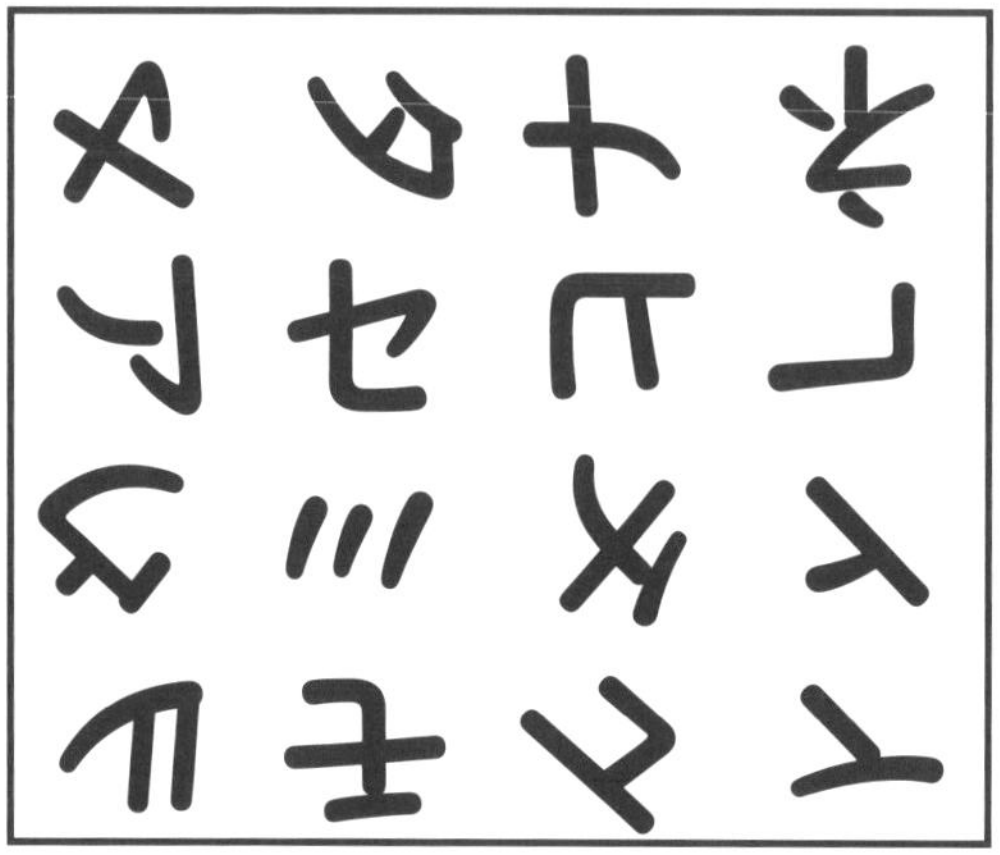

❷ 鏡文字をすべて探してマルで囲んでください。

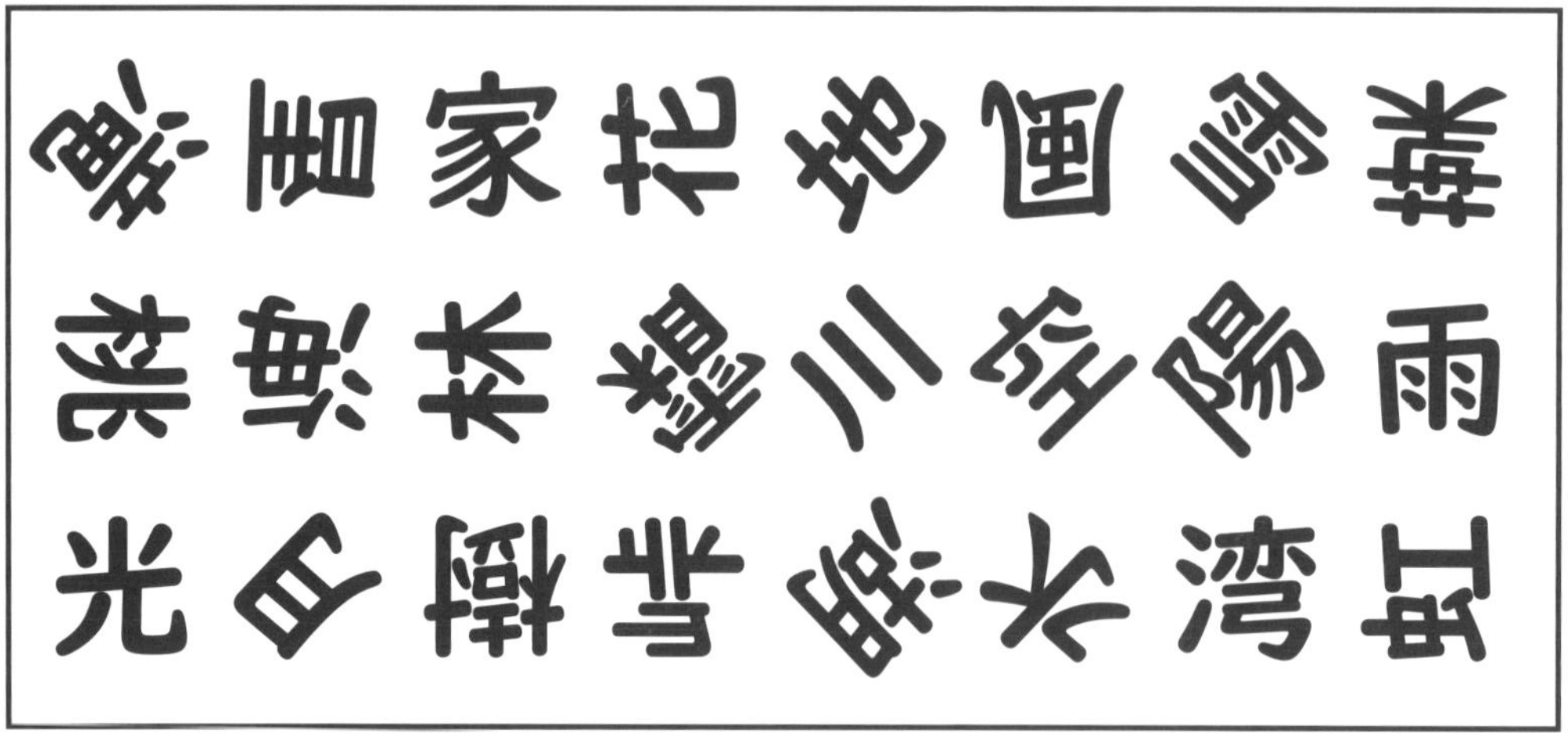

スイッチ2

集中力アップドリル 14

鏡文字（左右反転）になっている文字を探して、マルで囲んでください。

1 鏡文字を1つ探してマルで囲んでください。

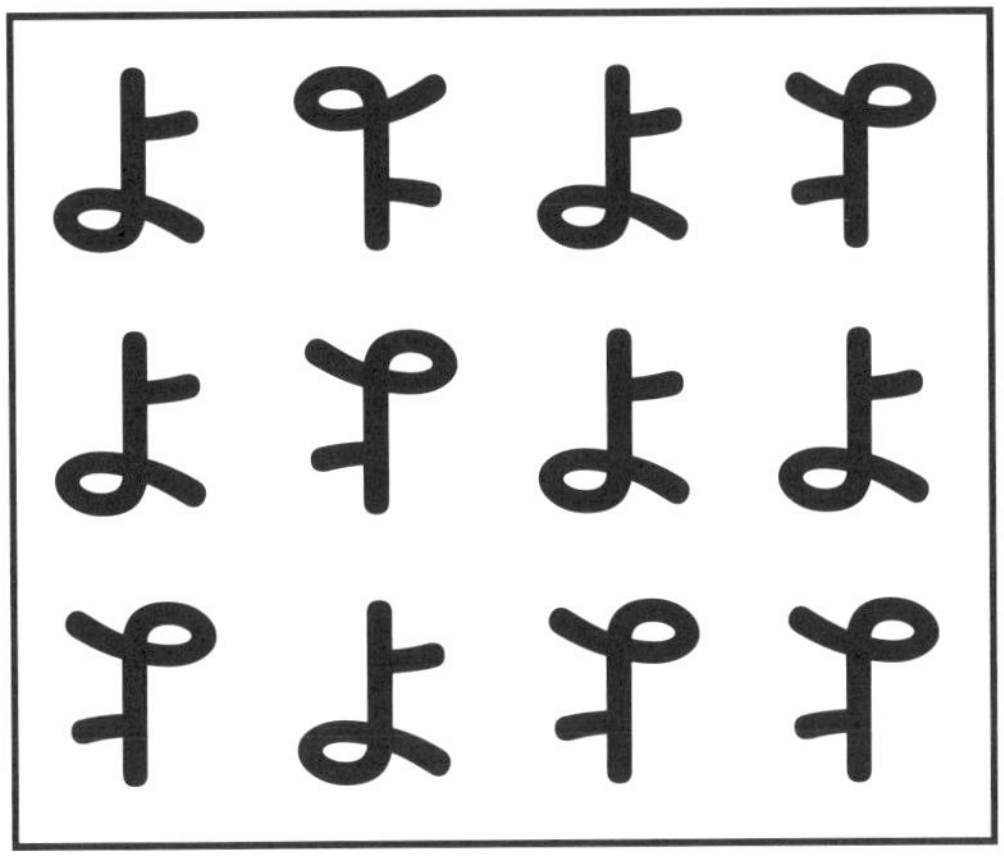

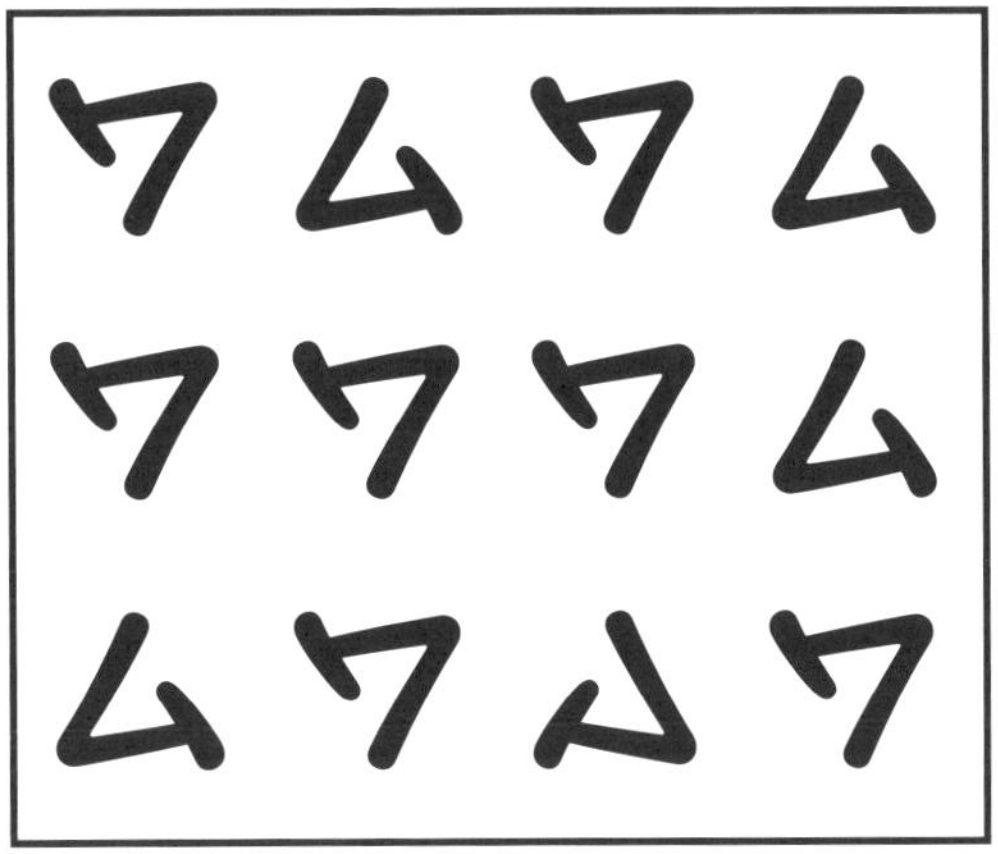

2 鏡文字を3つ探してマルで囲んでください。

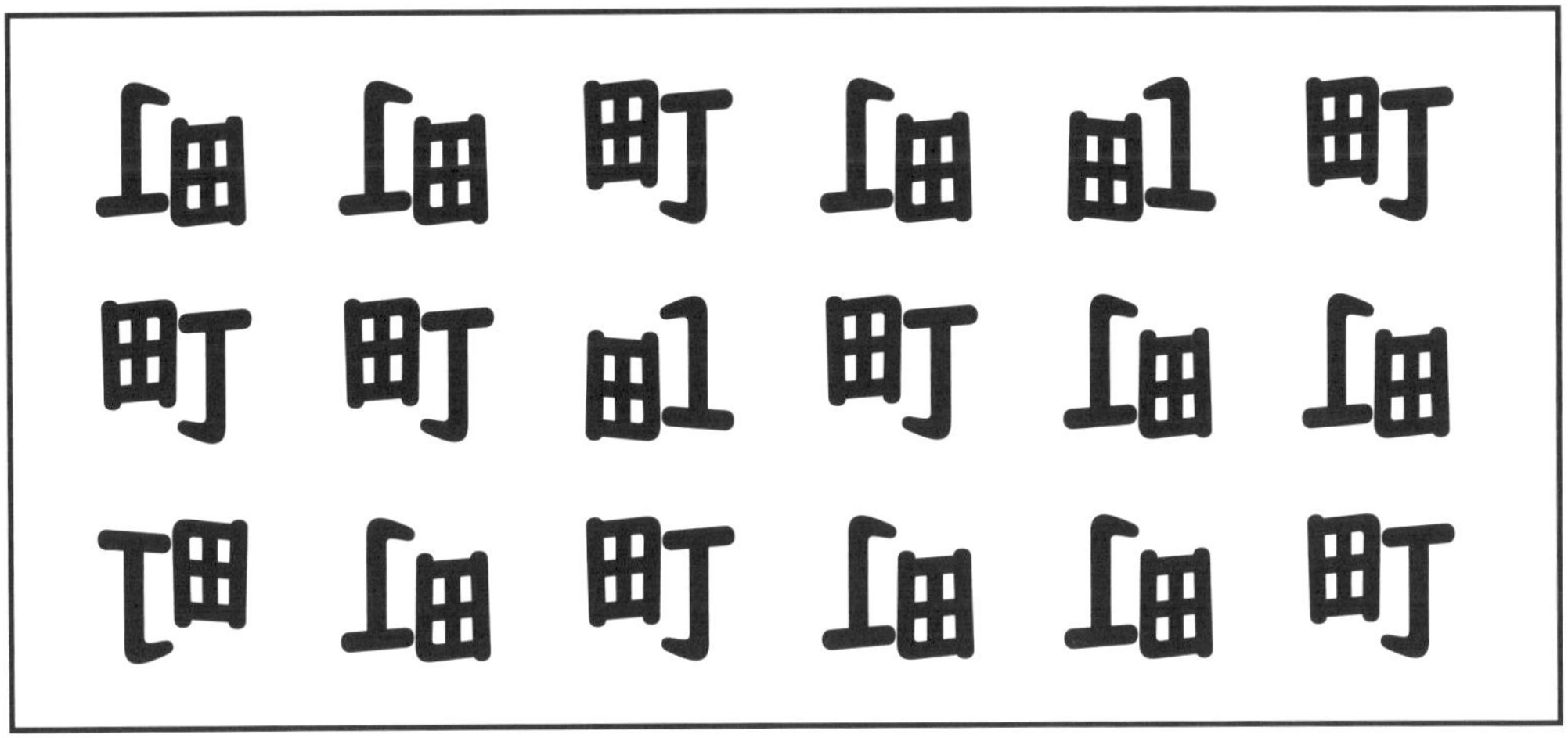

時間計測日

集中力アップドリル 01

1

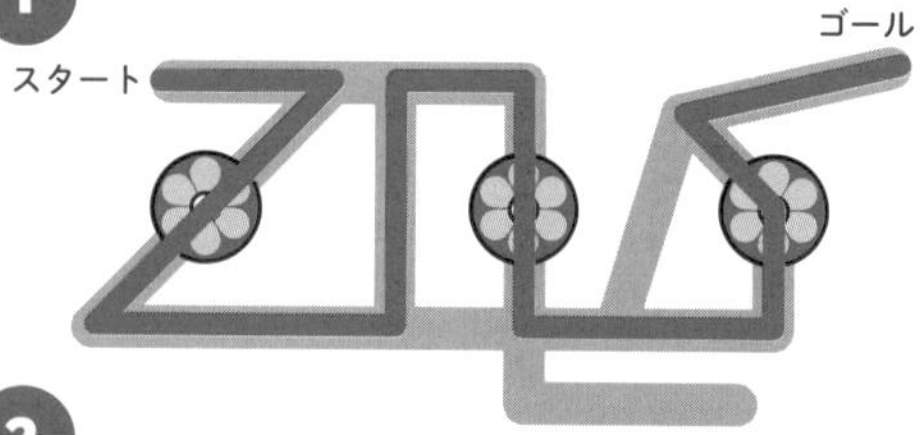

2

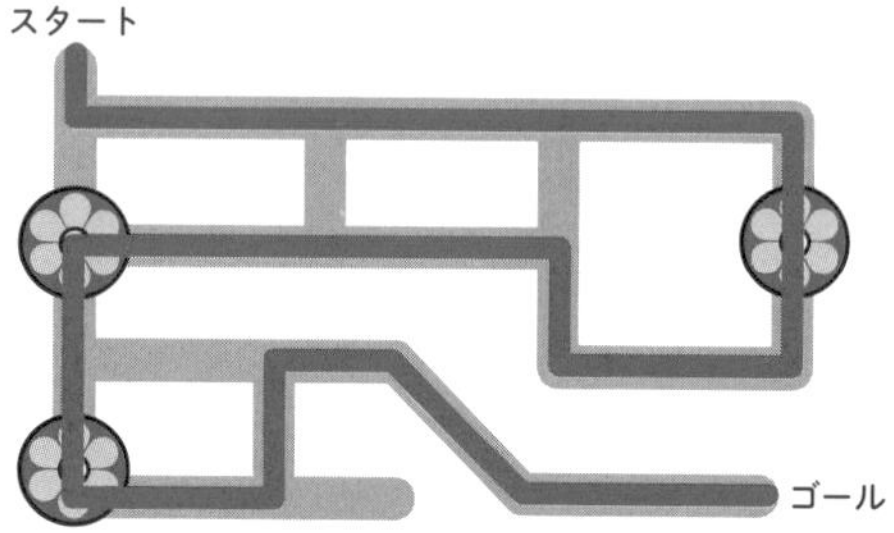

集中力アップドリル 02

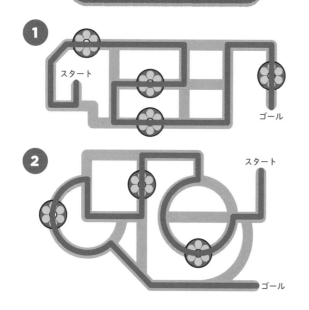

1

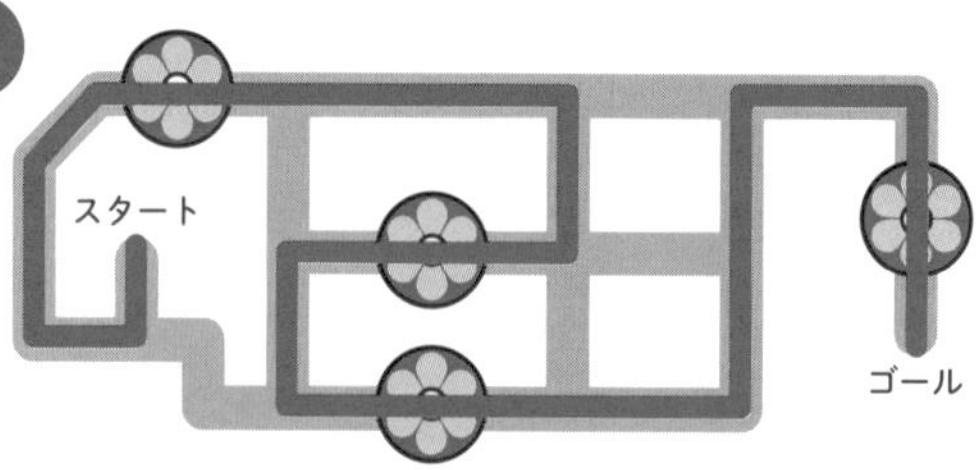

2

集中力アップドリル 03

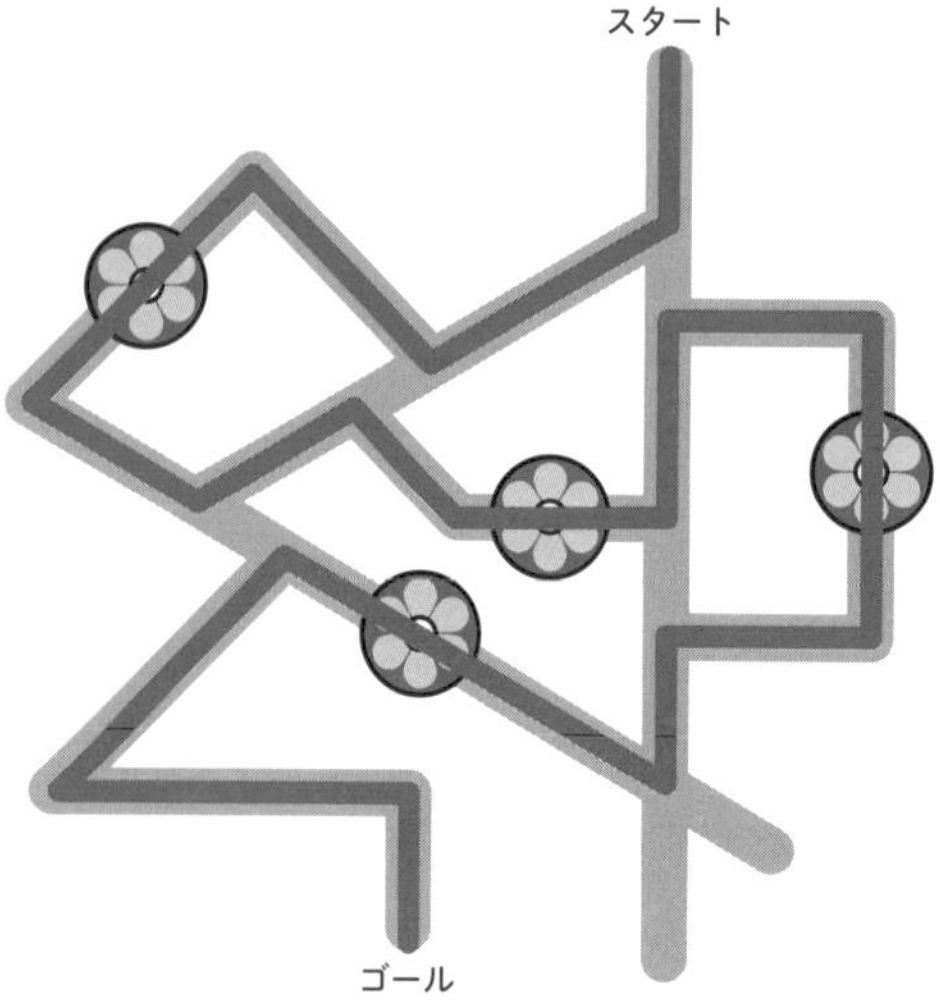

集中力アップドリル 04

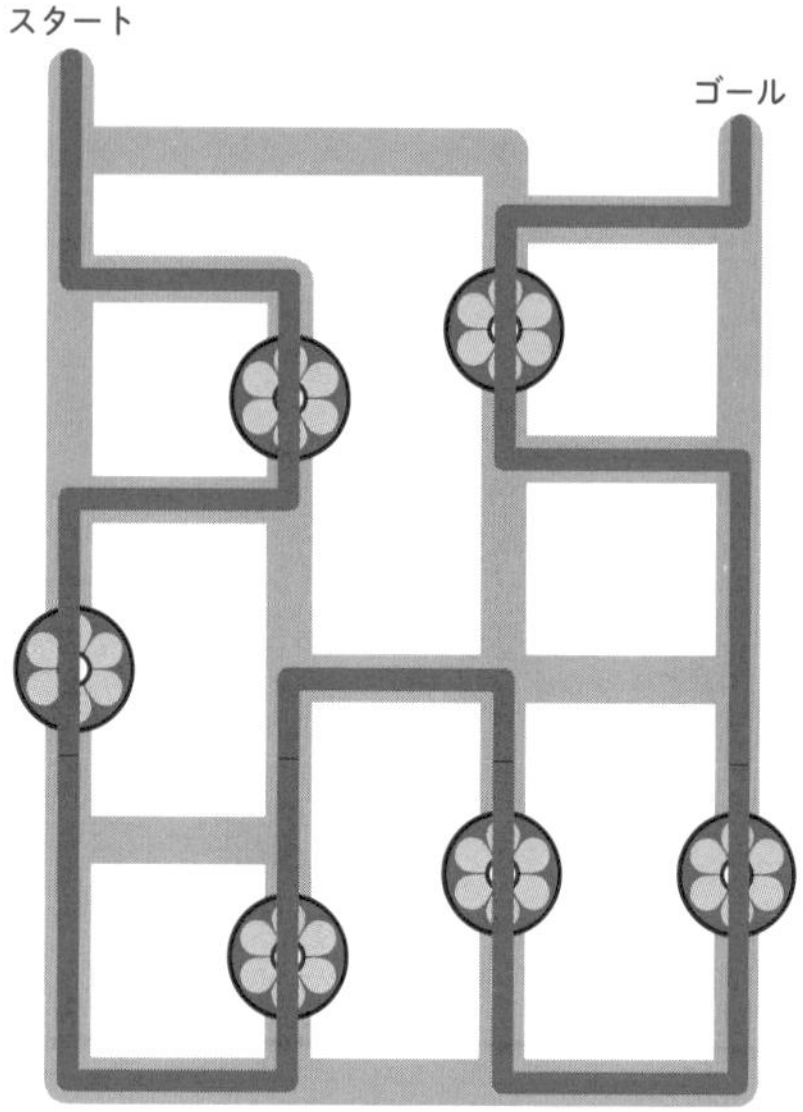

スイッチ２ 解答

集中力アップドリル｜05

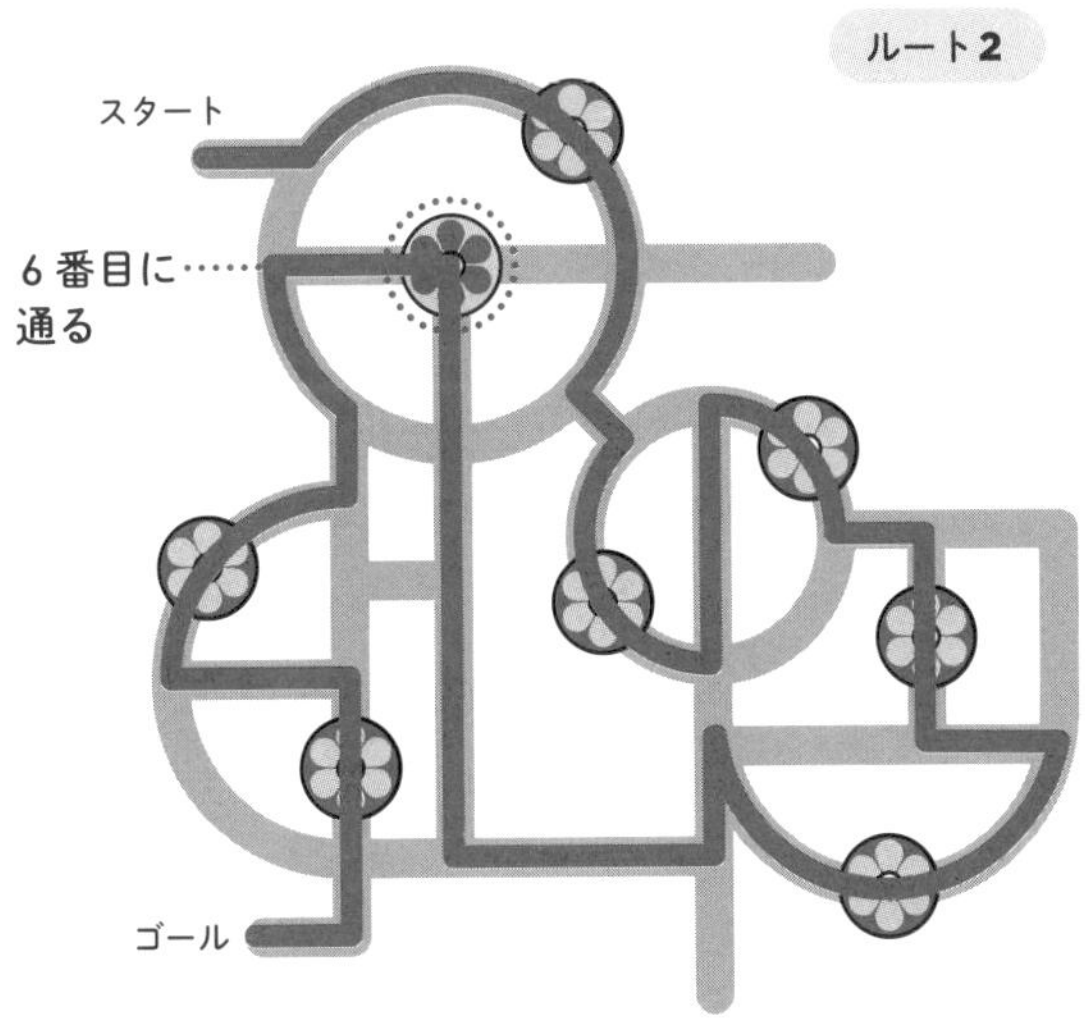

ルート2
スタート
6番目に
通る
ゴール

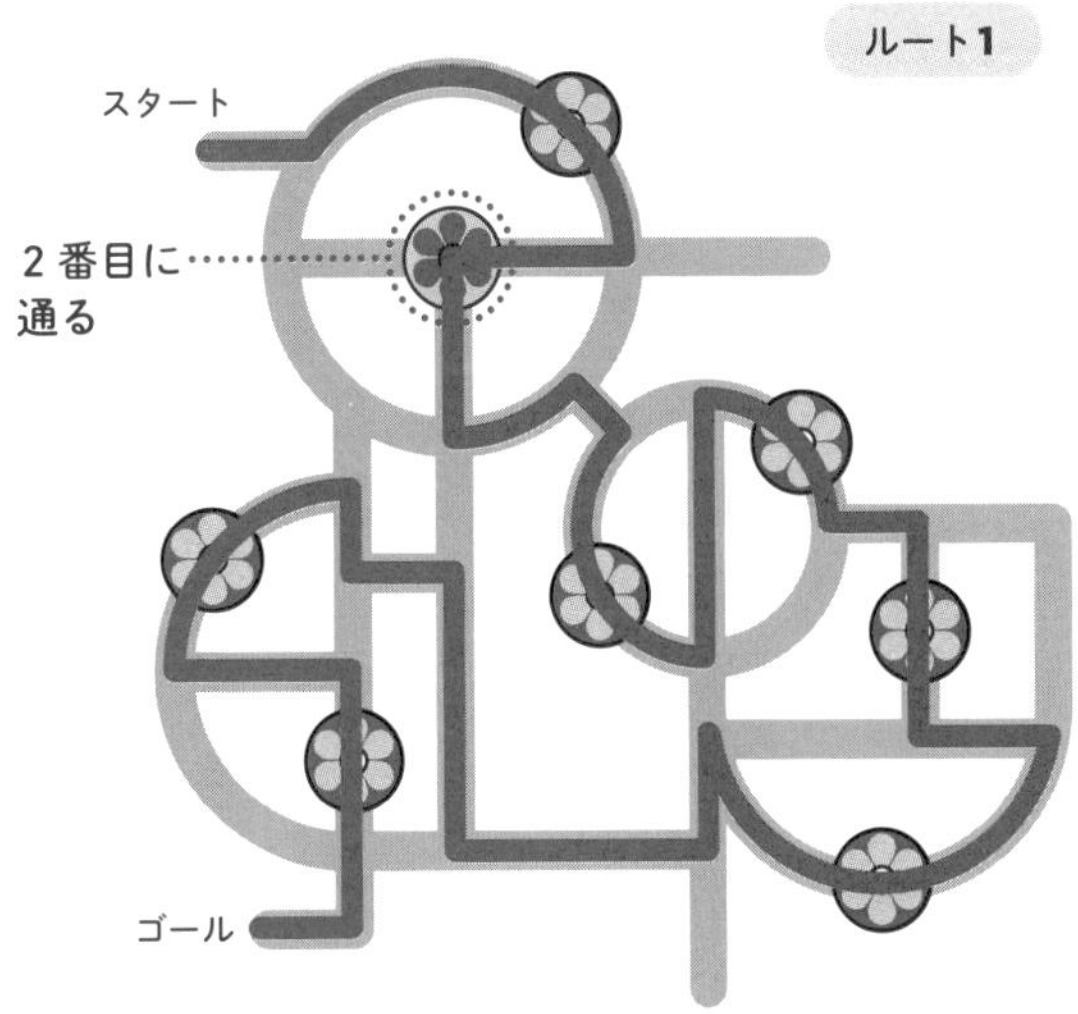

ルート1
スタート
2番目に
通る
ゴール

集中力アップドリル｜06

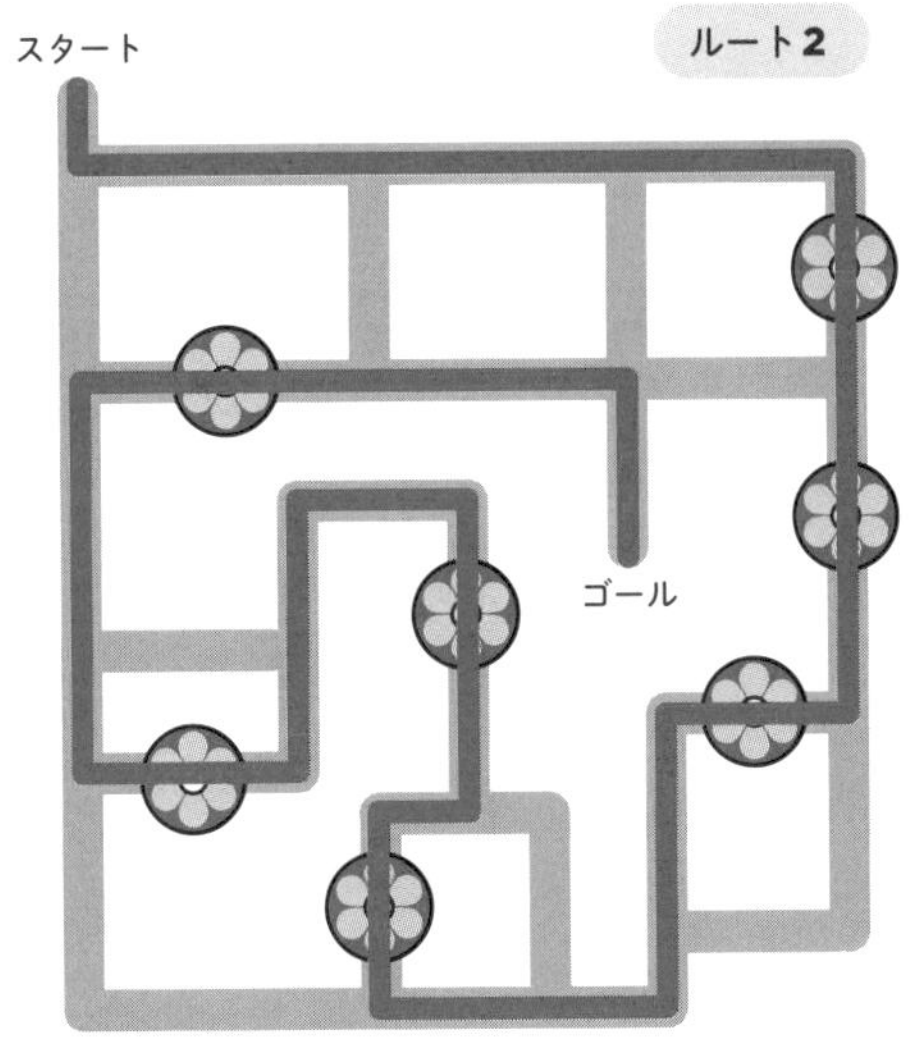

スタート
ルート2
ゴール

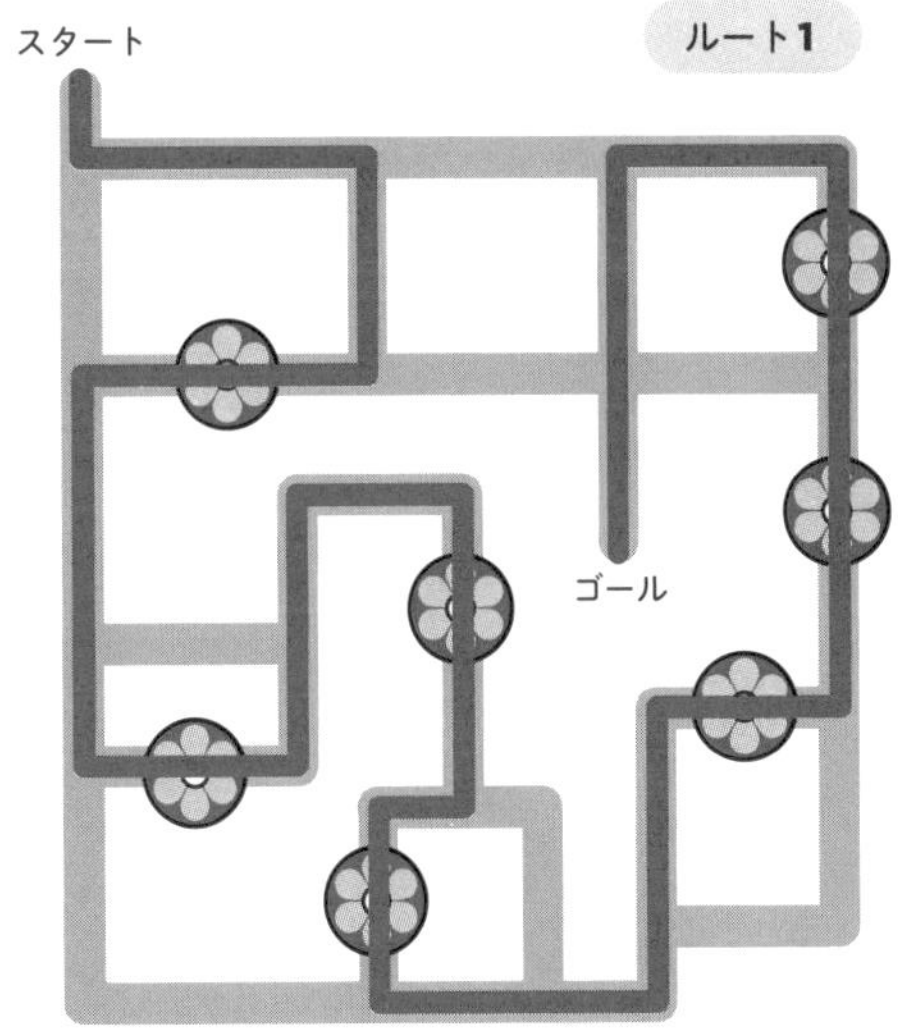

スタート
ルート1
ゴール

集中力アップドリル 07

1

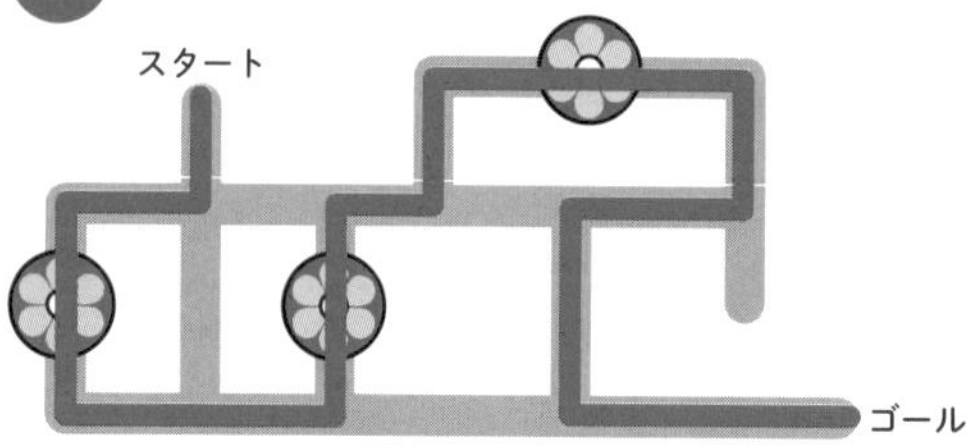

2

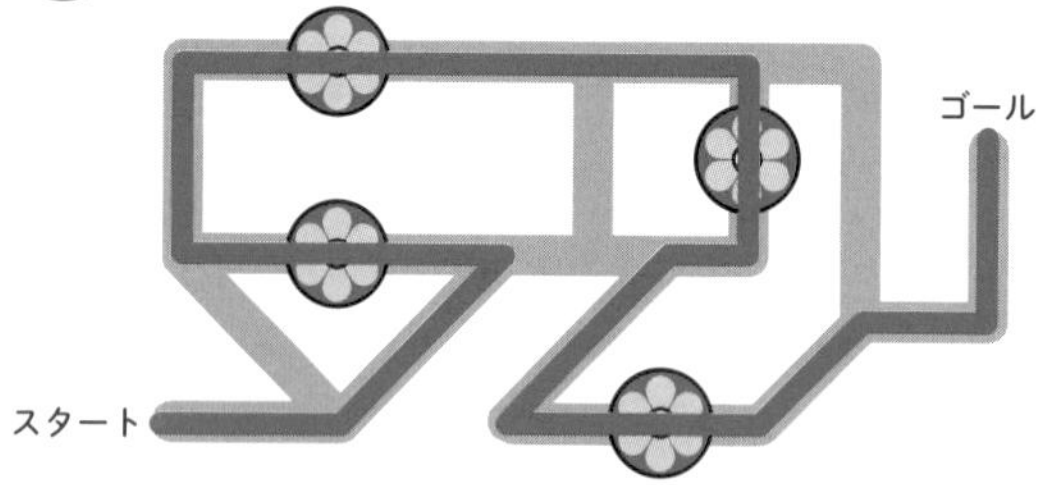

集中力アップドリル｜08

②

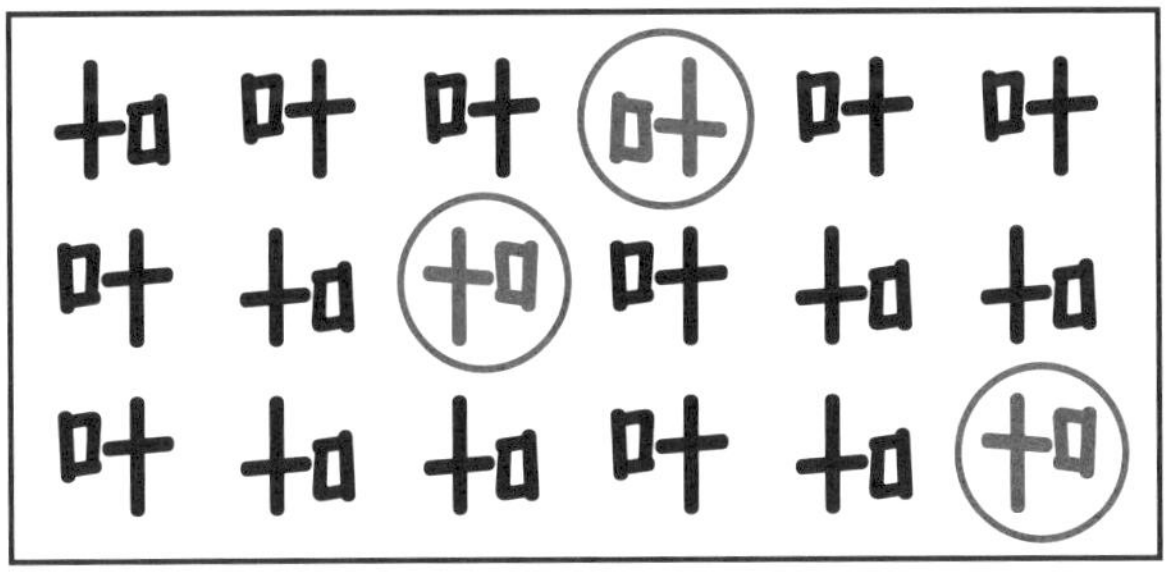

①

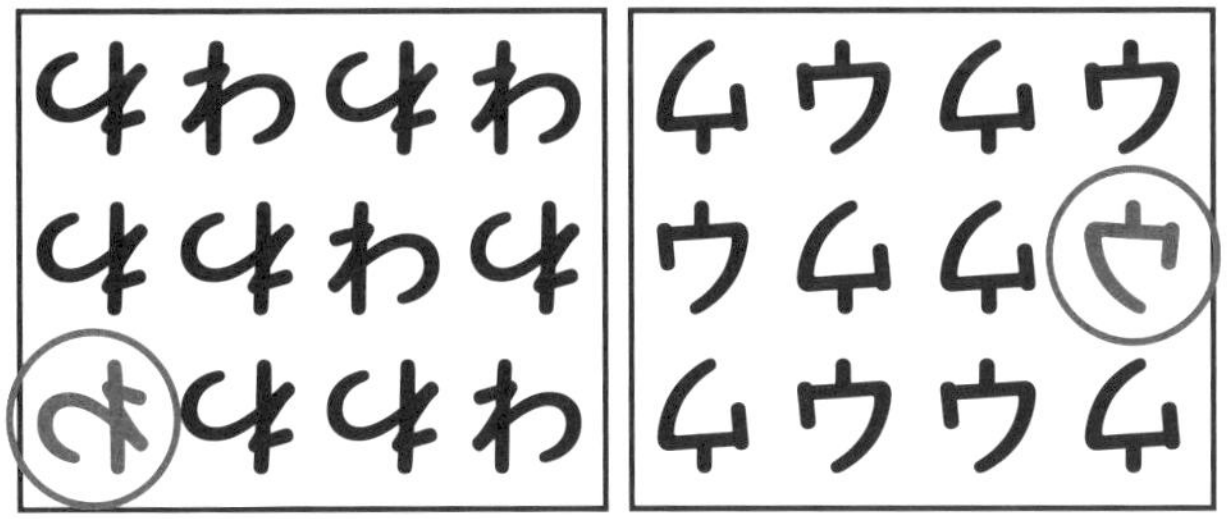

集中力アップドリル｜09

②

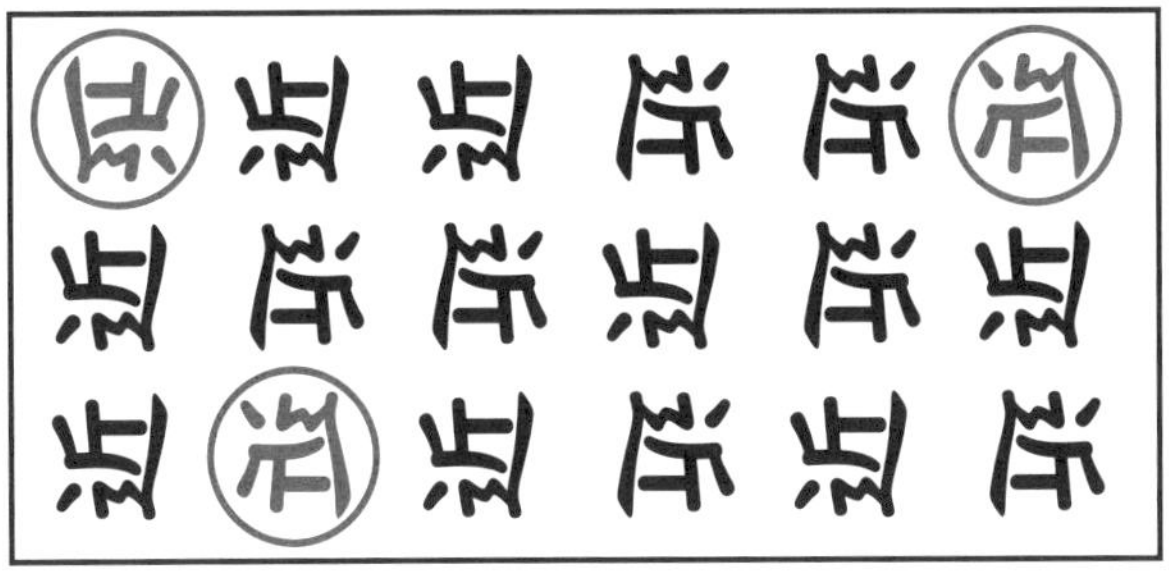

①

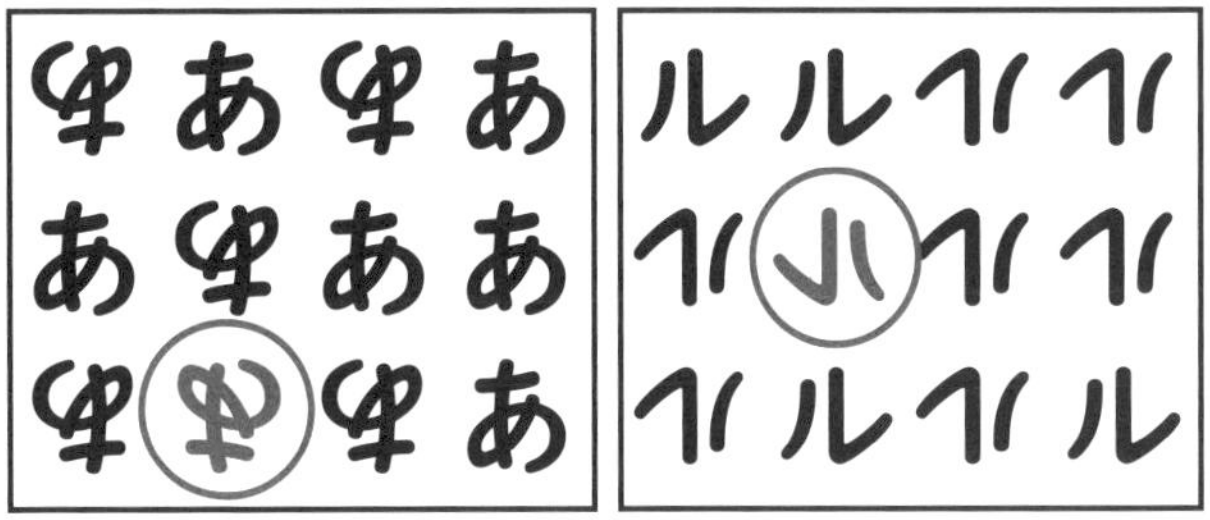

集中力アップドリル 10

1

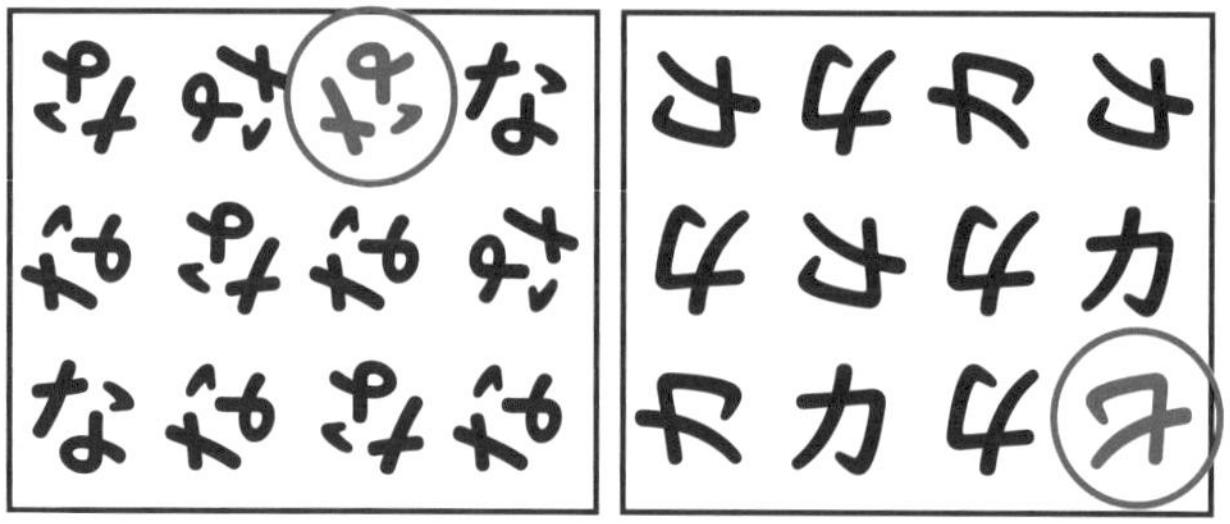

2

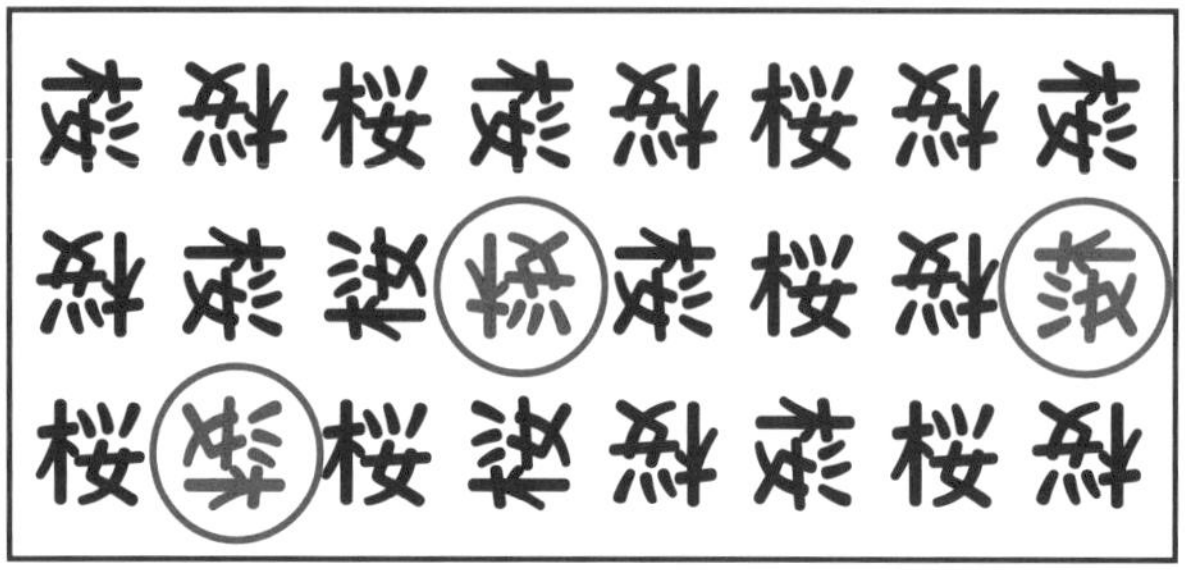

集中力アップドリル 11

1

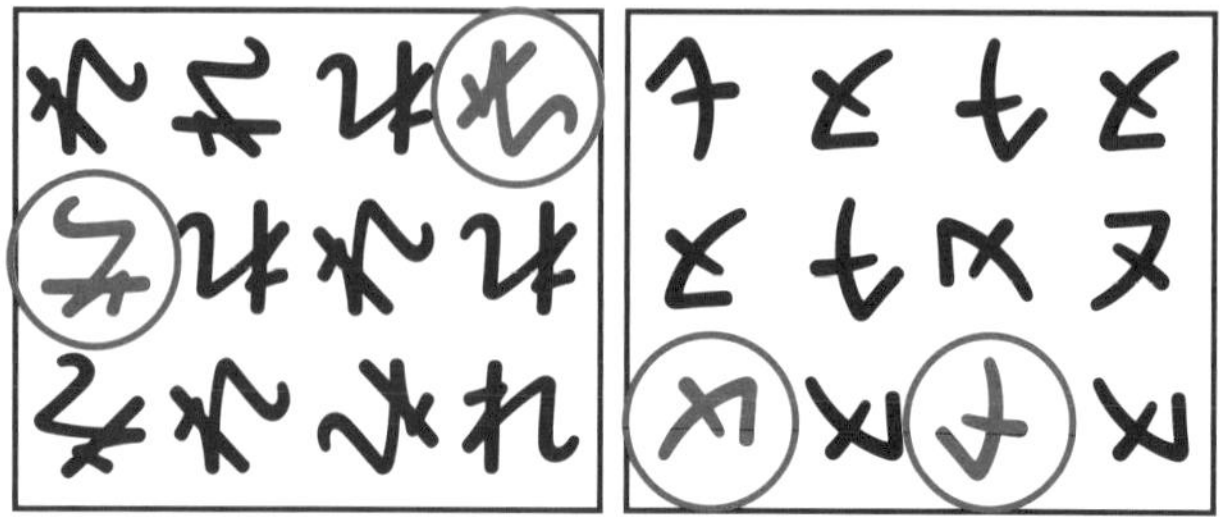

2

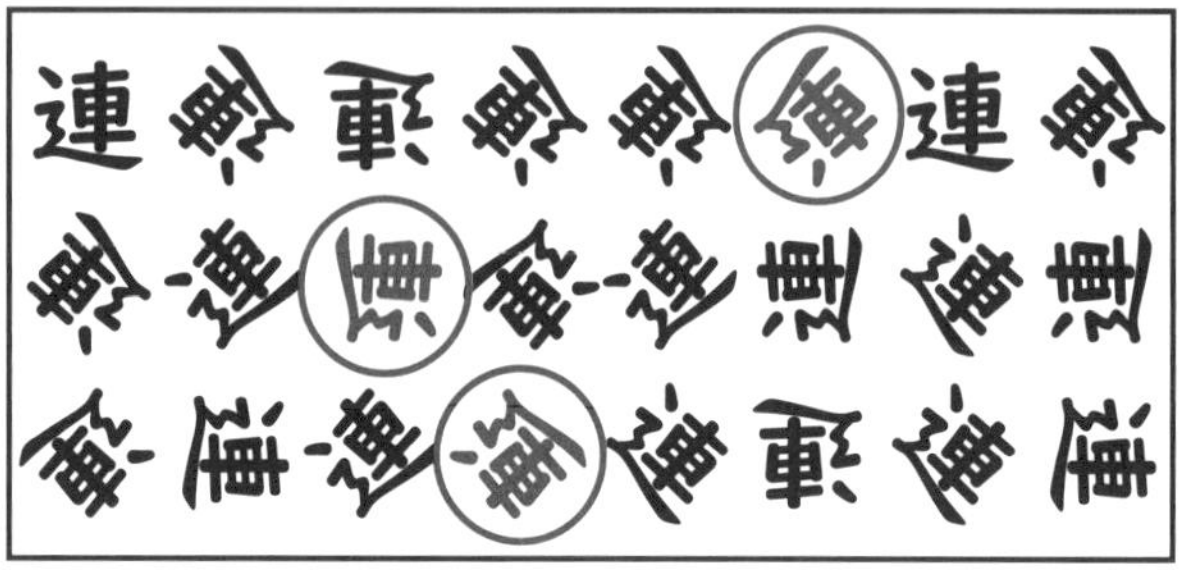

スイッチ２ 解答

集中力アップドリル｜12

2

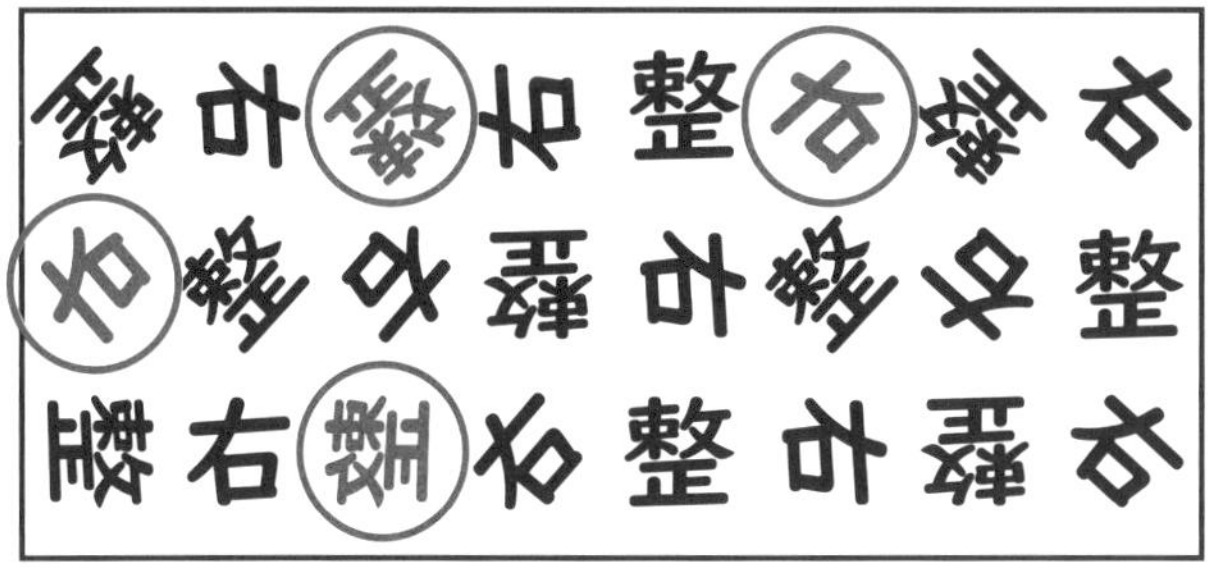

1

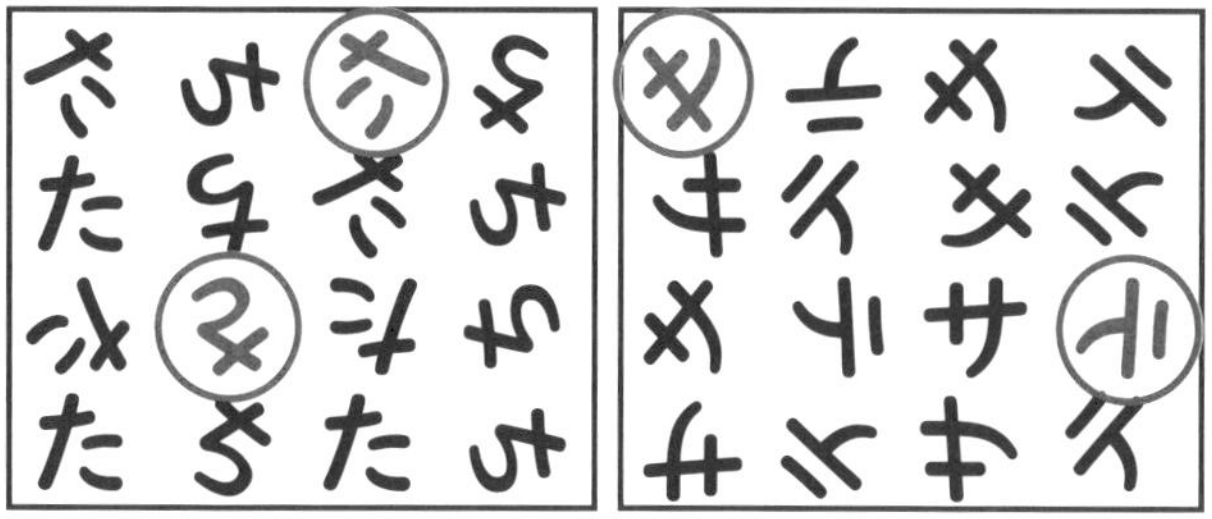

集中力アップドリル｜13

2

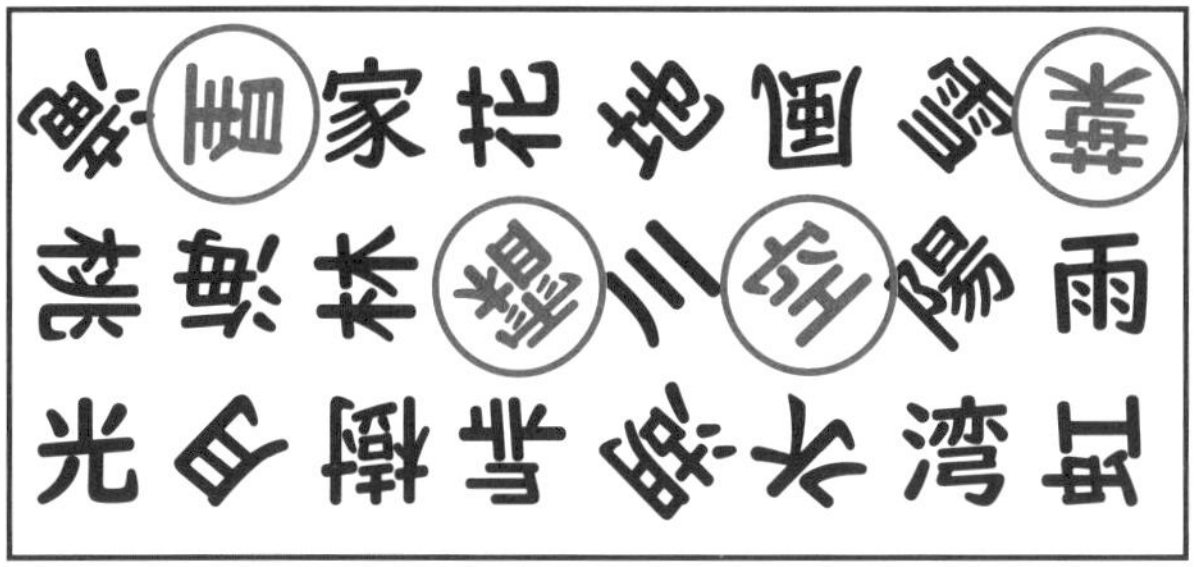

1

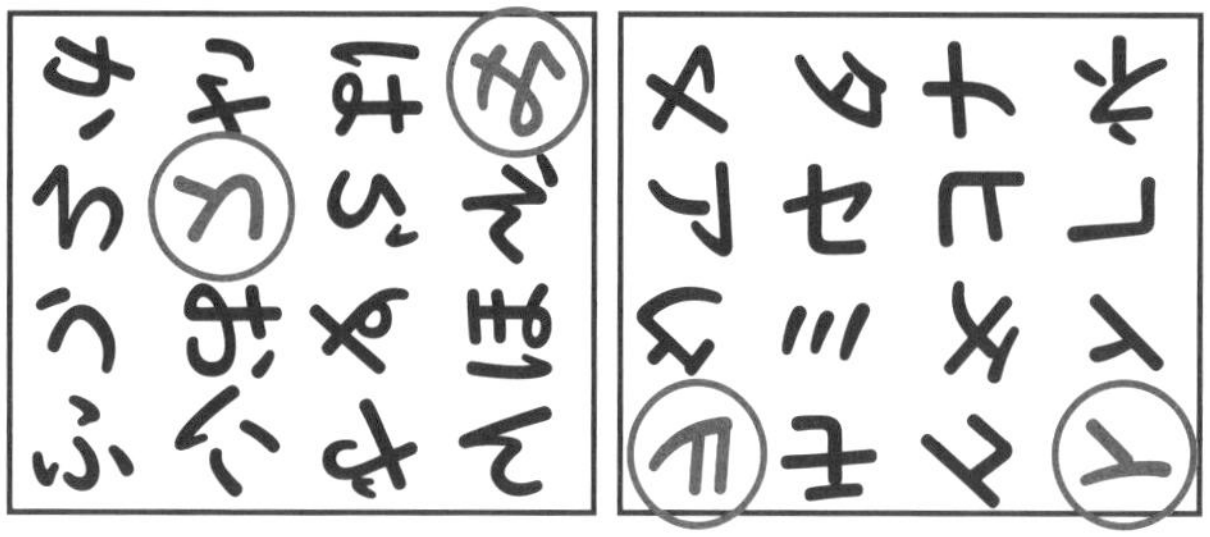

集中力アップドリル 14

1

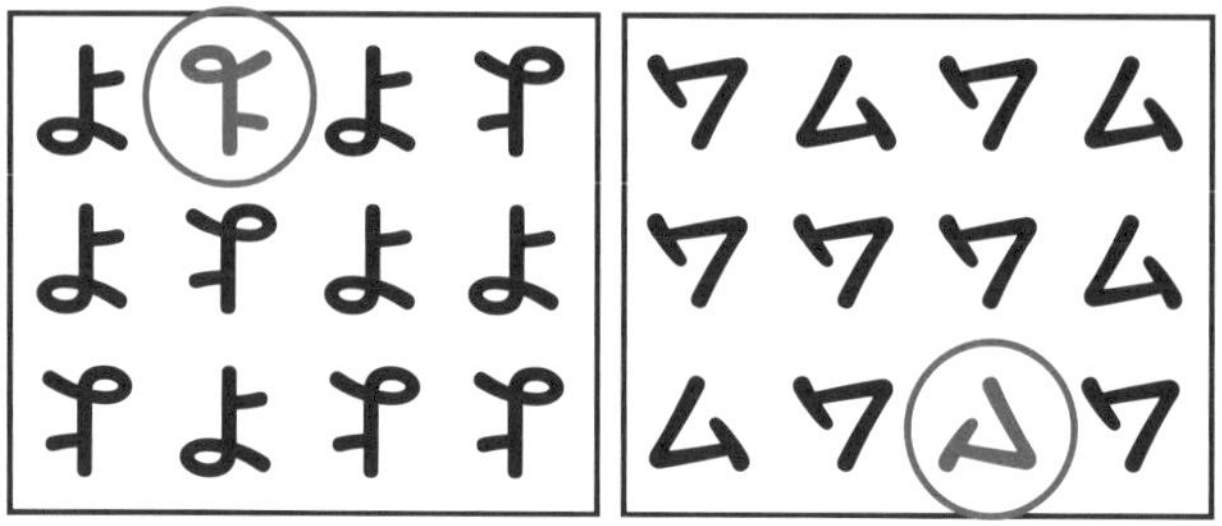

2

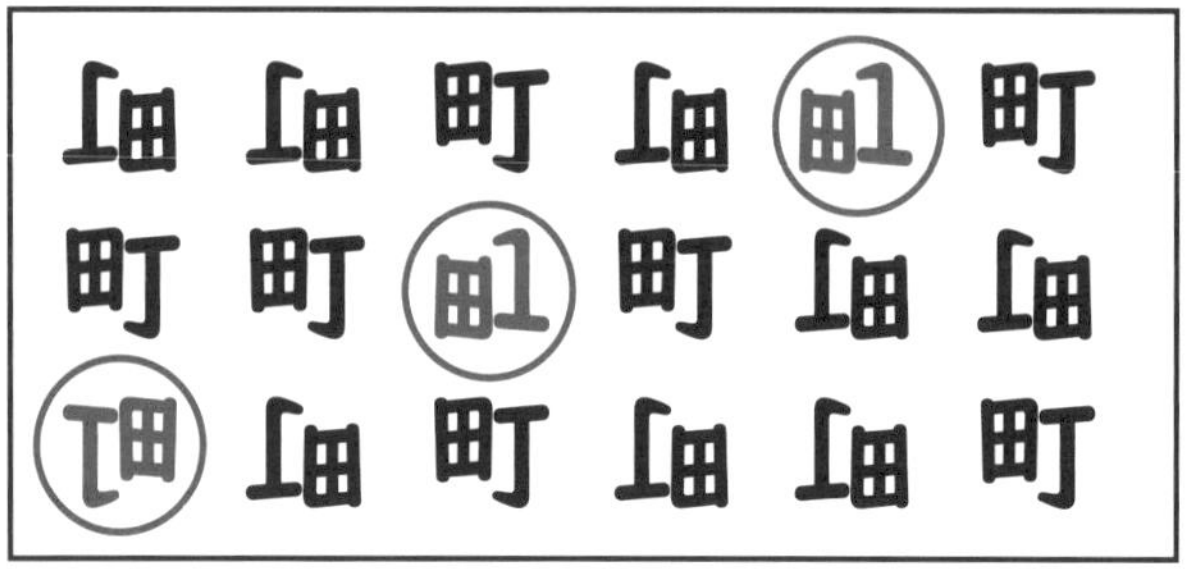

スイッチ 3

注意力

アップドリル

スイッチ3

内側前頭前皮質《ないそくぜんとうぜんひしつ》と脳梁《のうりょう》を活性化して注意力アップ！

注意力は、同時に複数のことに注意を向け、その一つひとつを見落とさないために必要な力。スイッチ2で鍛えた集中力とも密接に関連する脳力となります。

脳内では、集中力と同様に前頭葉《ぜんとうよう》の内側前頭前皮質《ないそくぜんとうぜんひしつ》が深く関わっています。ここをさらに活性化させて、注意力のスイッチをオン。

また、ミスなく注意力を発揮するために必要な、左脳と右脳をつなぐ脳梁《のうりょう》も活性化します。両方をバランスよく刺激して、注意力を鍛えましょう。

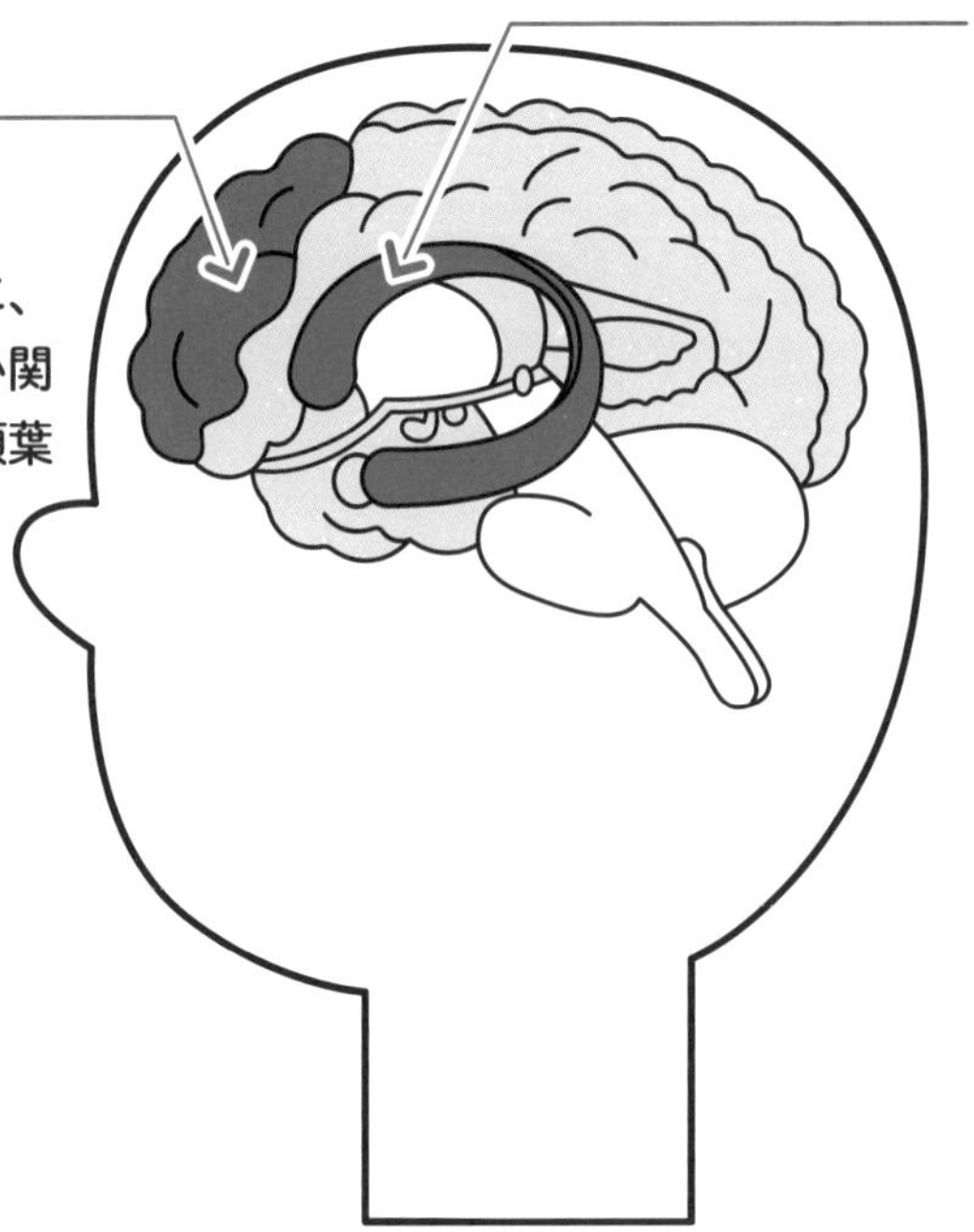

内側前頭
前皮質
集中力とともに、
注意力にも深い関
わりのある前頭葉
の一部位。
脳梁
左脳と右脳をつな
ぐ働きをしている
部位。左右の脳を
バランスよく使う
ために欠かせない。

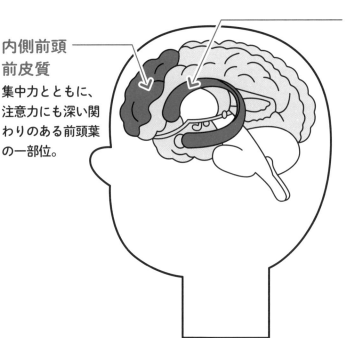

パターン１（１〜７日目）

●サイコロパズル

複数の面に気を配り注意力をしっかり強化

サイコロを転がしたときに出てくる面の数字を答えるドリルです。見えない面にも注意しながら解き進める必要があり、その過程で内側前頭前皮質が刺激され、注意力のスイッチがオン。

また、図形認識に必要な右脳と、論理的に処理する左脳との間で活発な情報交換を担う脳梁も刺激。左右の脳が活性化し、注意力がしっかり強化されます。

パターン２（８〜14日目）

●ペア模写スケッチ

模写することでさらに脳梁が活性化！

複数の形の中からペアを探し出し、その形を模写する問題です。同じ形を注意深く探し出し、手を動かして書き写すことによって、右脳と左脳が同時に刺激されます。

左右の脳の間で活発な情報処理が行われるため、脳梁がさらに活性化され、注意力が格段に磨かれていきます。

パターン1 サイコロパズルの進め方

- サイコロを矢印の通りに転がしたとき、最後のマスで上を向いている面の数を答える問題です。
- サイコロの1～6の数は、反対側の面の数と合計すると必ず7になります。（たとえば、1の反対側は6、2の反対側は5）
- 上の面だけでなく、手前に見えている左右の2面も同時にイメージしながら解くのがコツです。

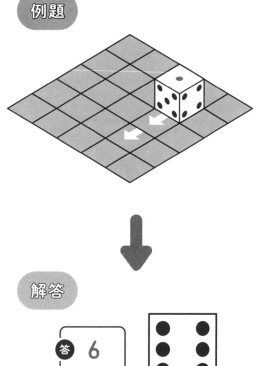

例題

サイコロを矢印の通りに転がしたとき、最後のマスで上を向いている面は1～6のどれでしょうか。

解答

答 6

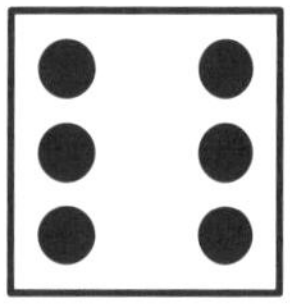

こんなふうに転がります

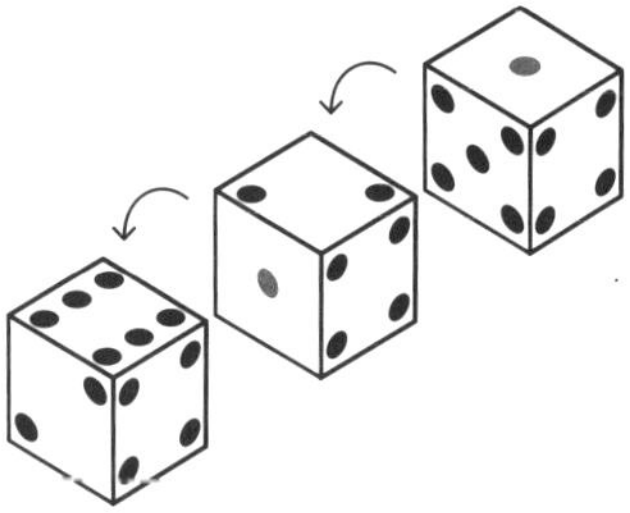

スイッチ3
注意力アップドリル
01

サイコロを矢印の通りに転がしたとき、最後のマスで上を向いている面は1～6のどれでしょうか。
※サイコロは反対側の面と数を合計すると必ず7になります。

時間
計測日

1

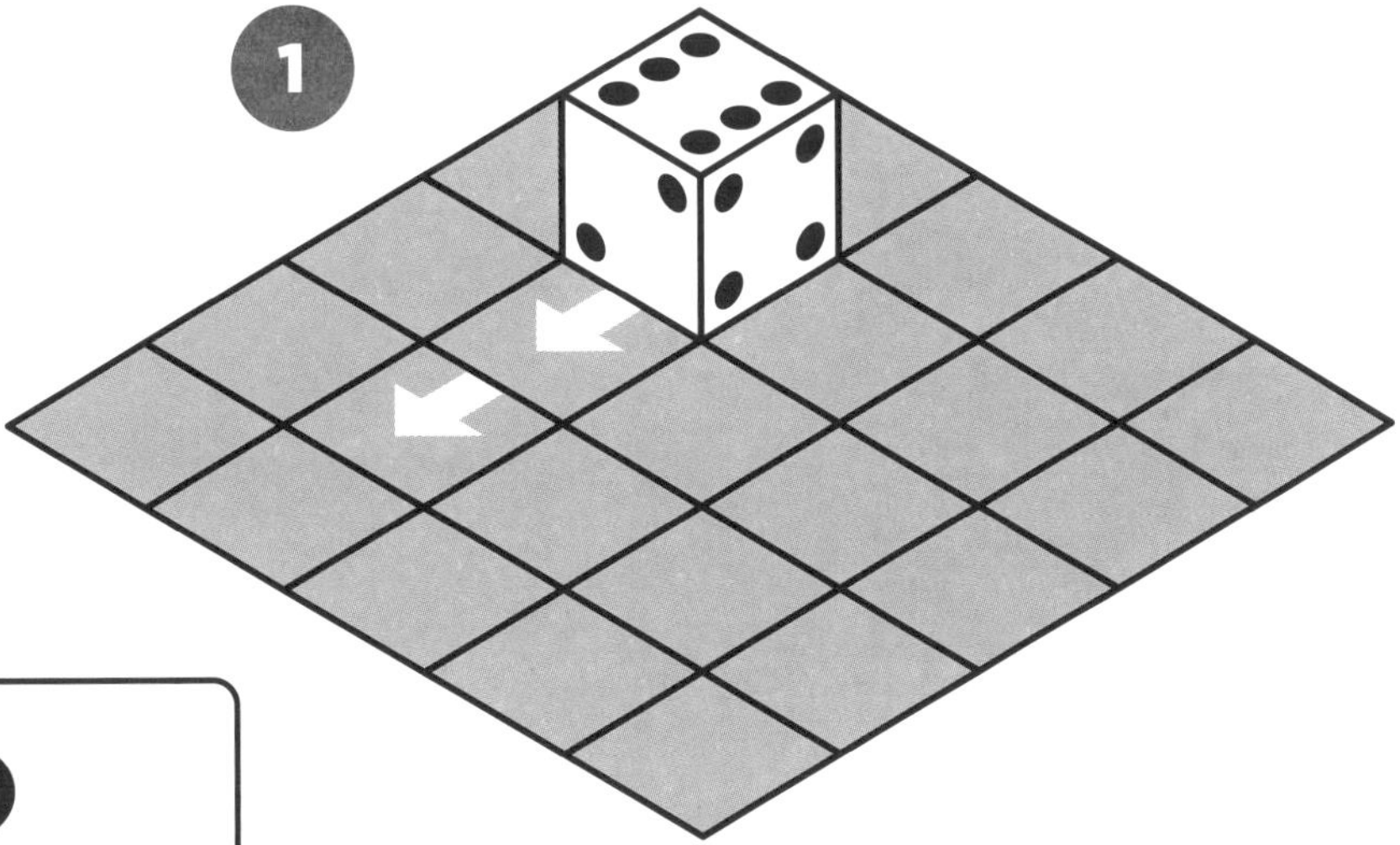

答

2

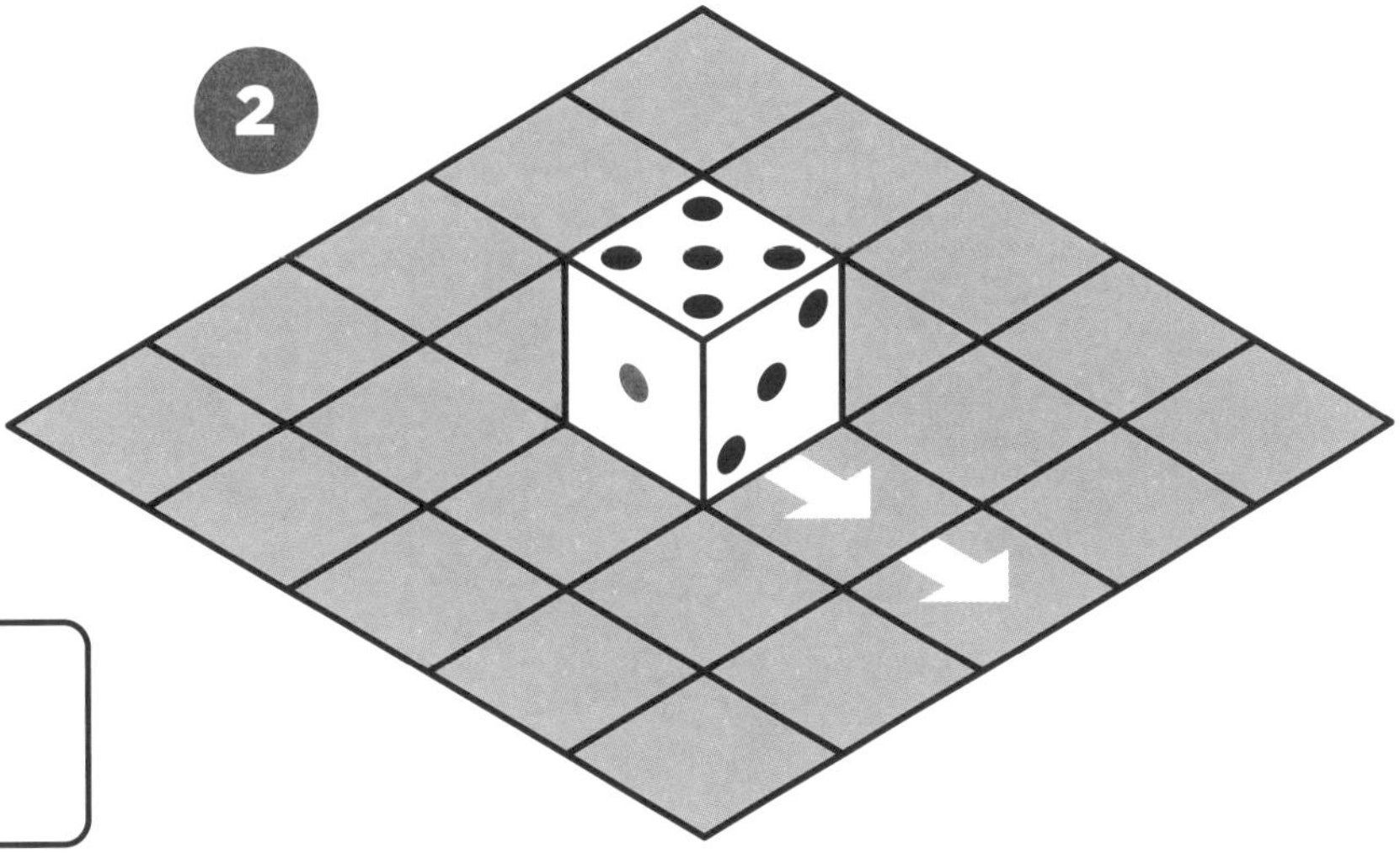

答

スイッチ３
注意力アップドリル
02

サイコロを矢印の通りに転がしたとき、最後のマスで上を向いている面は1～6のどれでしょうか。
※サイコロは反対側の面と数を合計すると必ず7になります。

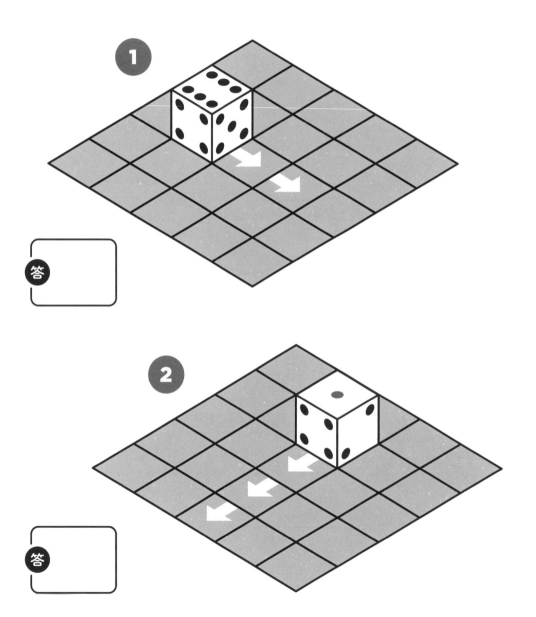

1

答

2

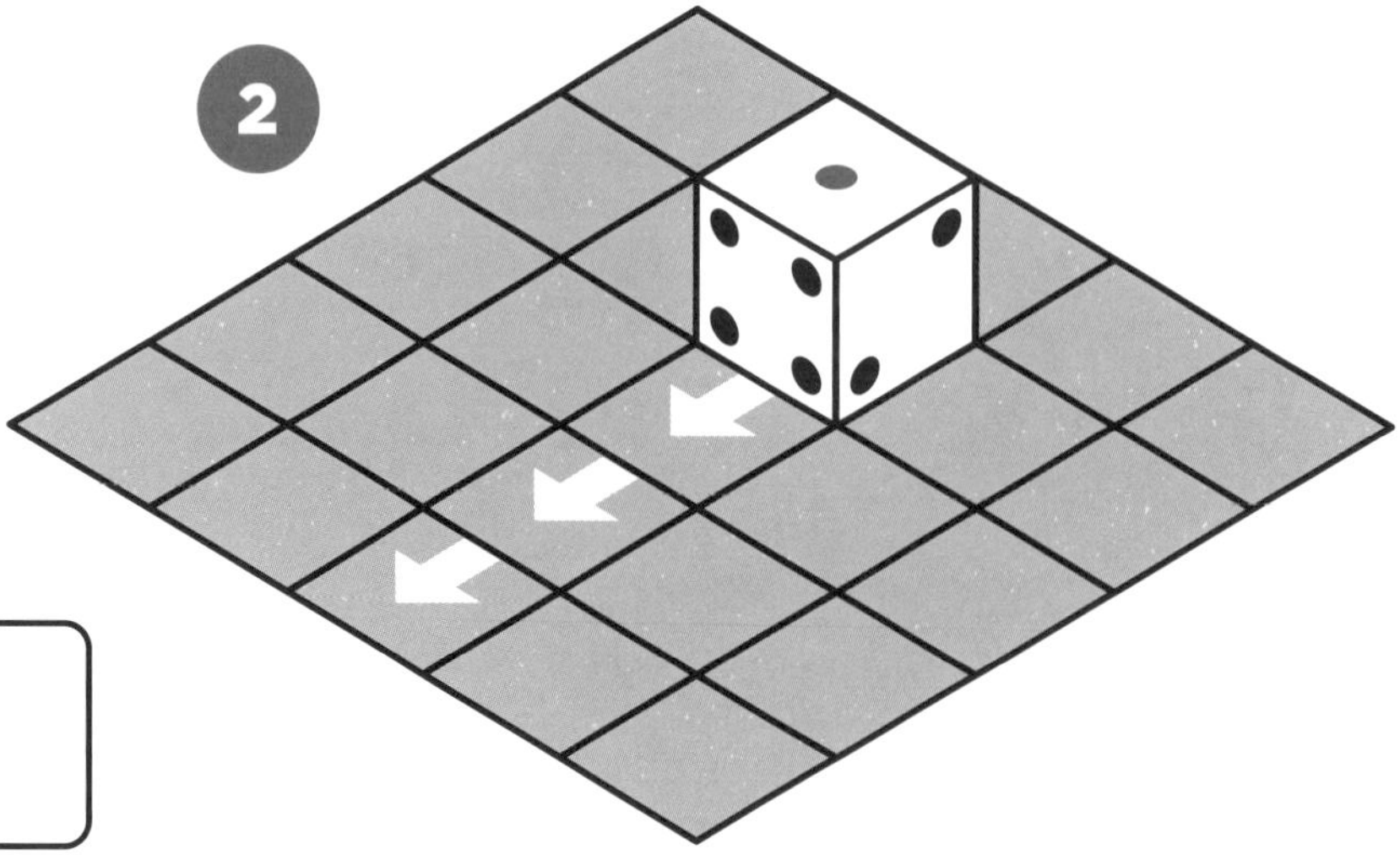

答

スイッチ3
注意力アップドリル 03

サイコロを矢印の通りに転がしたとき、最後のマスで上を向いている面は1～6のどれでしょうか。
※サイコロは反対側の面と数を合計すると必ず7になります。

1

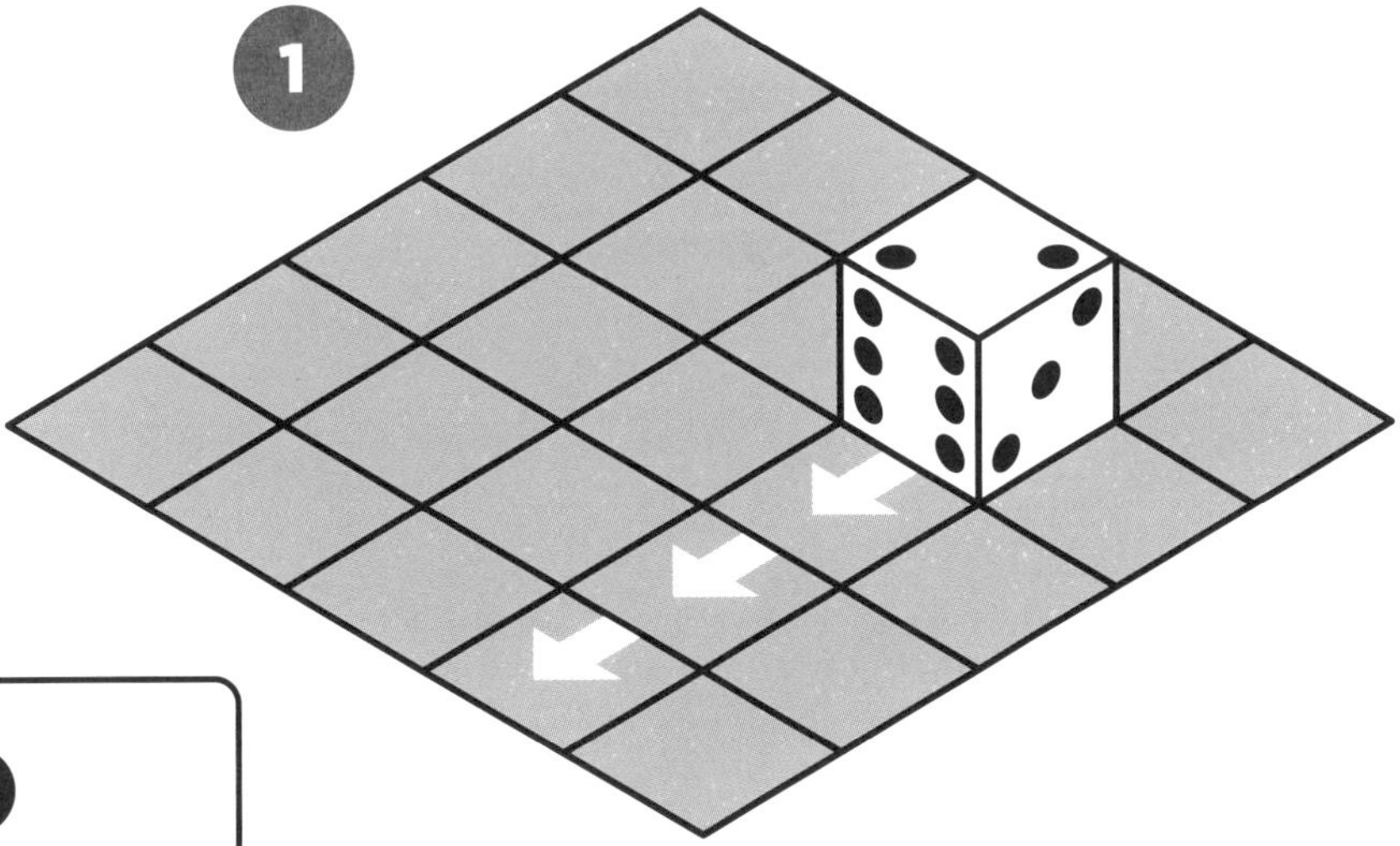

答

2

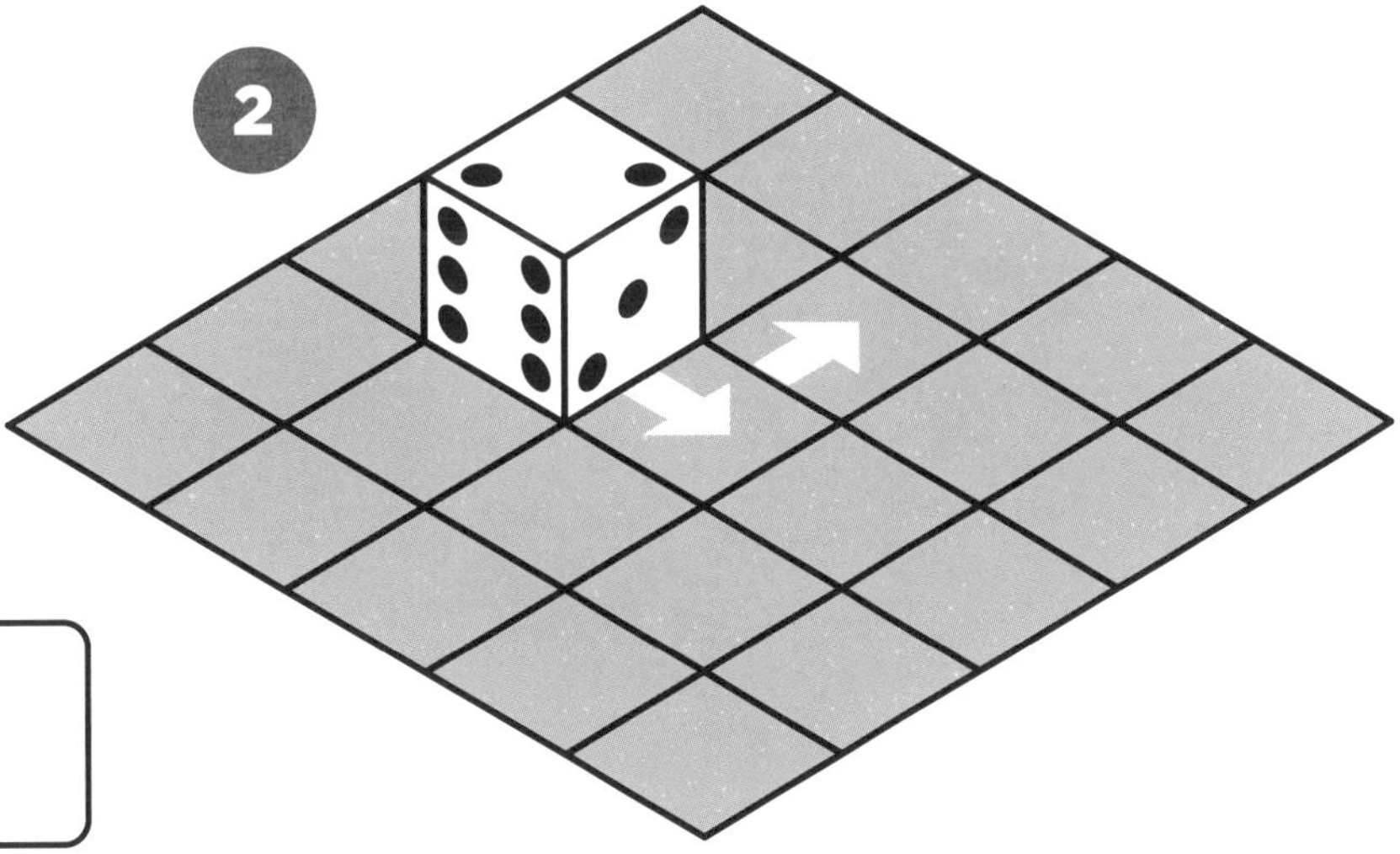

答

サイコロを矢印の通りに転がしたとき、
最後のマスで上を向いている面は
1〜6のどれでしょうか。
※サイコロは反対側の面と数を合計すると必ず7になります。

1

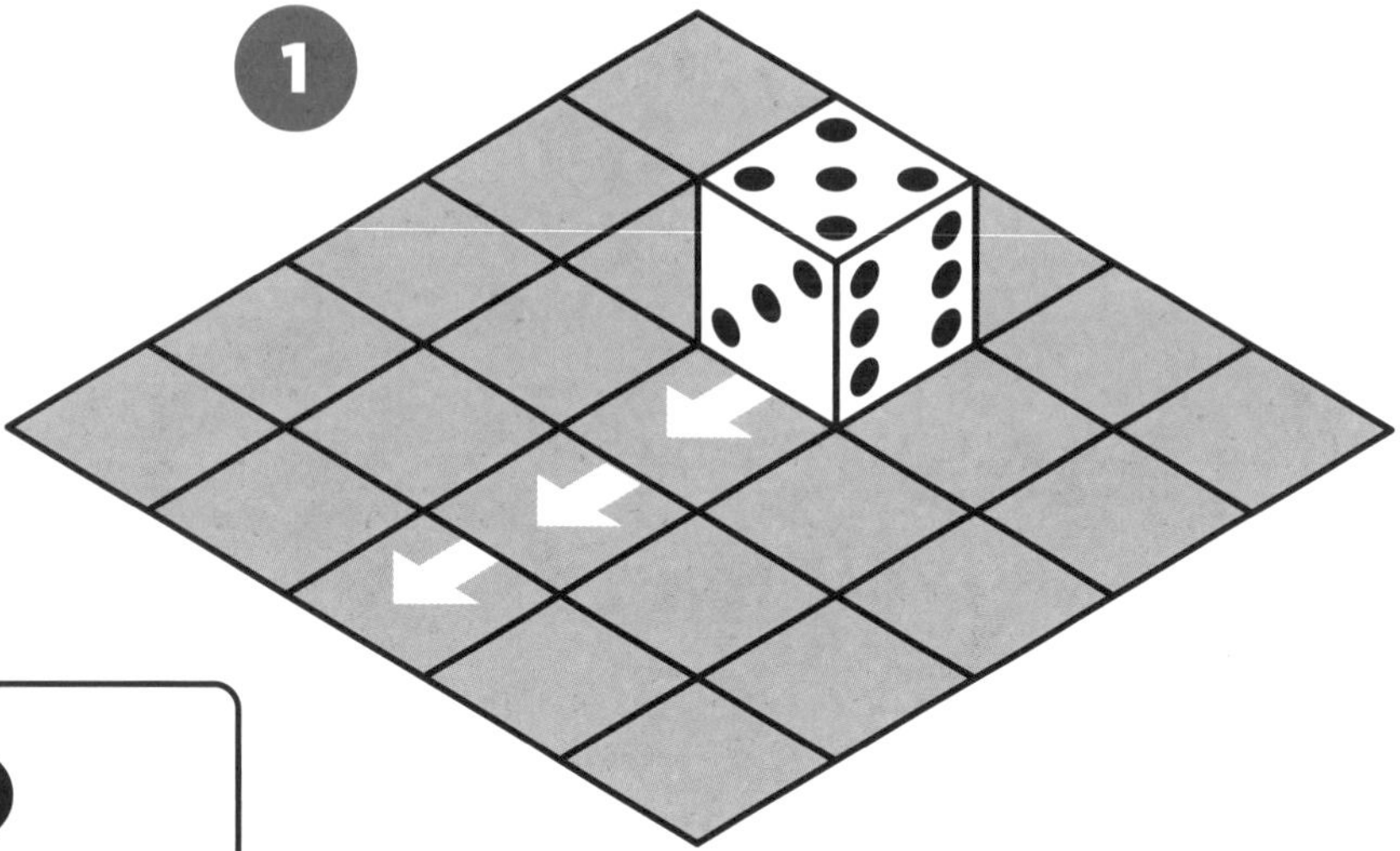

答

2

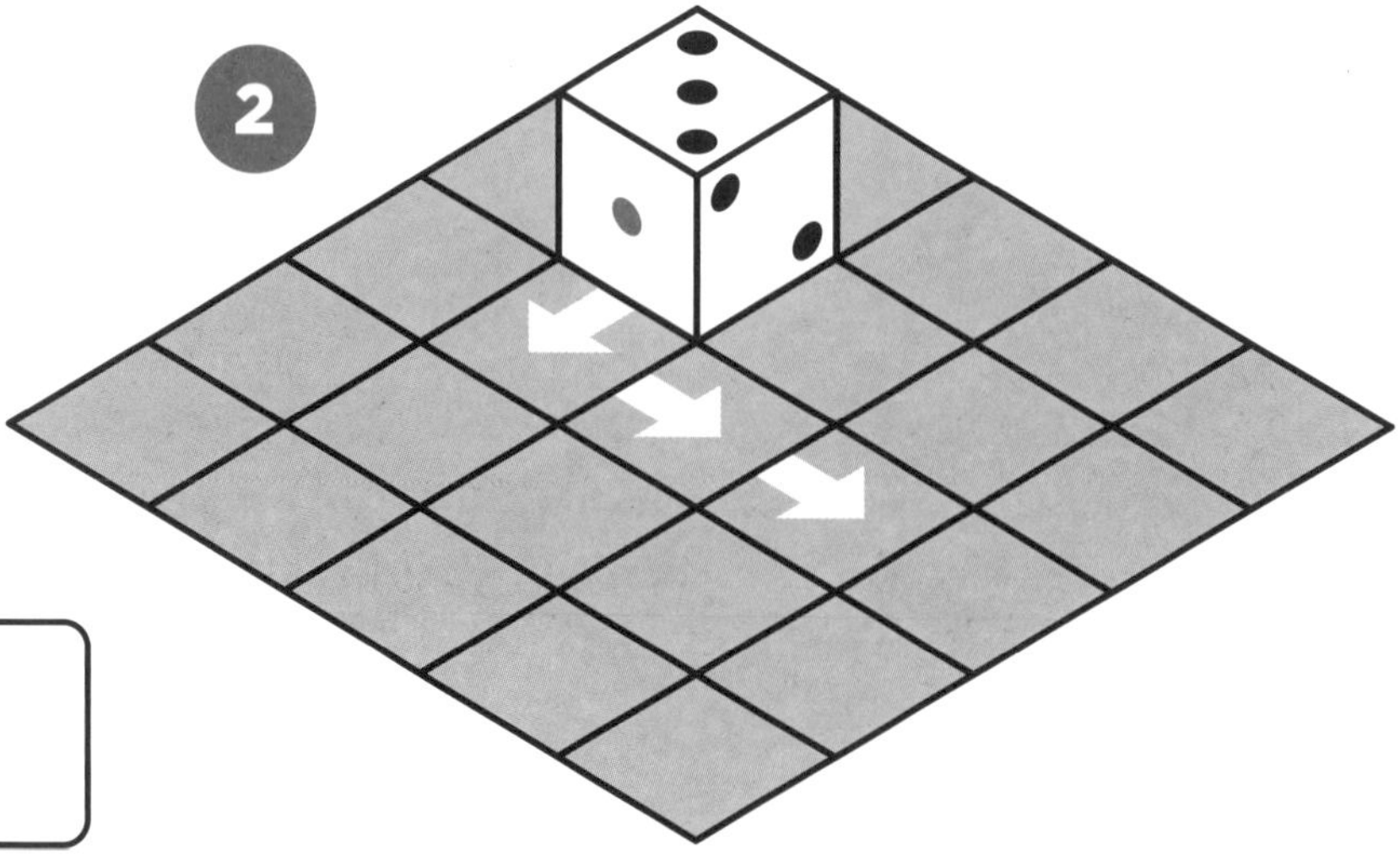

答

サイコロを矢印の通りに転がしたとき、最後のマスで上を向いている面は1～6のどれでしょうか。

※サイコロは反対側の面と数を合計すると必ず7になります。

1

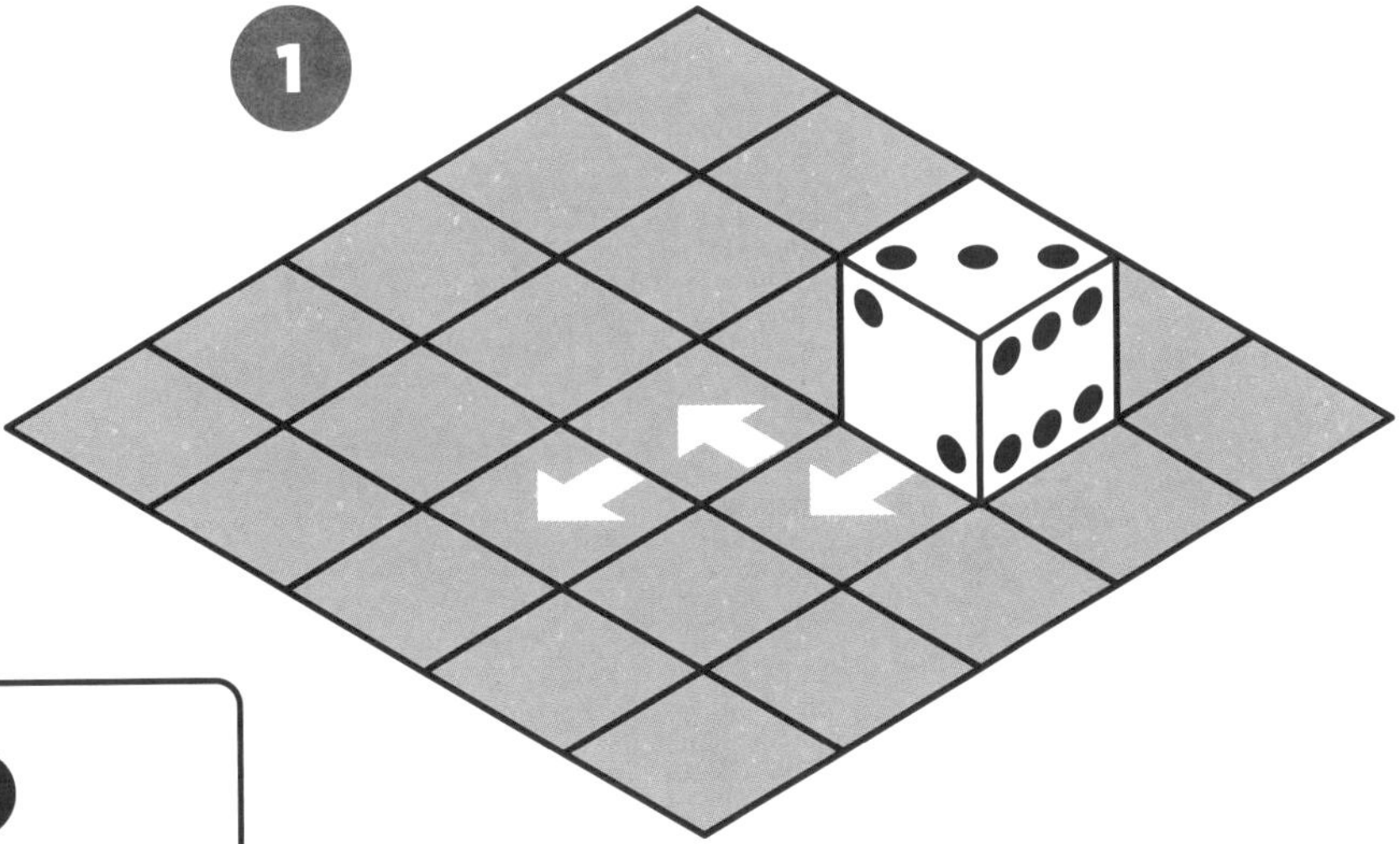

答

2

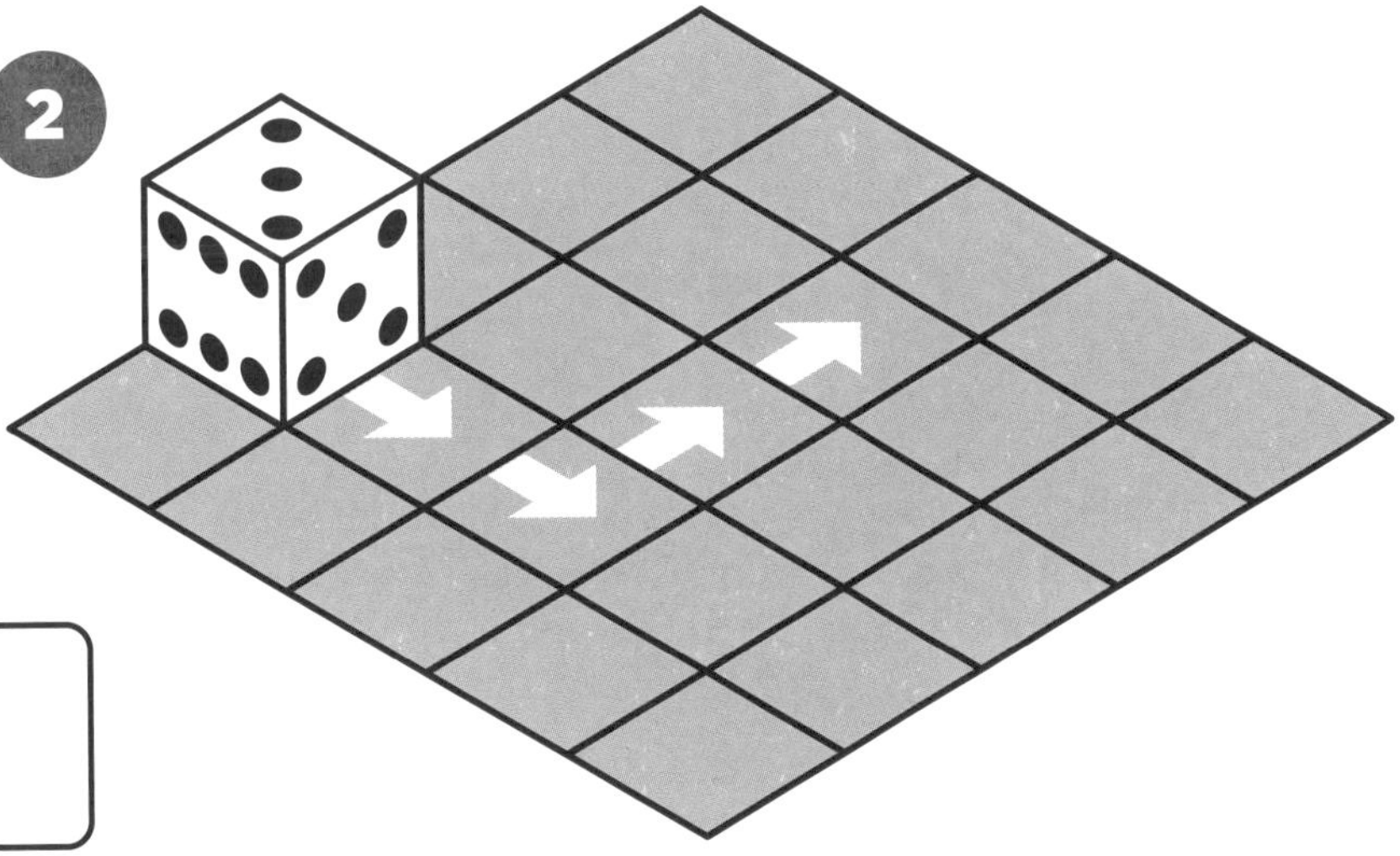

答

サイコロを矢印の通りに転がしたとき、最後のマスで上を向いている面は1～6のどれでしょうか。

※サイコロは反対側の面と数を合計すると必ず7になります。

1

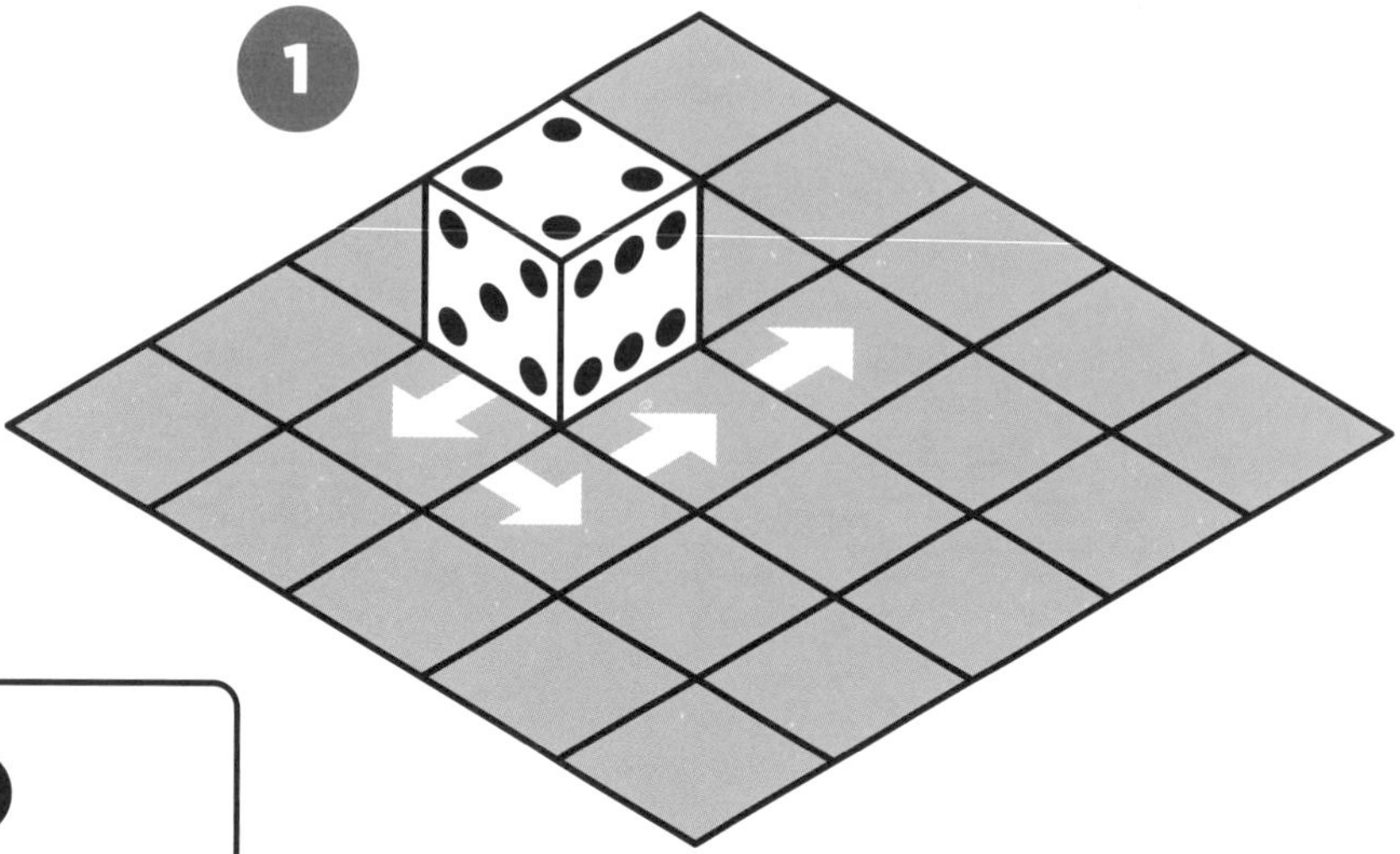

答

2

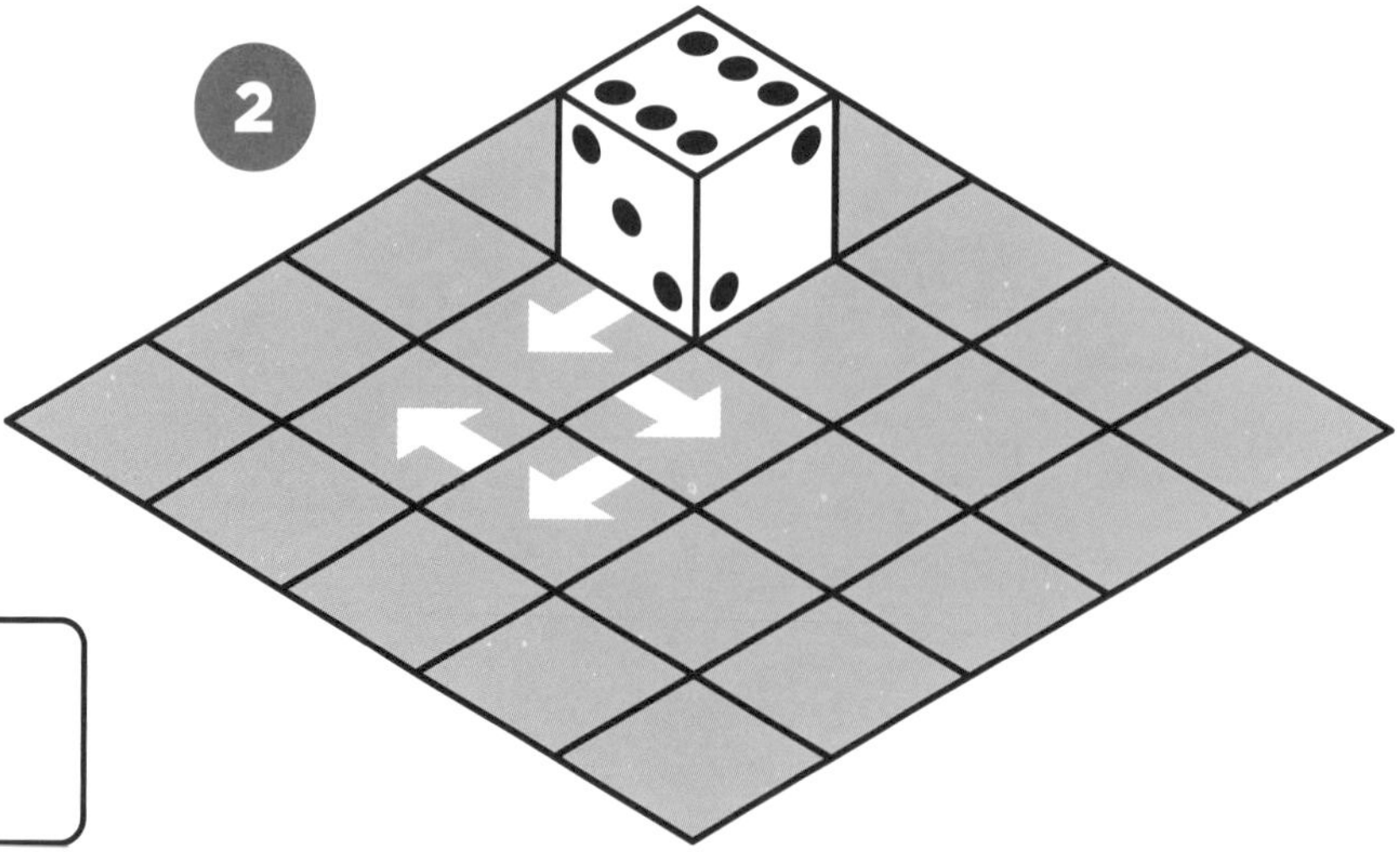

答

サイコロを矢印の通りに転がしたとき、最後のマスで上を向いている面は1～6のどれでしょうか。
※サイコロは反対側の面と数を合計すると必ず7になります。

時間計測日

1

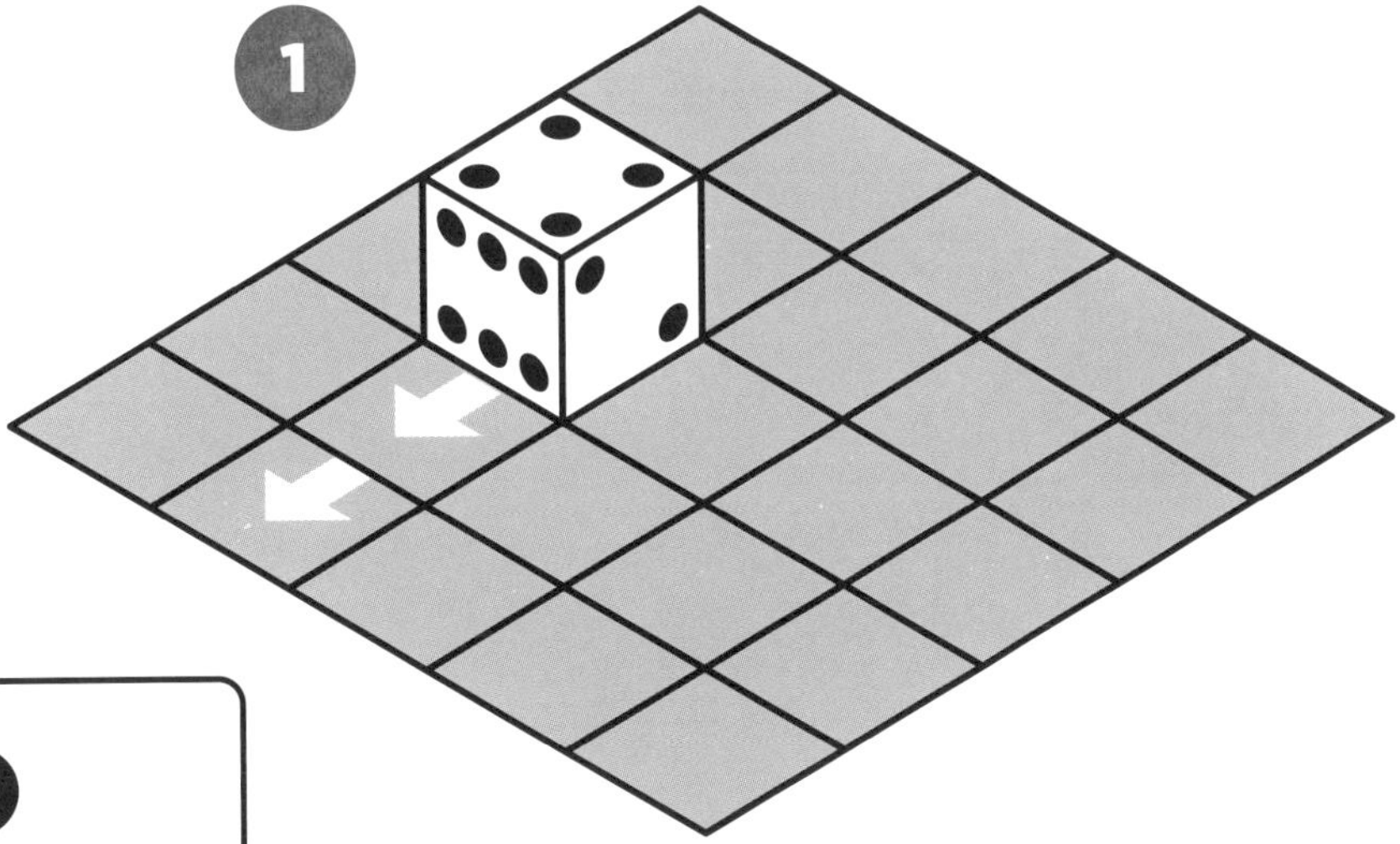

答

2

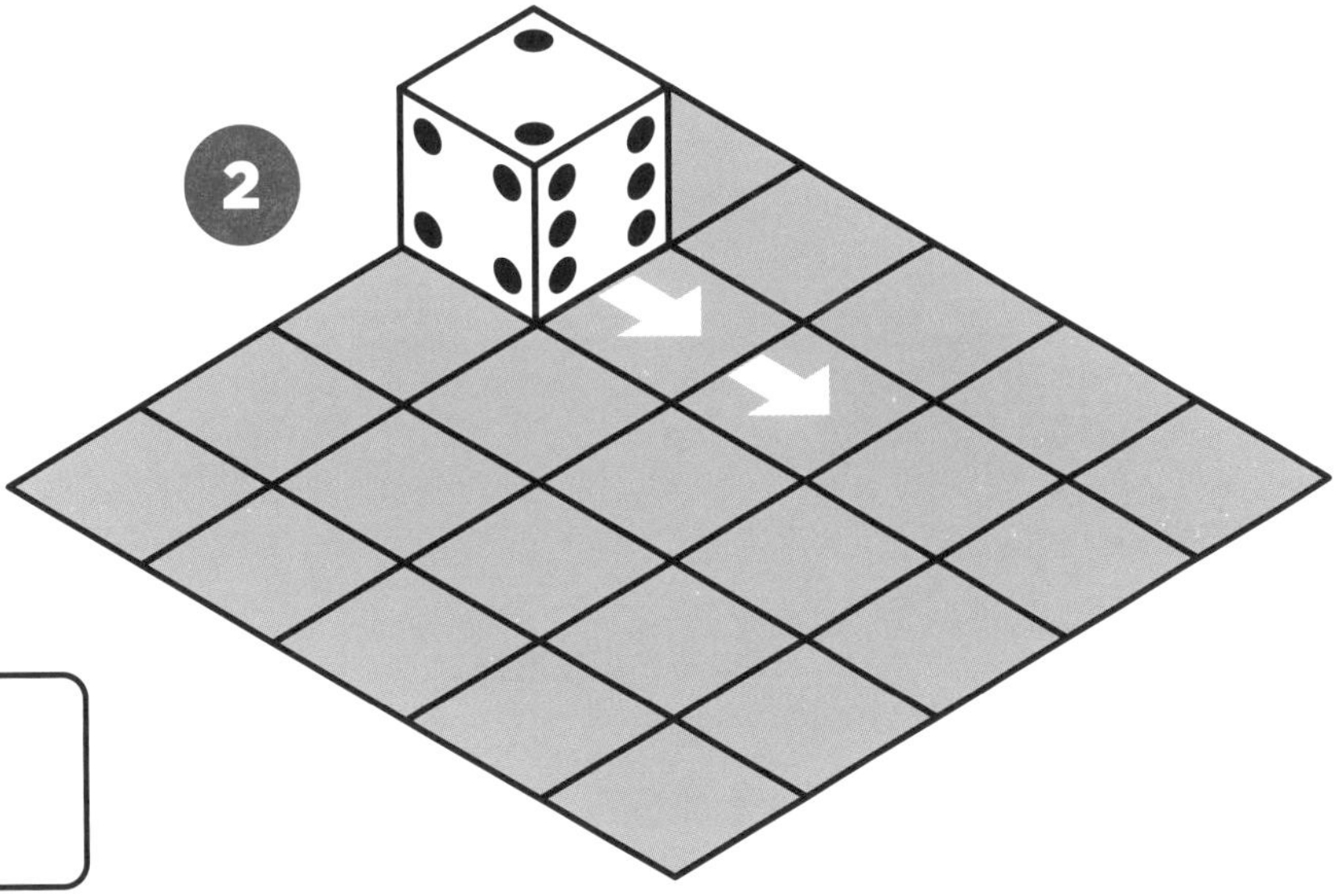

答

パターン2 ペア模写スケッチの進め方

- 複数ある絵の中に、2つだけある図形がいくつかあります。そのペアをすべて見つけて、枠内に模写してください。
- 各ドリルにあるペアの数は決まっていません。ドリルによって変わります。
- 模写は、大まかに形が表せていればオッケーです。色のついている部分は、ペンでざっと塗りつぶすなどして、白い部分との区別がわかるようにしましょう。2色必要な問題もあります。

例題

上の絵に2つだけある図形をすべて見つけて、下の枠内に模写してください。

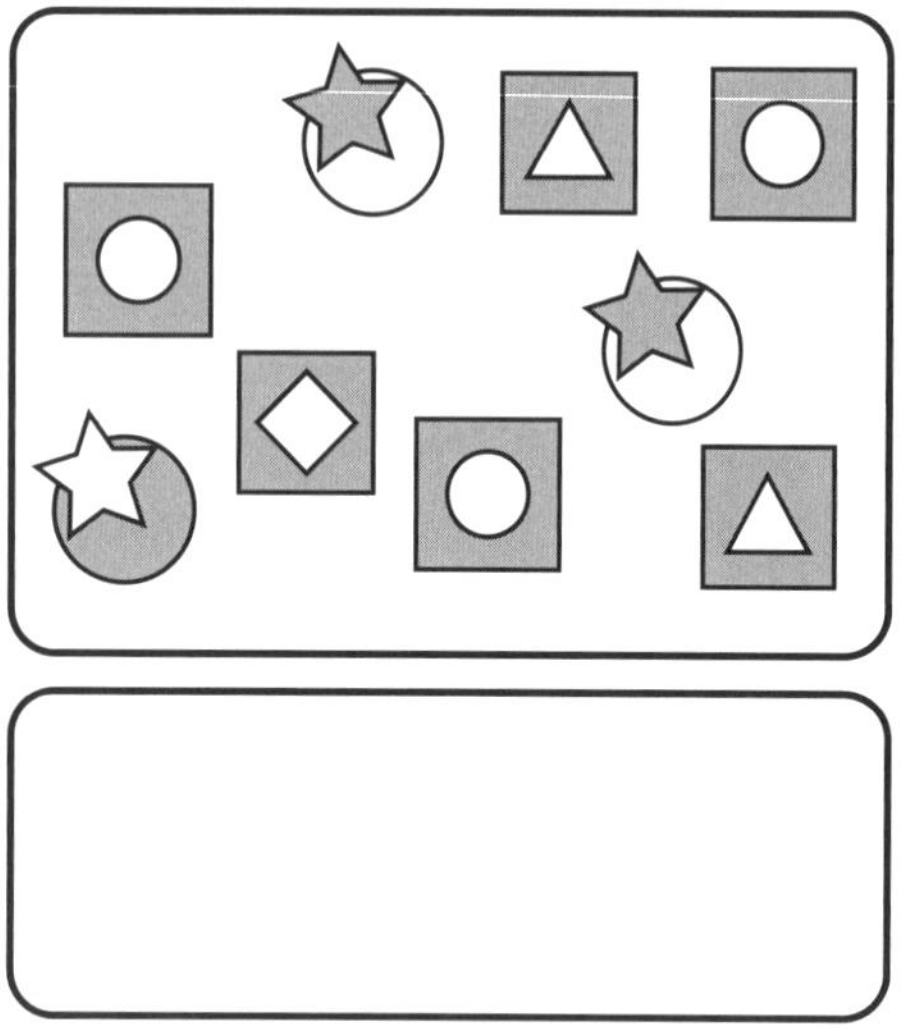

解答

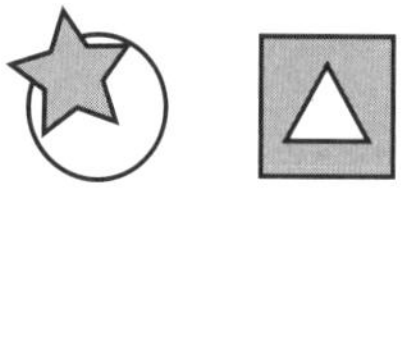

郵 便 は が き

切手を お貼りください

105-0003

（受取人）

東京都港区西新橋2-23-1
３東洋海事ビル

(株)アスコム

1日1問解くだけで脳がぐんぐん冴えてくる
ドクターズドリル2
脳神経外科医が医学的エビデンスをベースに考案

読者　係

本書をお買いあげ頂き、誠にありがとうございました。お手数ですが、今後の出版の参考のため各項目にご記入のうえ、弊社までご返送ください。

お名前	男・女	才
ご住所　〒		
Tel	E-mail	
この本の満足度は何％ですか？	％	
今後、著者や新刊に関する情報、新企画へのアンケート、セミナーのご案内などを郵送またはeメールにて送付させていただいてもよろしいでしょうか？ □はい　□いいえ		

返送いただいた方の中から**抽選で３名**の方に
図書カード3000円分をプレゼントさせていただきます

当選の発表はプレゼント商品の発送をもって代えさせていただきます。

※ご記入いただいた個人情報はプレゼントの発送以外に利用することはありません。

※本書へのご意見・ご感想に関しては、本書の広告などに文面を掲載させていただく場合がございます。

●本書へのご意見・ご感想をお聞かせください。

ご協力ありがとうございました。

スイッチ3

注意力アップドリル 08

左の絵に2つだけある図形をすべて見つけて、右の枠内に模写してください。

時間計測日

1

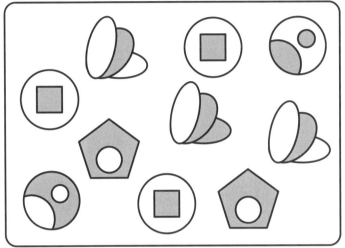

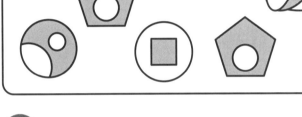

2

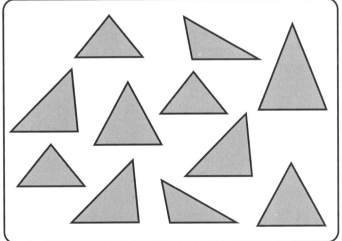

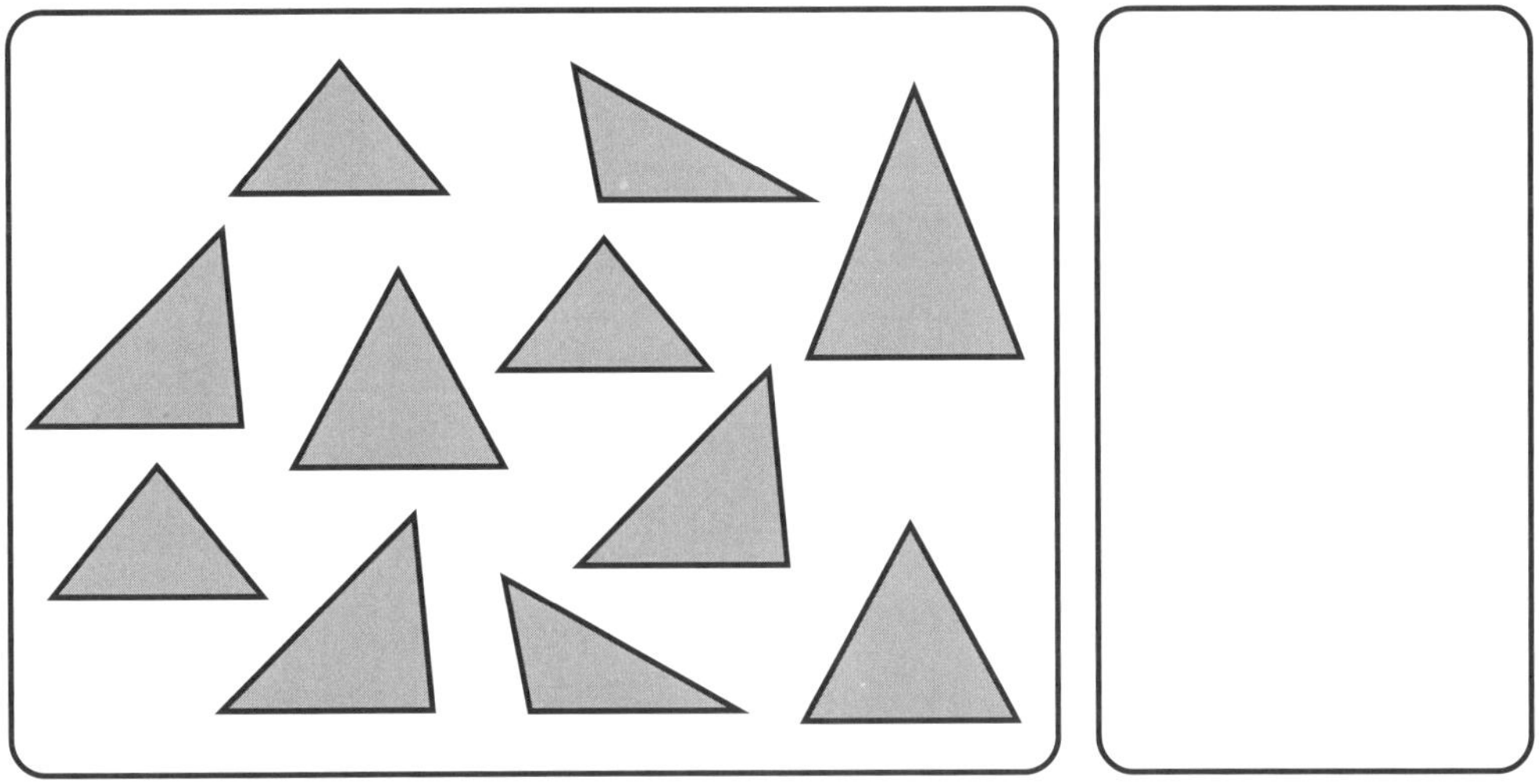

左の絵に2つだけある図形をすべて見つけて、右の枠内に模写してください。

1

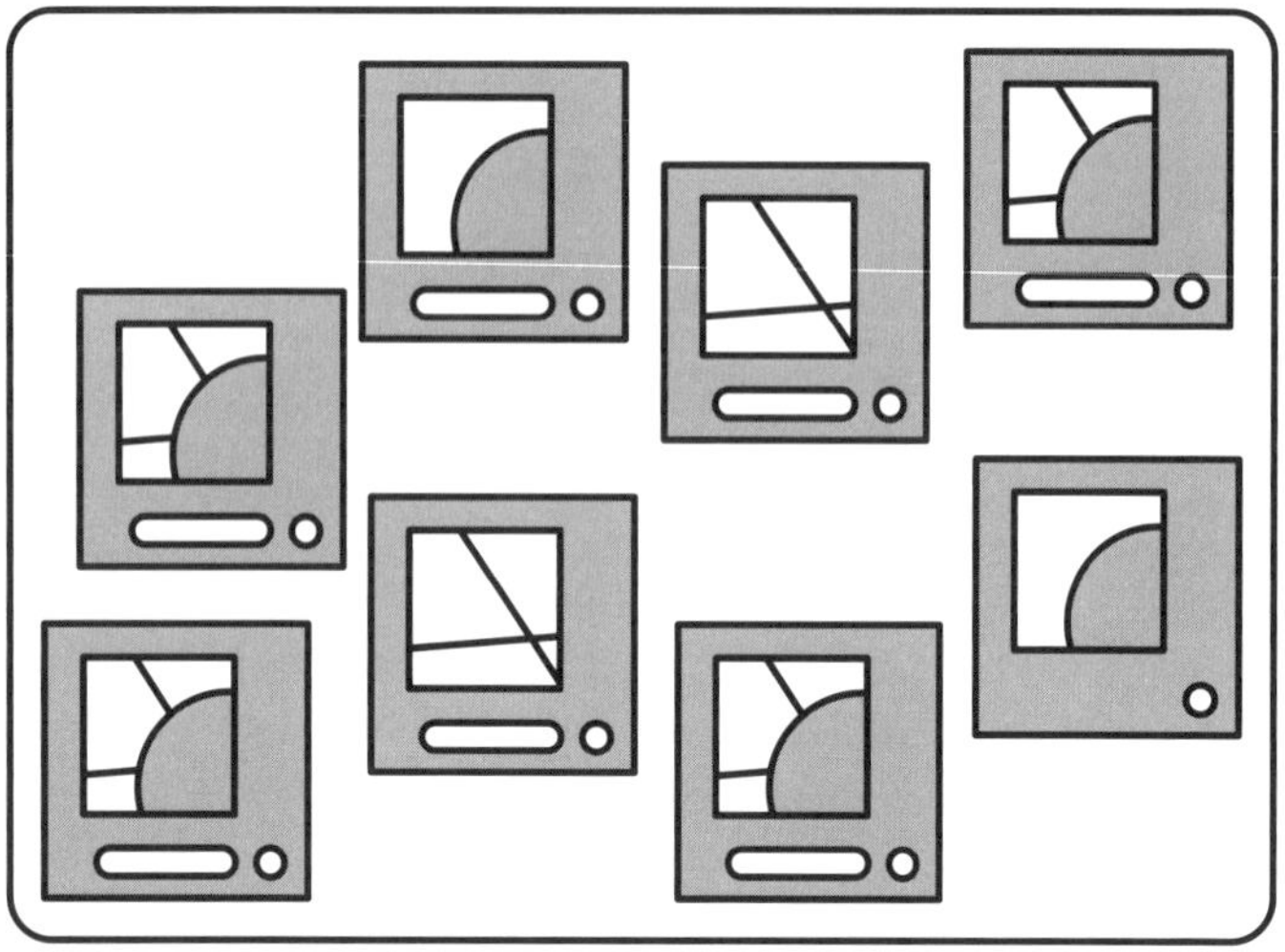

2

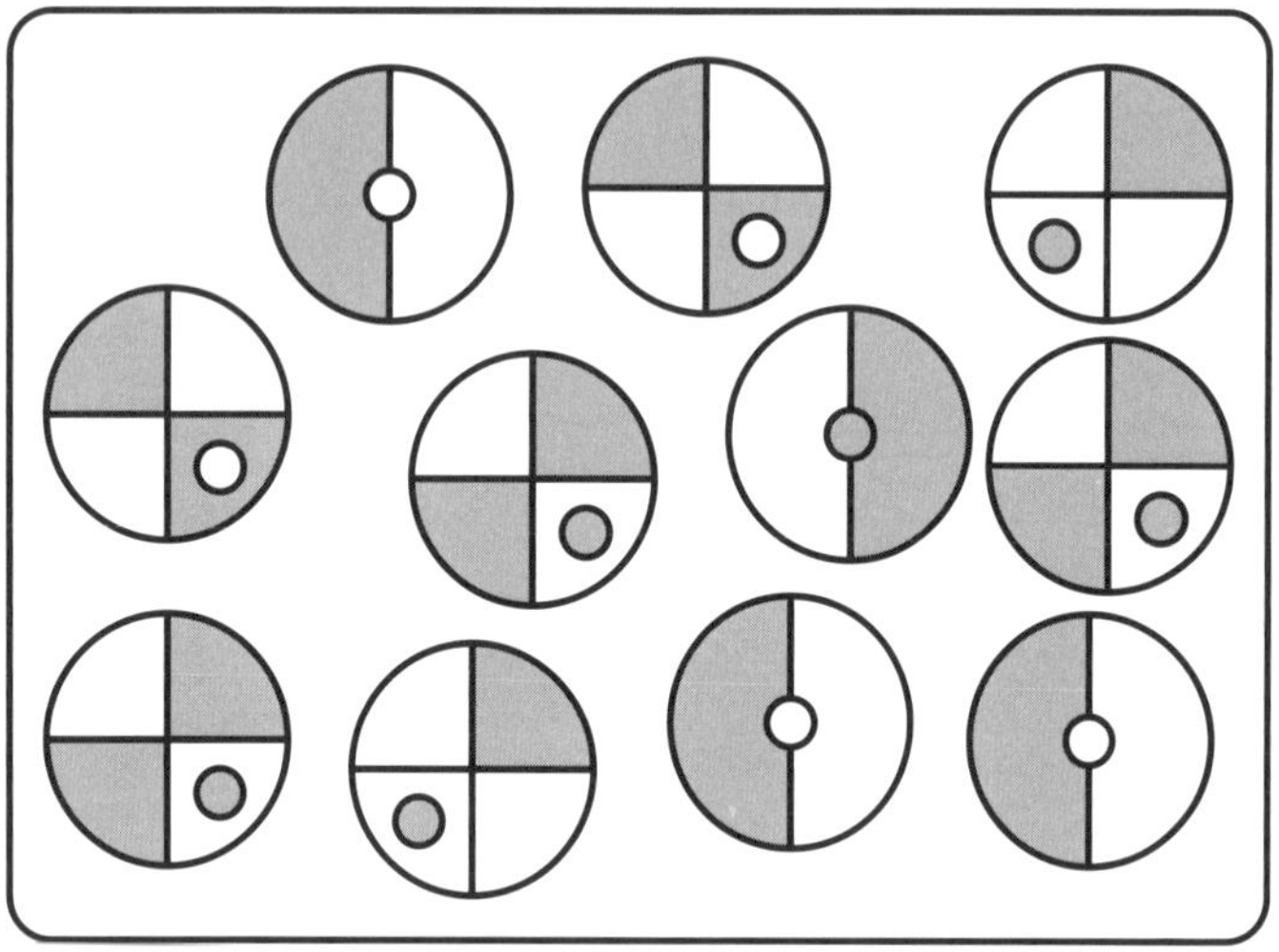

左の絵に2つだけある図形をすべて見つけて、右の枠内に模写してください。

1

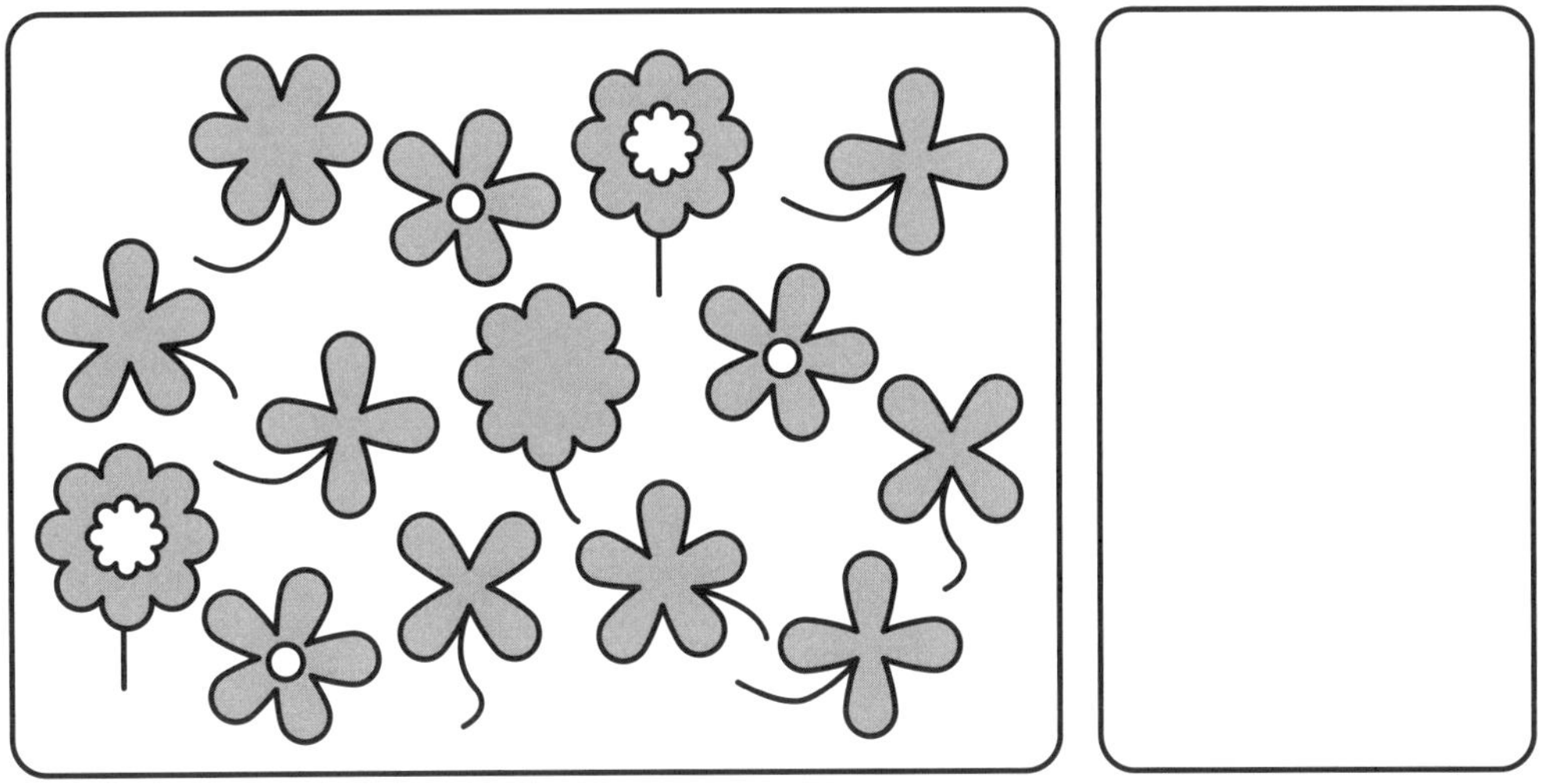

2

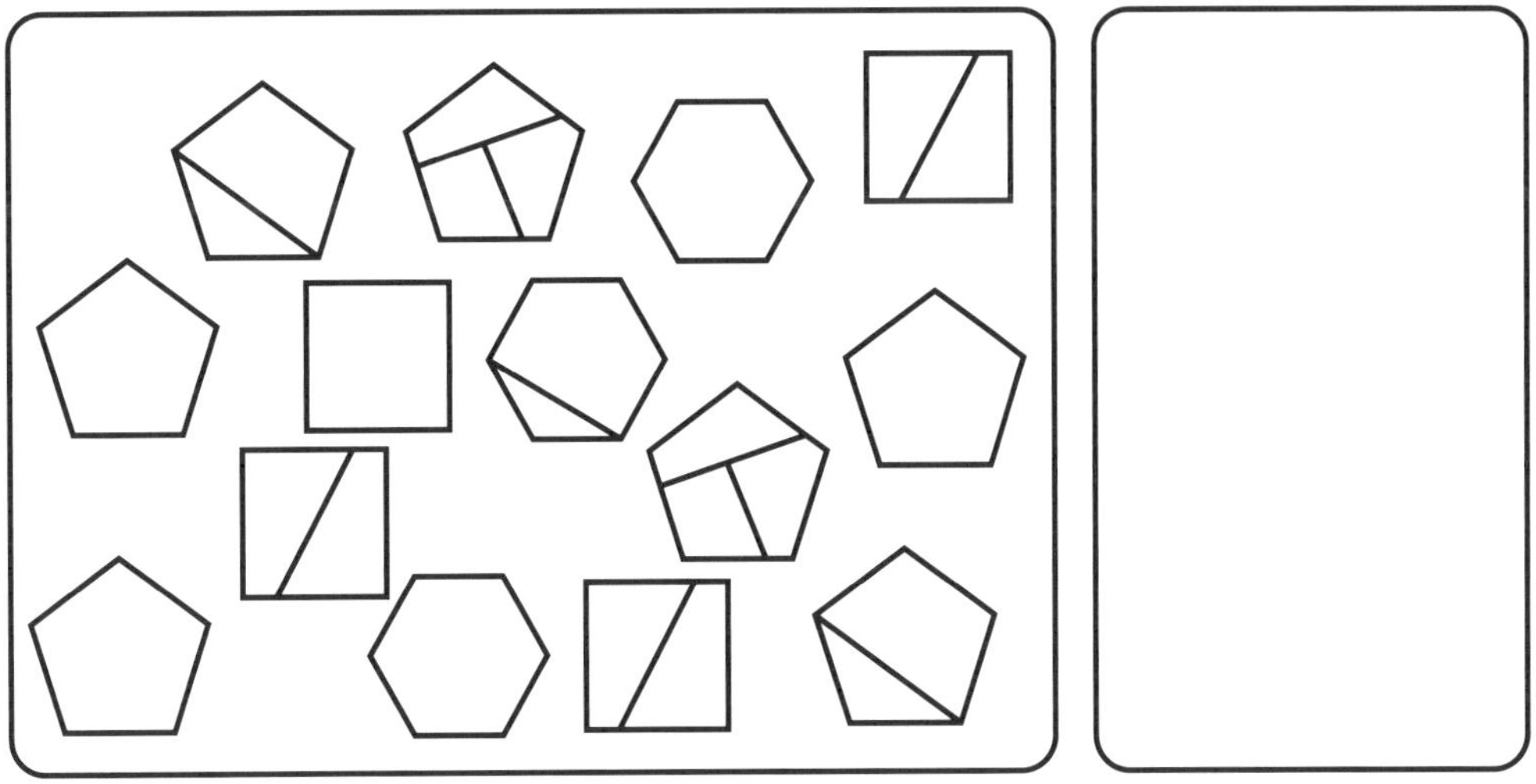

上の絵に**2つ**だけある図形をすべて見つけて、下の枠内に模写してください。
※2色のペンを用意しましょう。

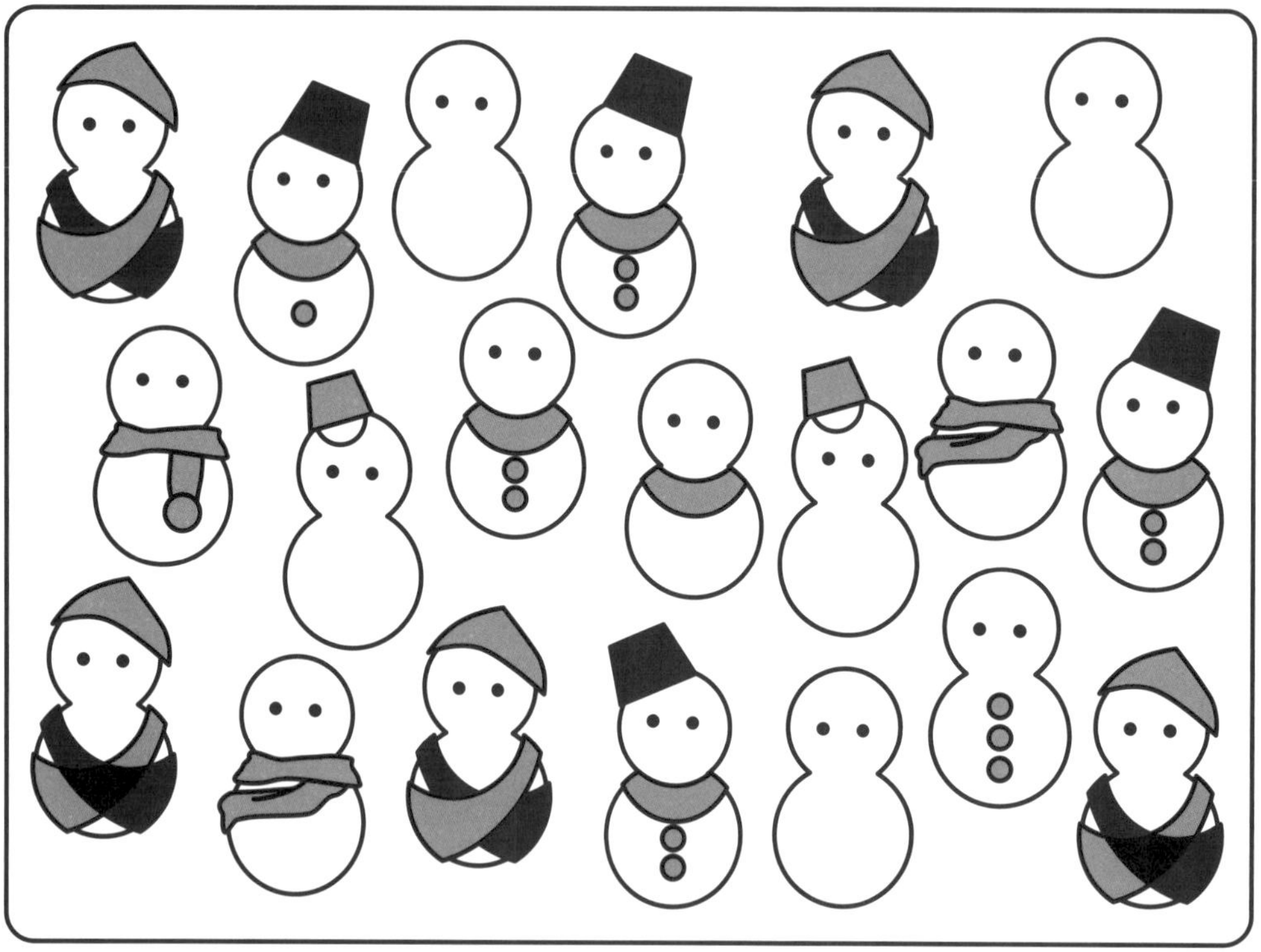

上の絵に2つだけある図形をすべて見つけて、下の枠内に模写してください。

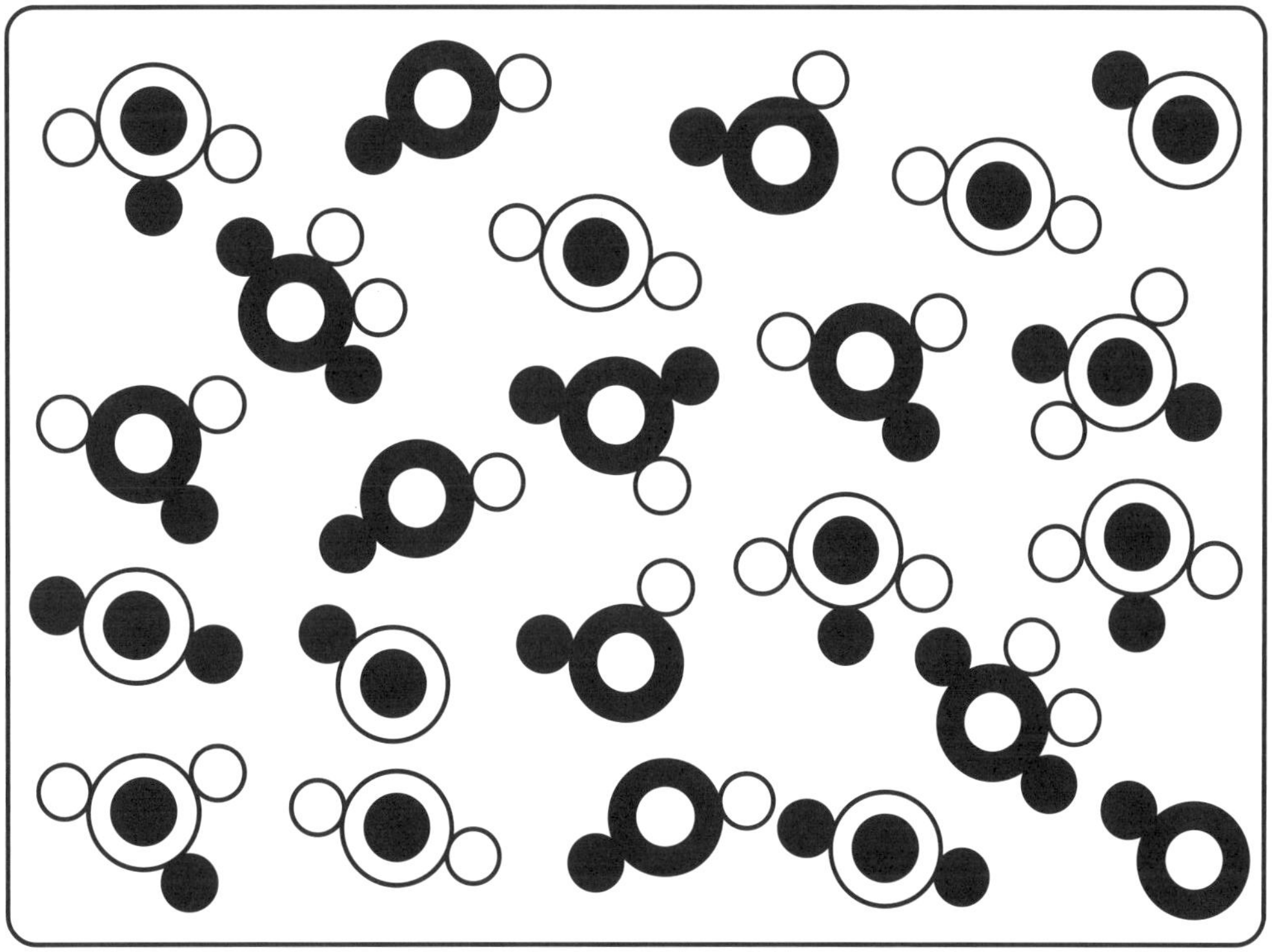

上の絵に2つだけある図形をすべて見つけて、下の枠内に模写してください。

※2色のペンを用意しましょう。

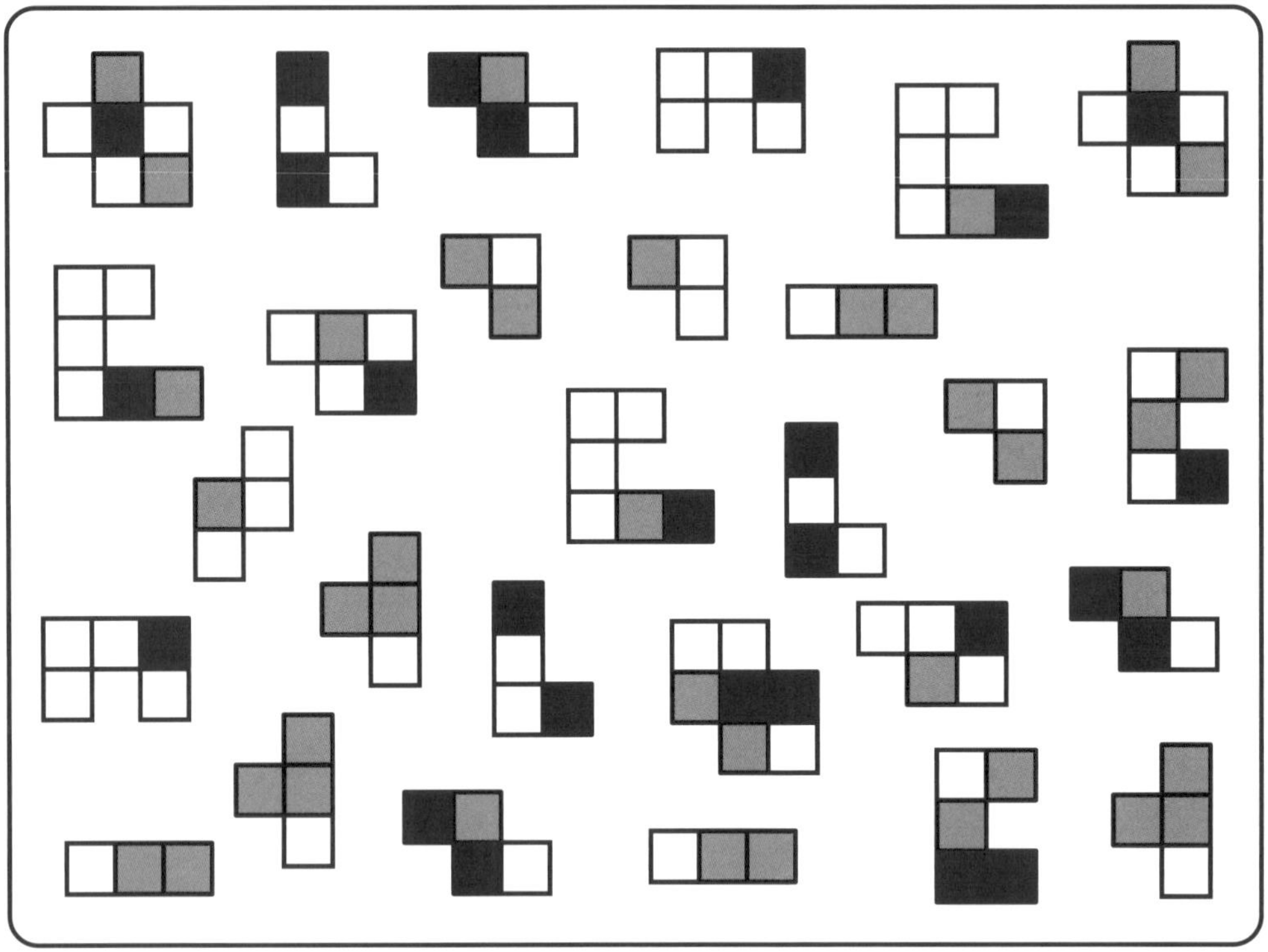

スイッチ3
注意力アップドリル
14

左の絵に2つだけある図形をすべて見つけて、右の枠内に模写してください。

1

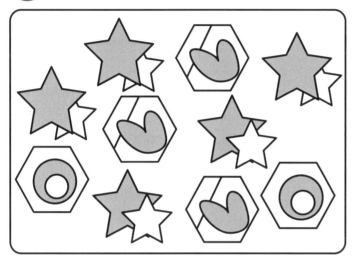

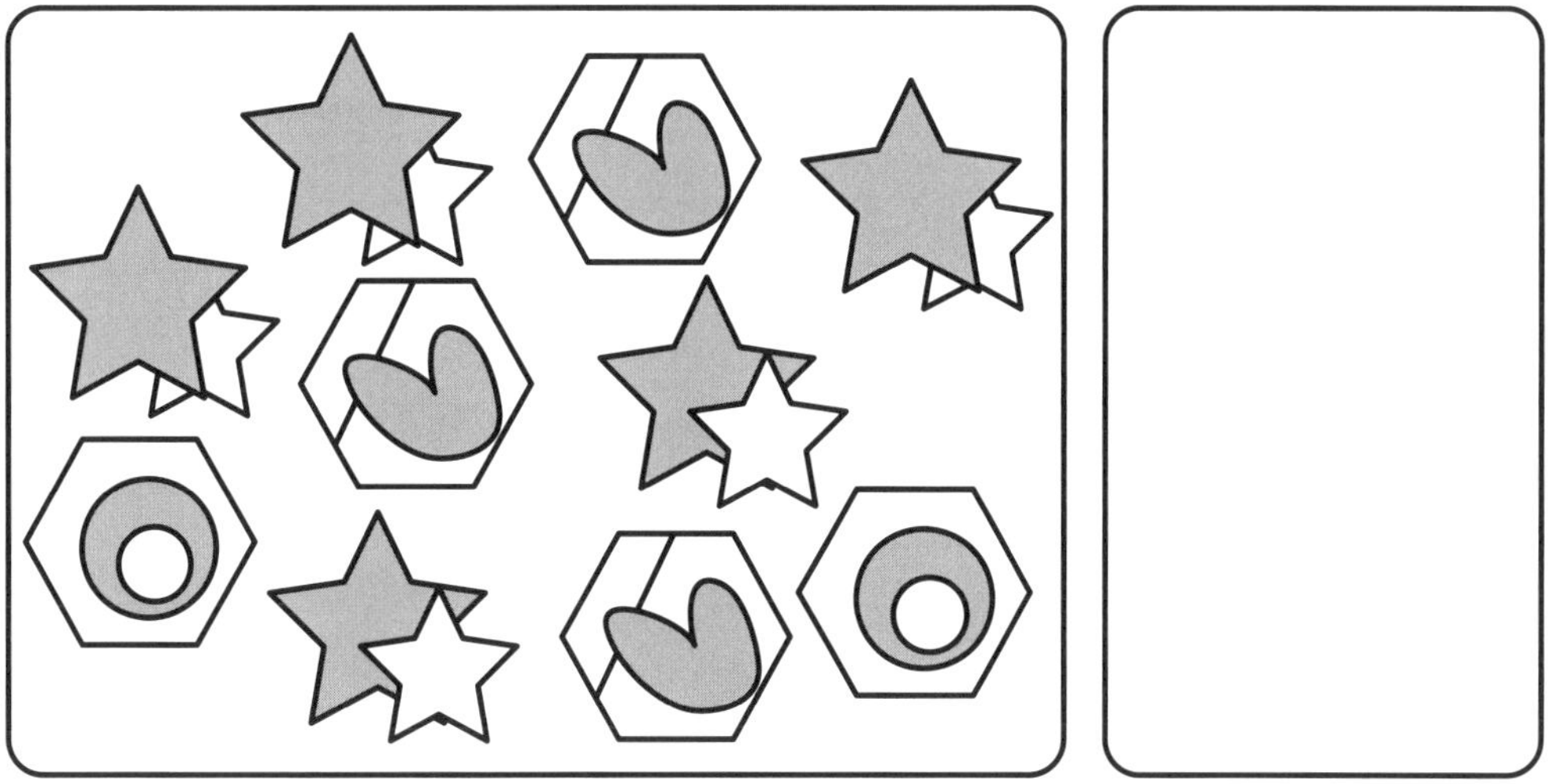

2

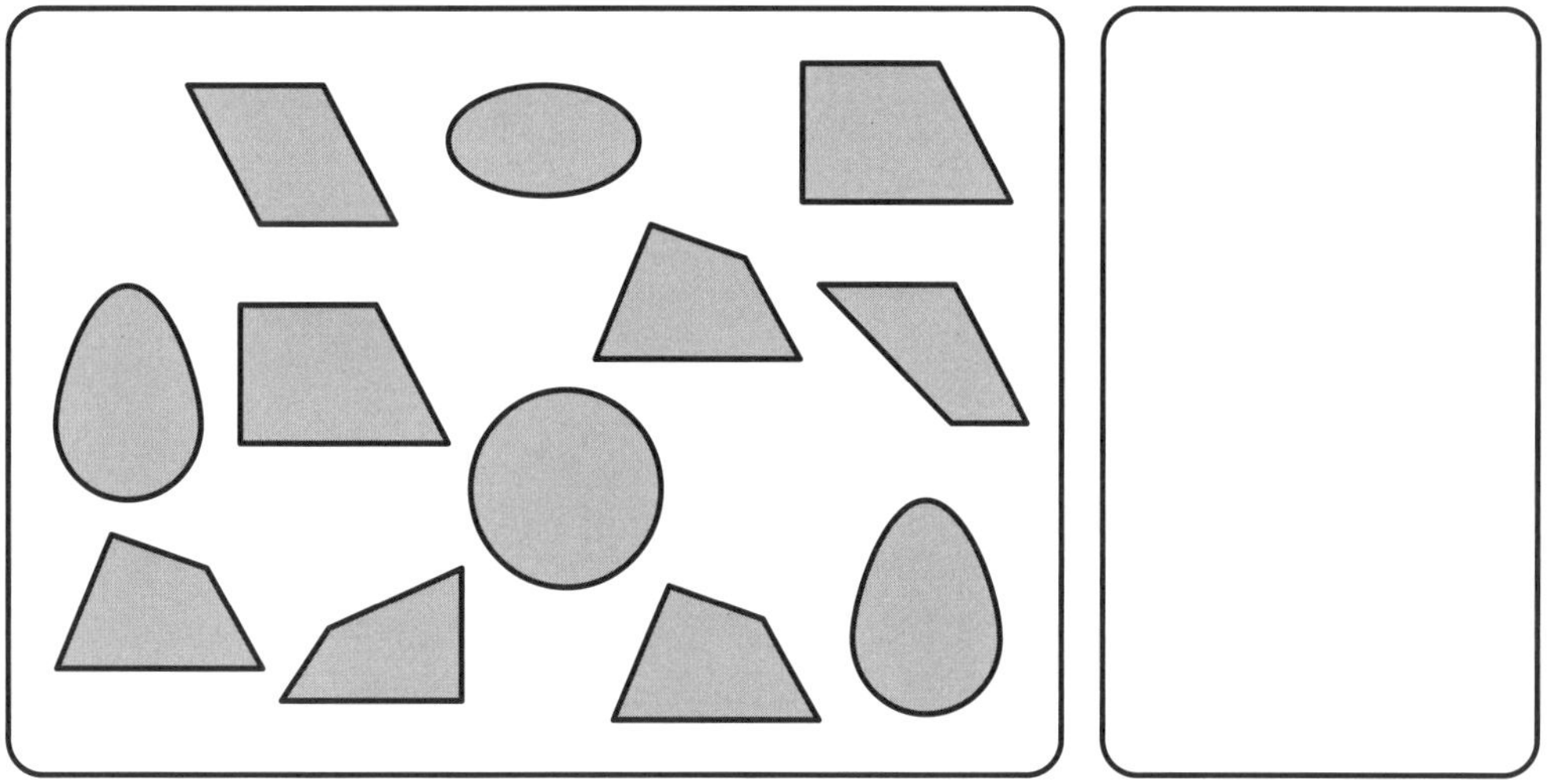

時間計測日

注意力アップドリル｜01

1 答 1

プロセス

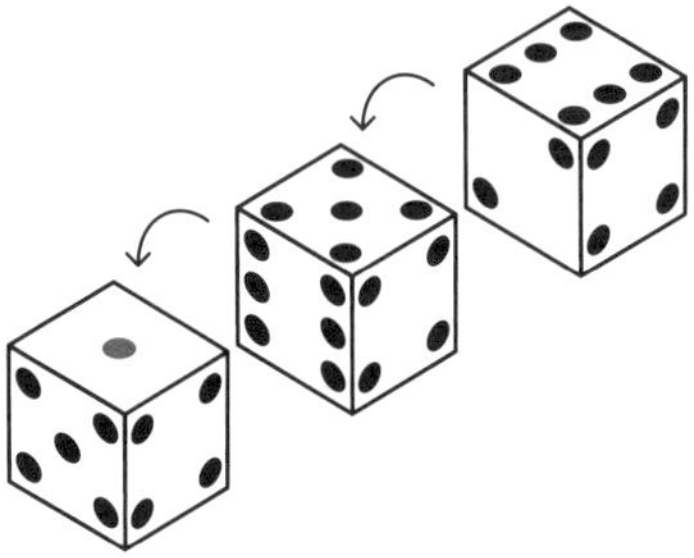

2 答 2

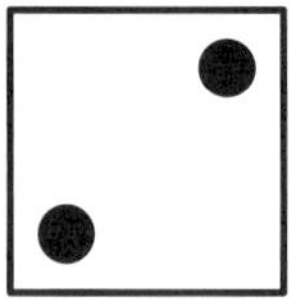

プロセス

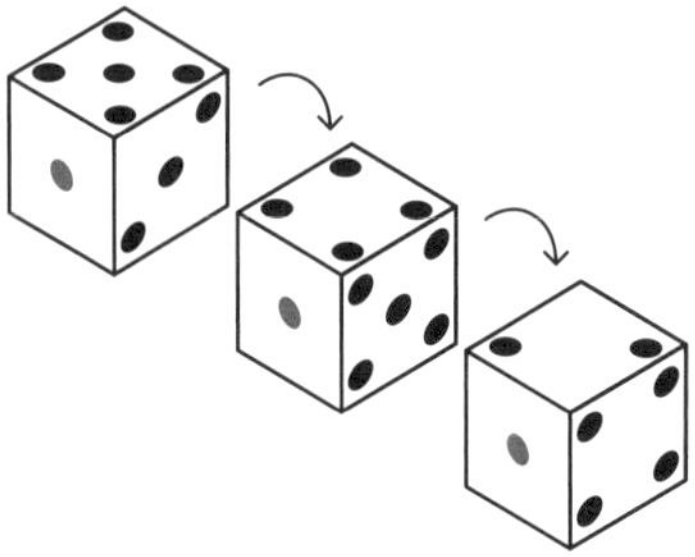

注意力アップドリル｜02

1 答 1

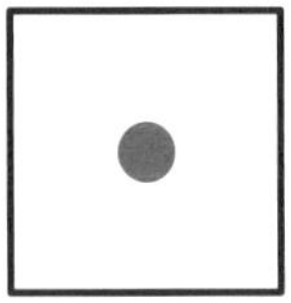

プロセス

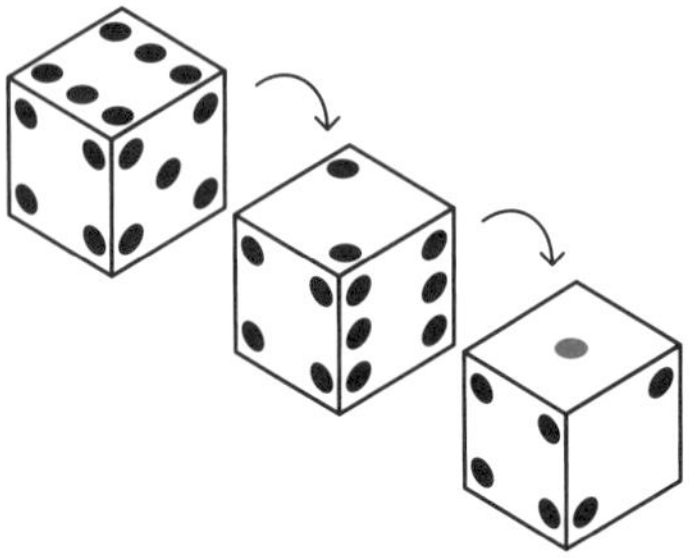

2 答 4

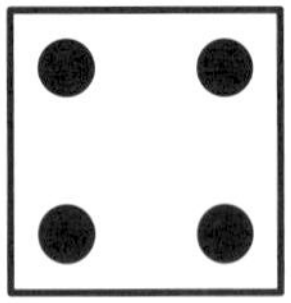

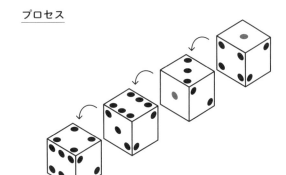

プロセス

スイッチ3 解答

注意力アップドリル｜04

1 答 3

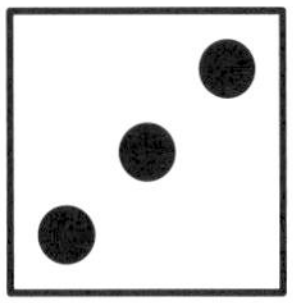

プロセス

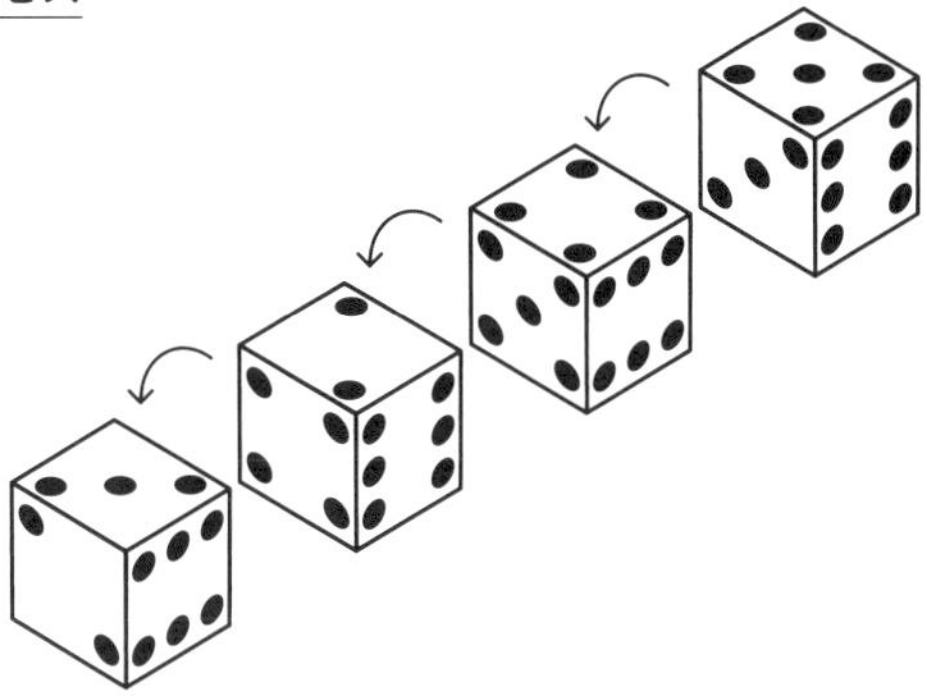

2 答 1

プロセス

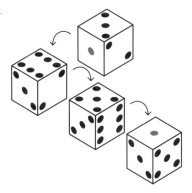

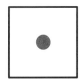

注意力アップドリル｜03

1 答 6

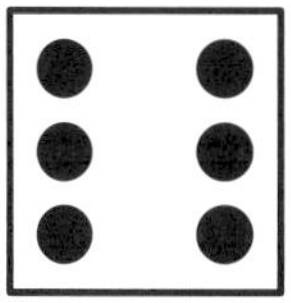

プロセス

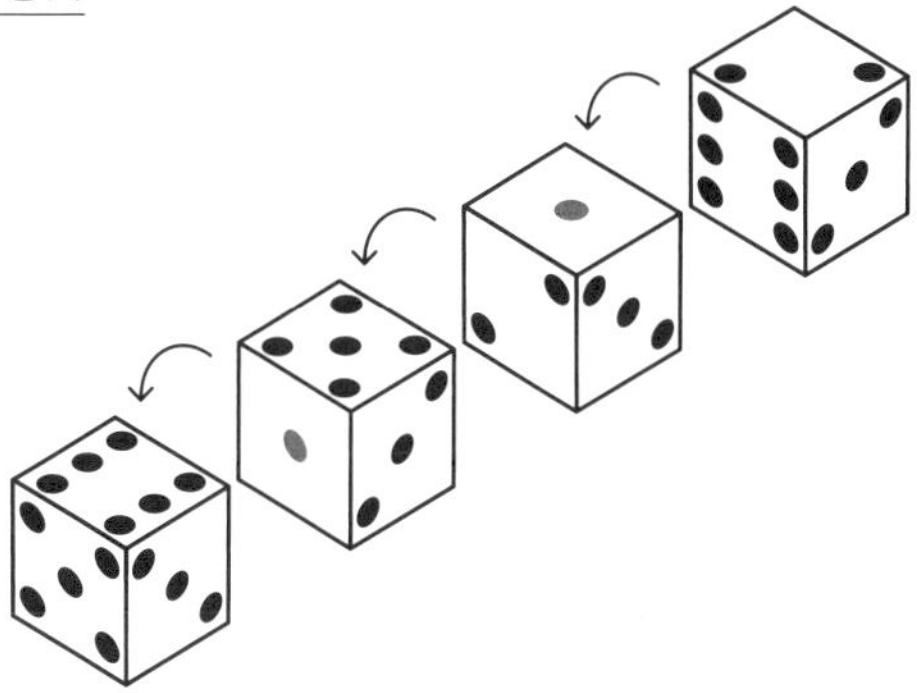

2 答 6

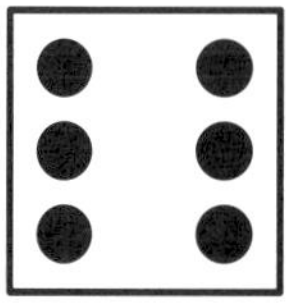

プロセス

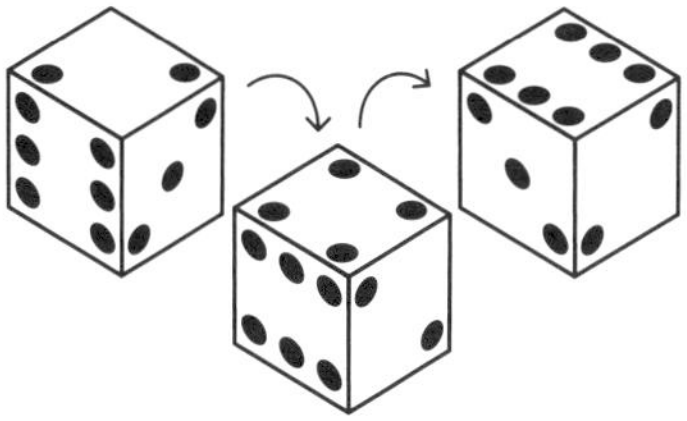

注意力アップドリル｜05

1 答 4

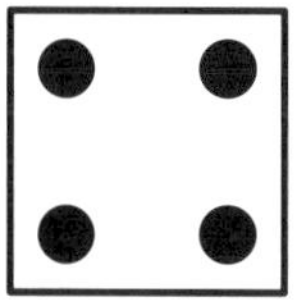

プロセス

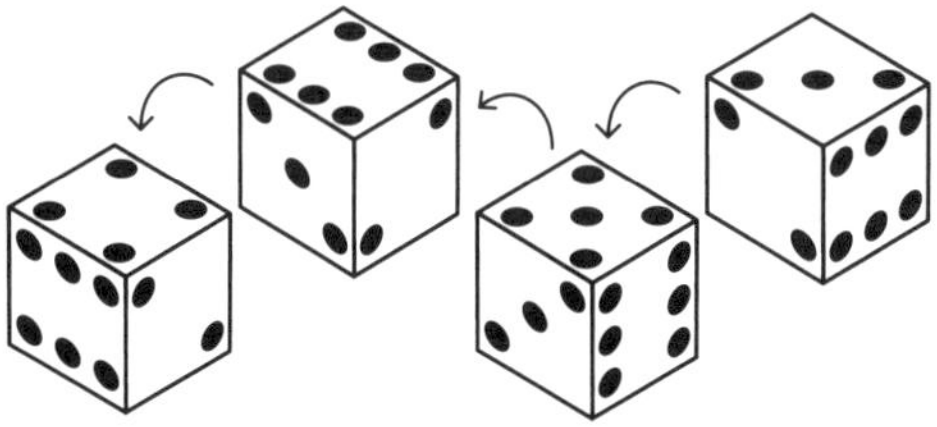

2 答 3

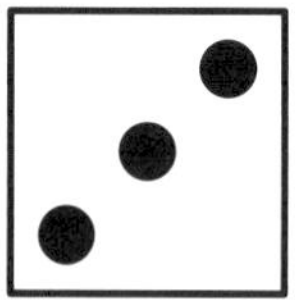

プロセス

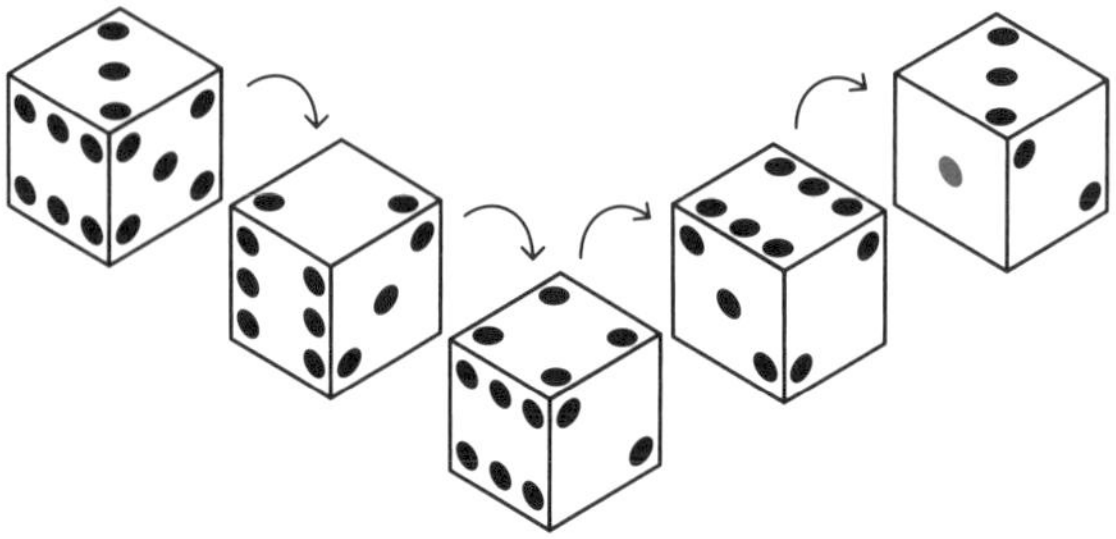

注意力アップドリル｜06

1 答 6

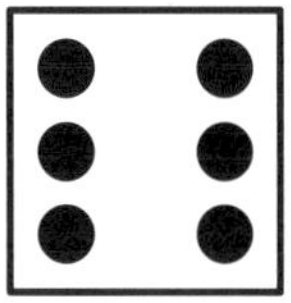

プロセス

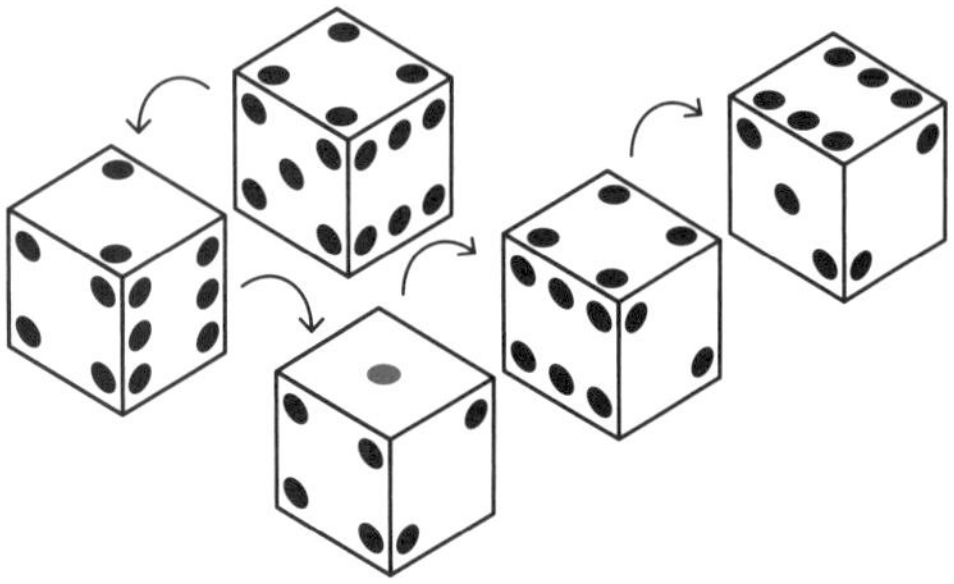

2 答 4

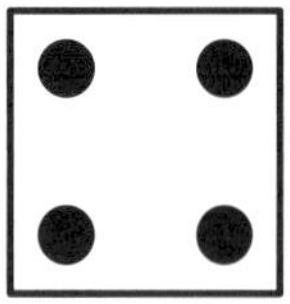

プロセス

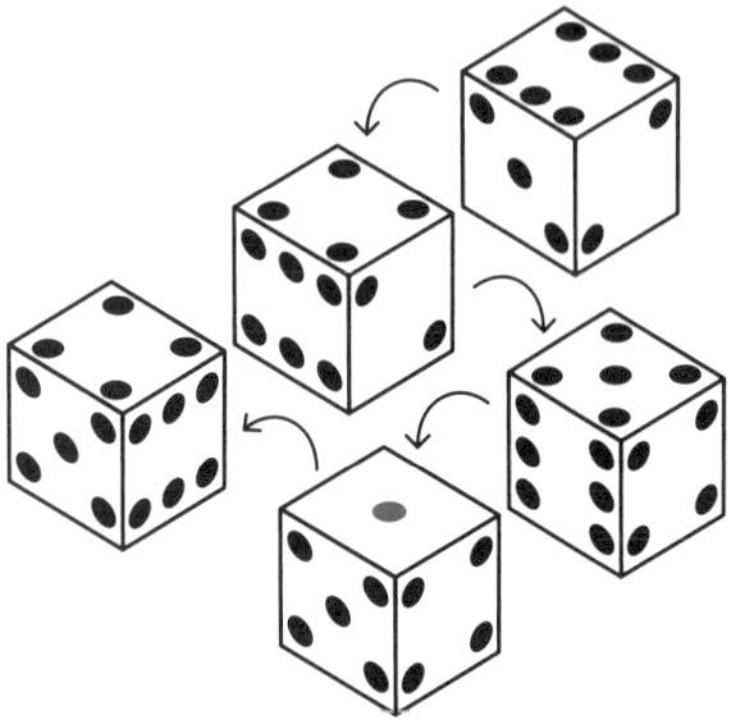

注意力アップドリル｜07

❶ 答 3

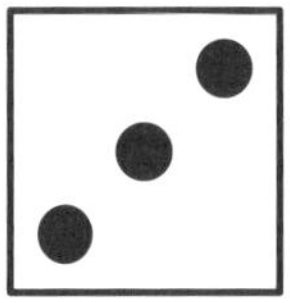

プロセス

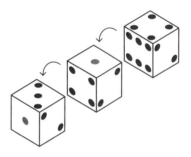

❷ 答 5

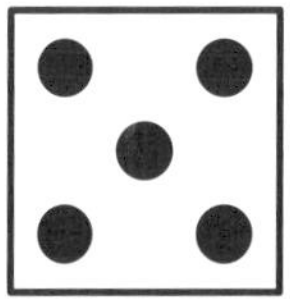

プロセス

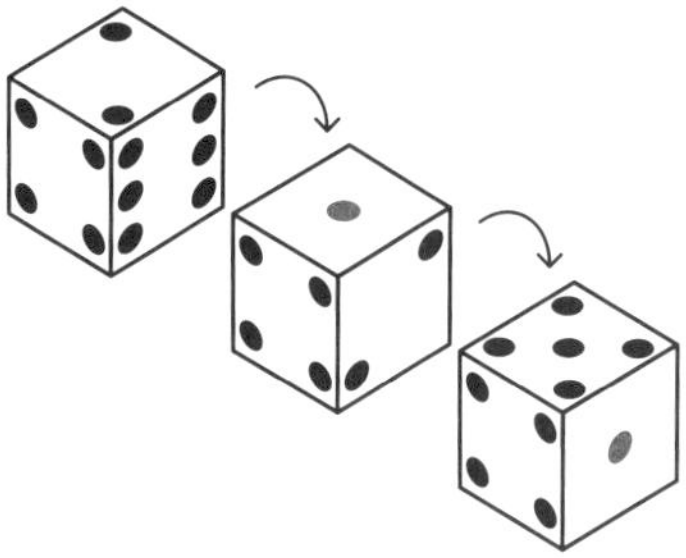

注意力アップドリル 08

※2つだけあるのは次の図形です。

1

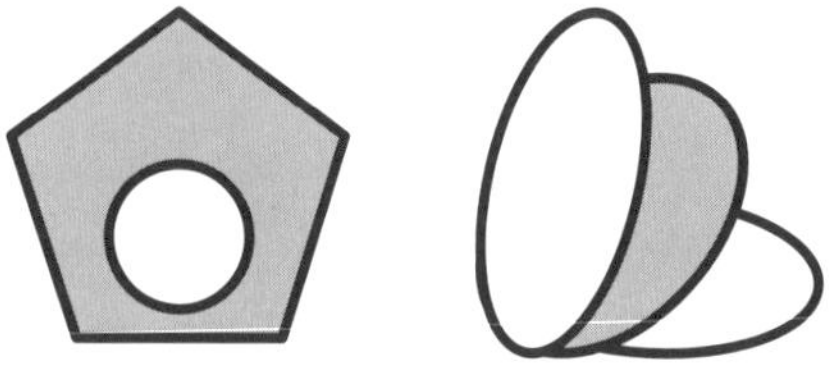

2

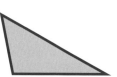

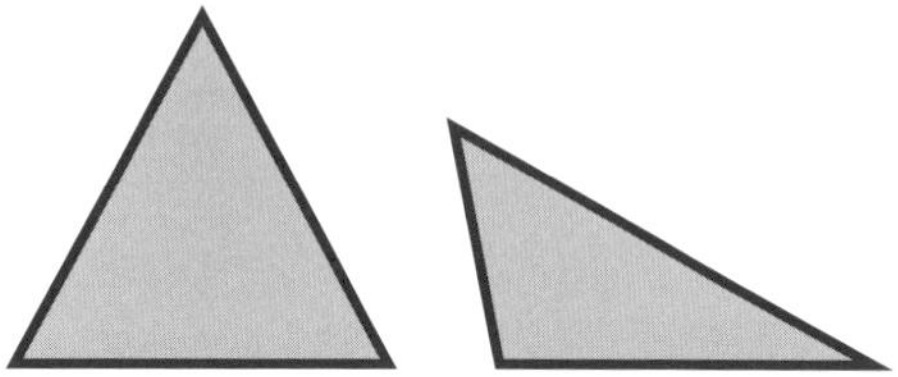

注意力アップドリル 09

1

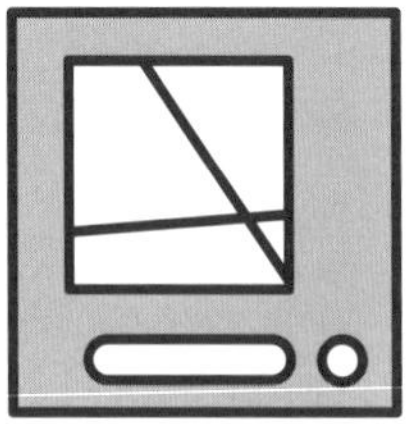

2

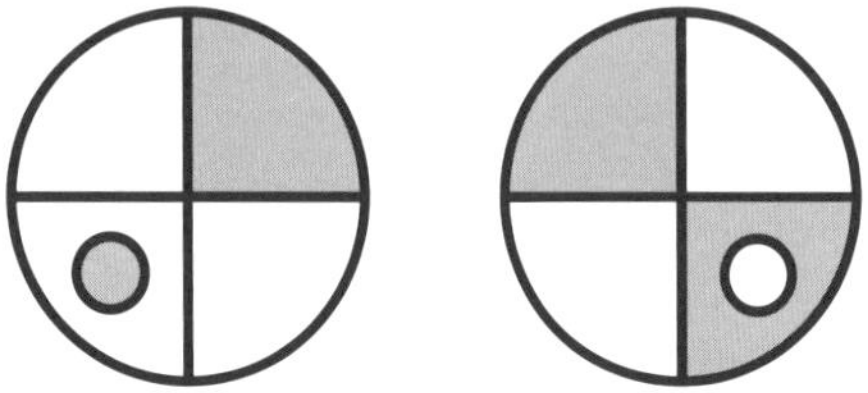

注意力アップドリル 10

1

2

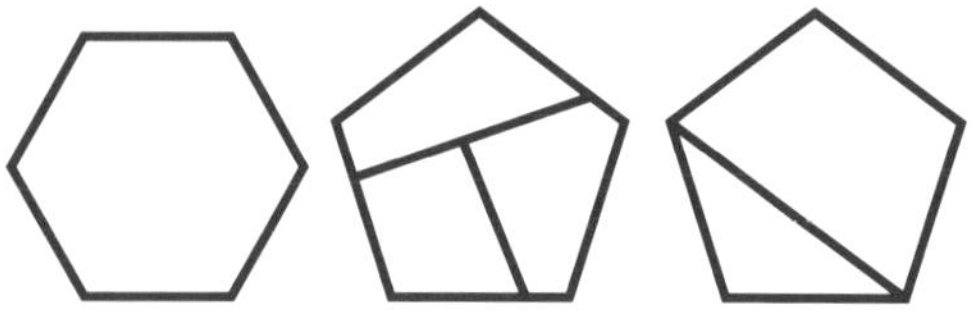

注意力アップドリル 11

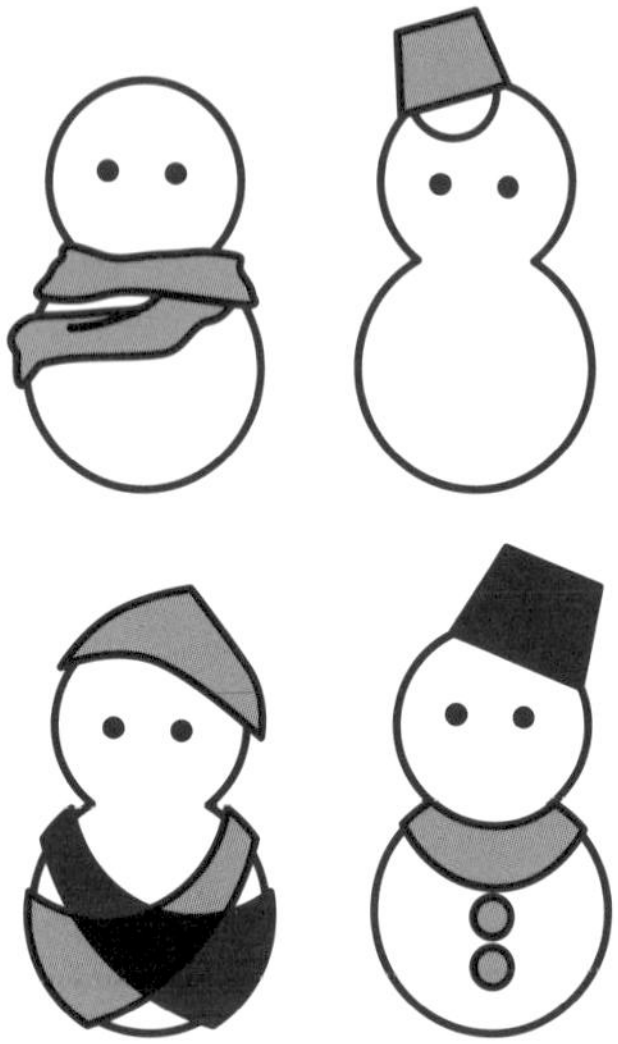

スイッチ3 解答

注意力アップドリル｜13

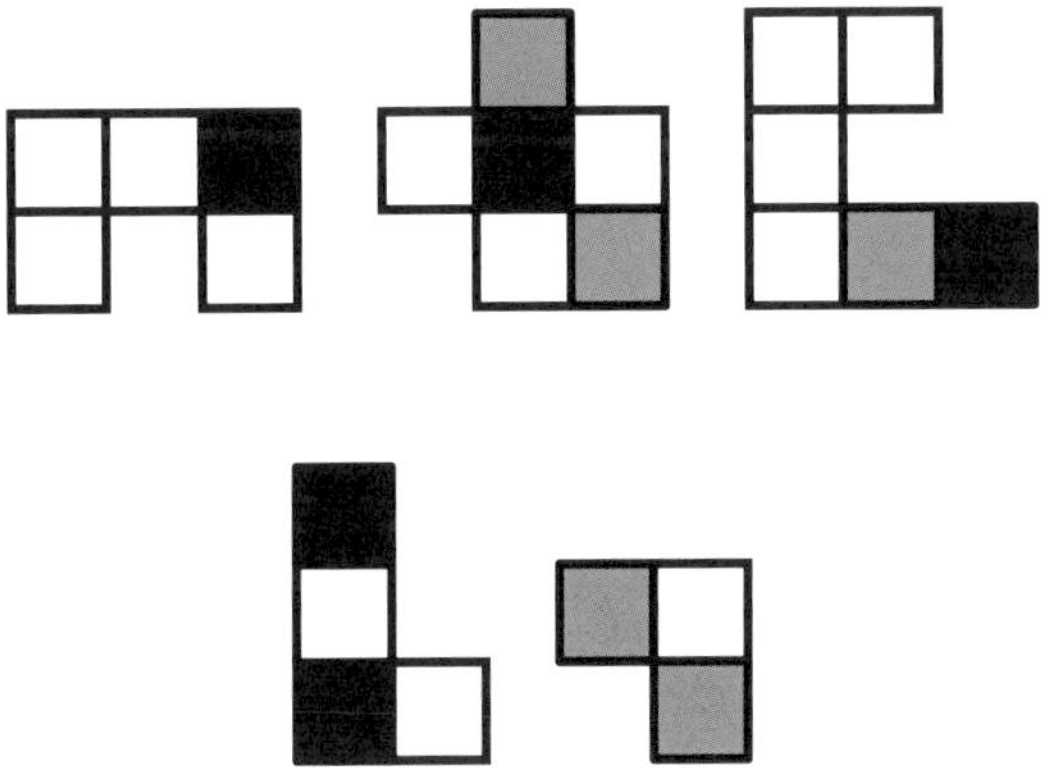

注意力アップドリル｜12

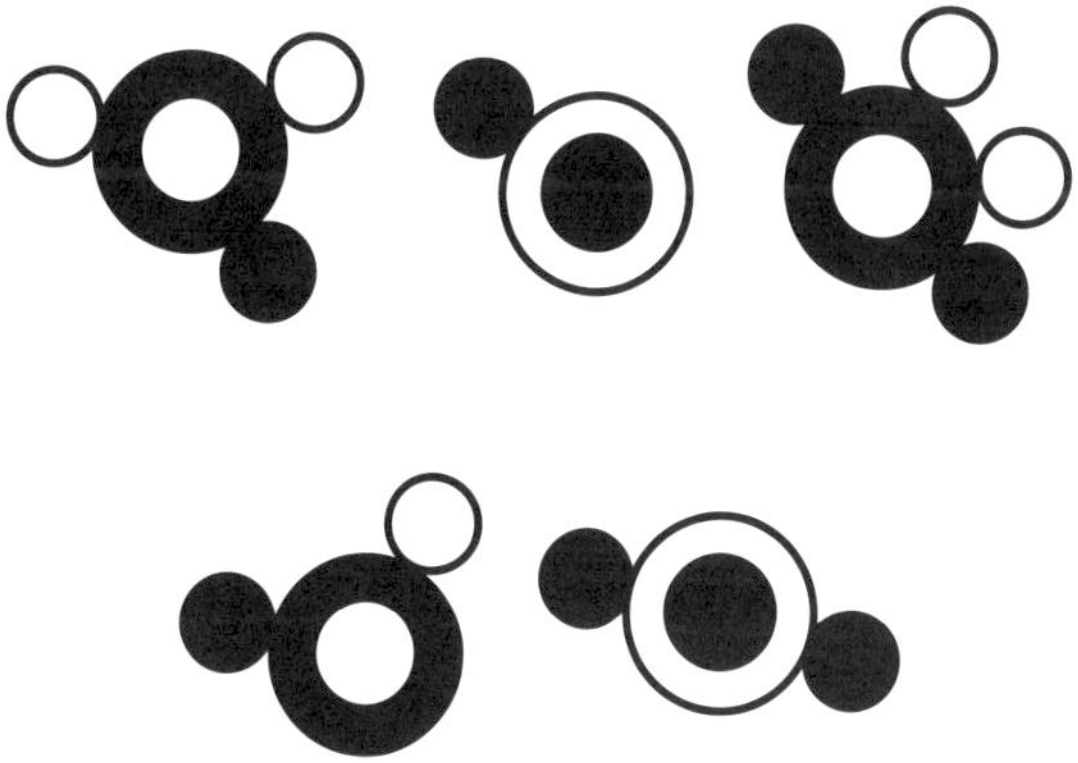

注意力アップドリル｜14

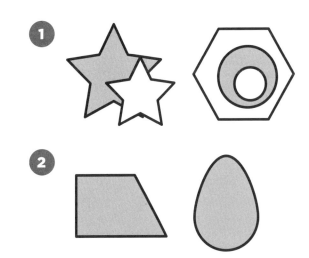

1

2

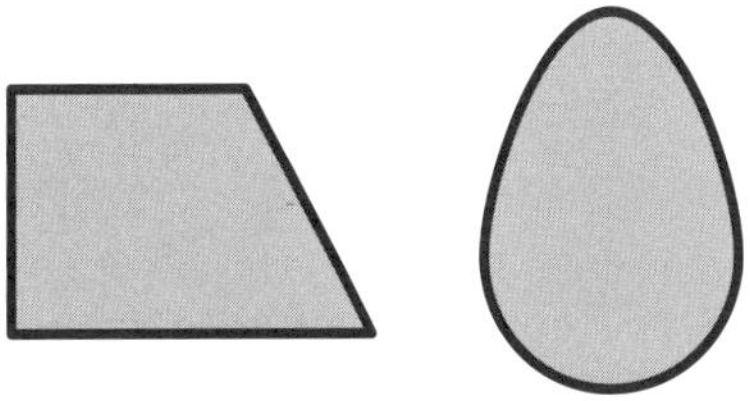

ドクターズコラム1

脳と腸が会話をしている!? 「脳腸相関《のうちょうそうかん》」で、腸から脳を元気に

「脳腸相関」という言葉を聞いたことがありますか？

私たちの内臓は、自律神経を介して脳とつながり、その指令を受けて活動をしています。

たとえば、空腹を感じると胃酸が分泌されるのも、脳の指令によるもの。ところが、脳と腸の間では、脳からの一方通行ではなく、腸からも自律神経を介して脳に情報が送られていることがわかっています。

ストレスで腹痛になったり、逆にお腹の調子が悪いと鬱々《うつうつ》としたりするのはこのため。腸は「第二の脳」とも呼ばれるほど、脳と影響し合っています。

だからこそ、脳を元気にするには、腸を整えることが欠かせません。

日常生活の中で取り組みやすい腸活といえば、食事と運動、そして睡眠です。よい睡眠は副交感神経を優位にし、腸のぜん動運動を促します。

無理せず、毎日楽しく腸活を続けましょう。その秘策を、このコラムで紹介していきます。

スイッチ 4

基礎思考力

アップドリル

スイッチ4

脳全体を活性化して基礎思考力アップ！

基礎思考力とは、物事を論理的に考え、まとめるための総合的な脳力です。

スイッチ1〜3で鍛えてきた短期記憶力、集中力、注意力、それぞれの脳力がバランスよく発揮されると、基礎思考力は高まります。

脳内では、海馬《かいば》や内側前頭《ないそくぜんとう》前皮質《ぜんひしつ》、脳梁《のうりょう》など、脳全体を活性化させることが、基礎思考力の向上に欠かせません。

このスイッチ4では、ここまで鍛えてきた力を統合して、複数の脳力のスイッチをオンにしていくことができます。

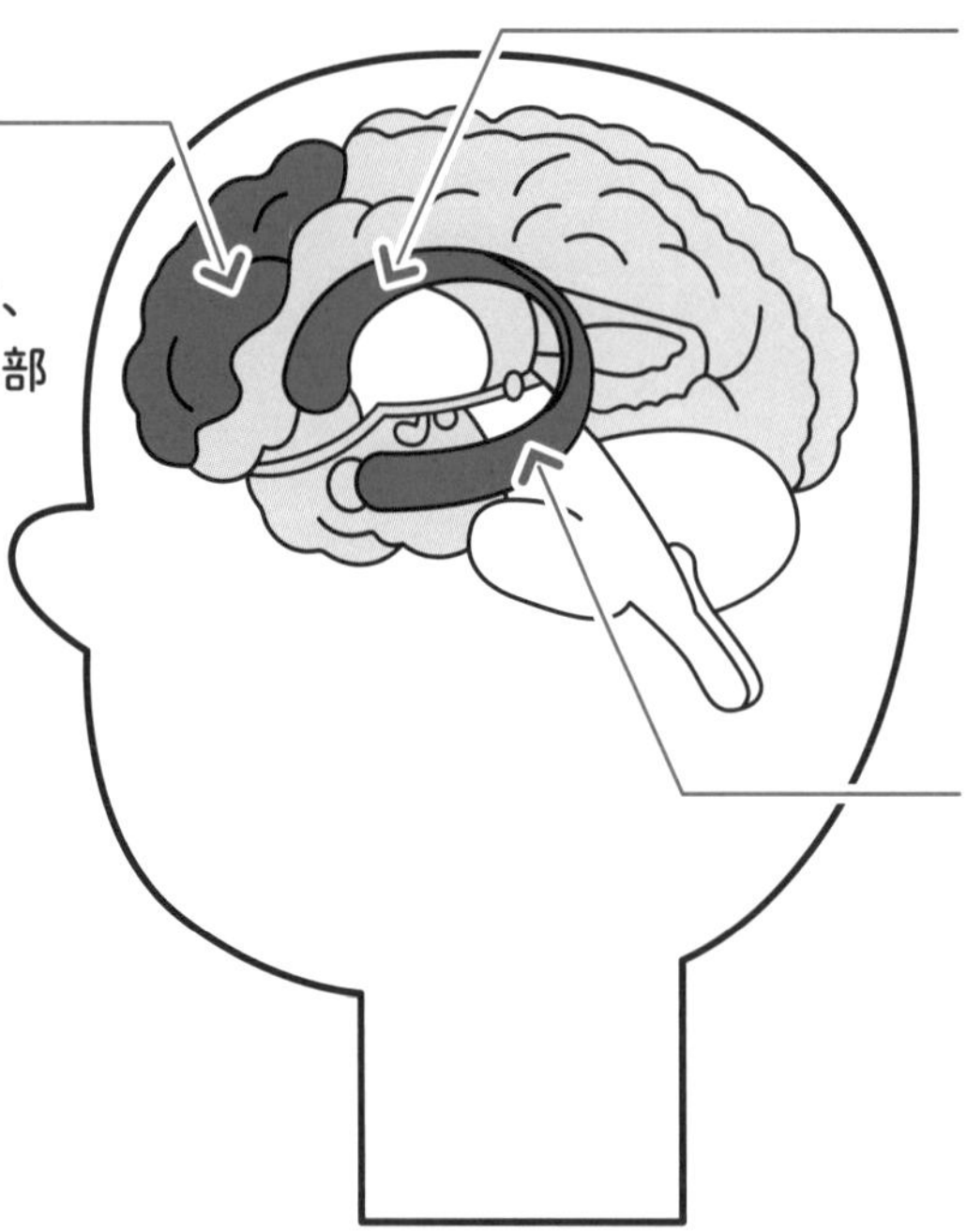

内側前頭前皮質
集中力とともに、注意力に関わる部位。
脳梁
左脳と右脳をつなぐ部位。
海馬
短期記憶力に関わる部位。

パターン1（1〜7日目）

●数をつないでパズル

脳力をフル稼働して数字をあてはめる

マルにあてはまる数を、限られた条件内で考えていく問題です。マルとマルのつながりや、すでに書かれている数などをヒントにして、同時に複数の思考をめぐらせながら解く必要があり、短期記憶力や集中力、注意力などの脳力がフル稼働します。

それによって基礎思考力のスイッチが入り、解き進めるうちに、さらに強化されていきます。

パターン2（8〜14日目）

●イラスト計算パズル

高度かつ多角的な思考力で推理する

数字や四則計算※の記号を手がかりに、イラストに置き換えられた数字を当てる問題です。

複数の可能性がある解答を瞬時に記憶しながら（短期記憶力）、注意深く候補を考え（注意力）、その作業を途切れずにくり返す（集中力）ことで脳がフル活動します。

その結果、より一層、高度な基礎思考力が身につきます。

※足し算、引き算、掛け算、割り算の4つの計算

パターン1 数をつないでパズルの進め方

● ◯と◯をつないだ線に書かれた数字は、その◯と◯に入る数の差を表しています。その数をヒントに、◯に入る数字を考える問題です。

● ◯には、指定された範囲の数字を、それぞれ1回ずつしか入れることができません。

例題

次のすべての◯に1～5の異なる数を入れてください。

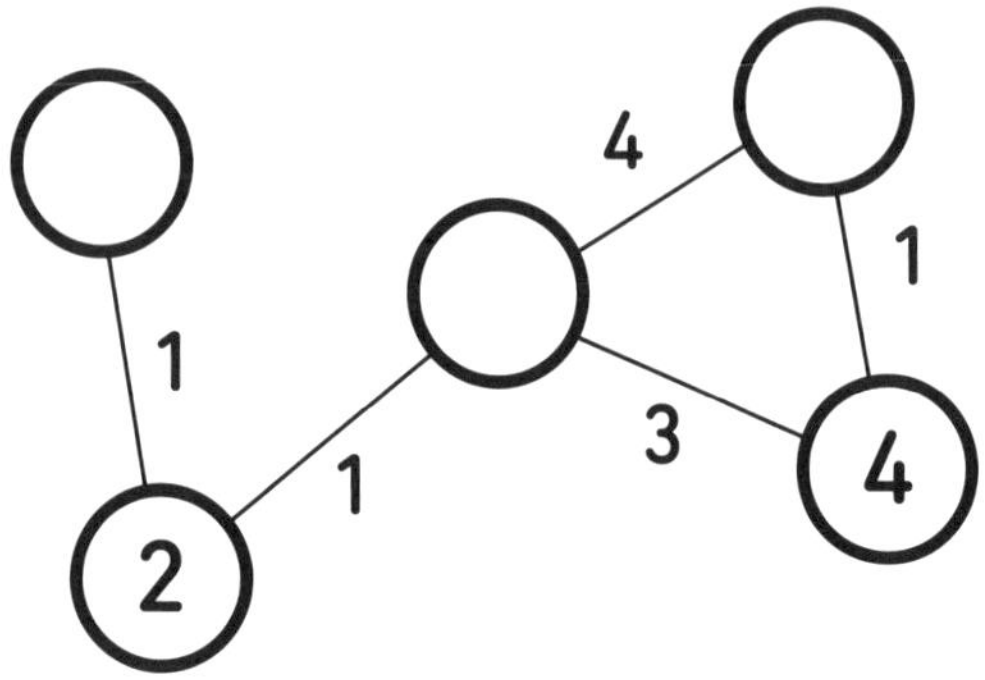

解答

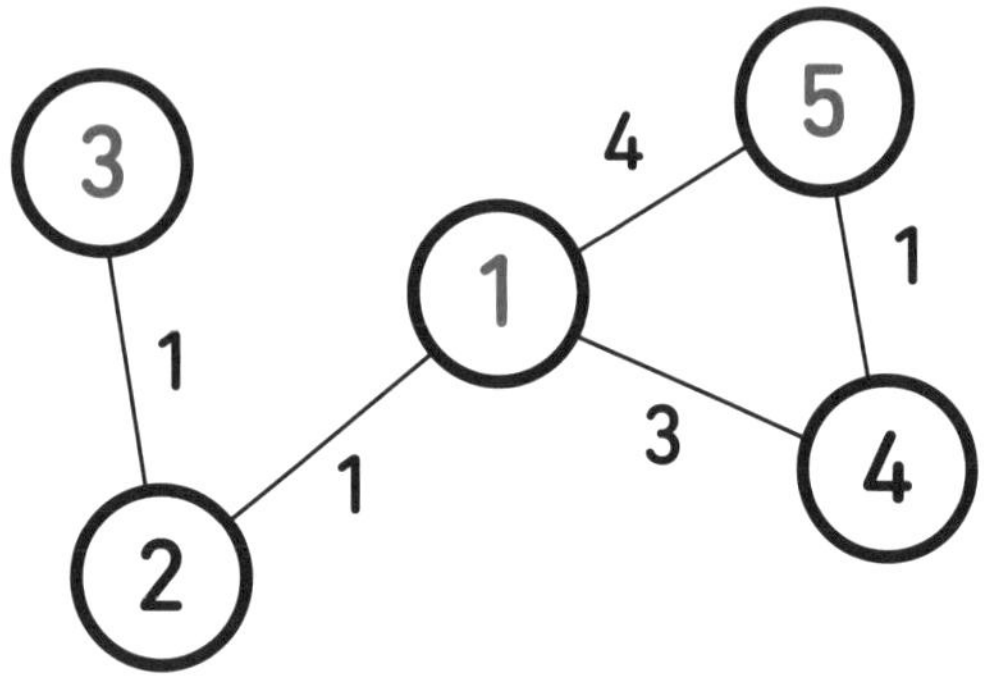

スイッチ 4

基礎思考力アップドリル 01

○と○をつないだ線に書かれた数字は、その○と○に入る数の差を表しています。
1と2それぞれ、すべての○に1～5の異なる数を入れてください。

時間計測日

1

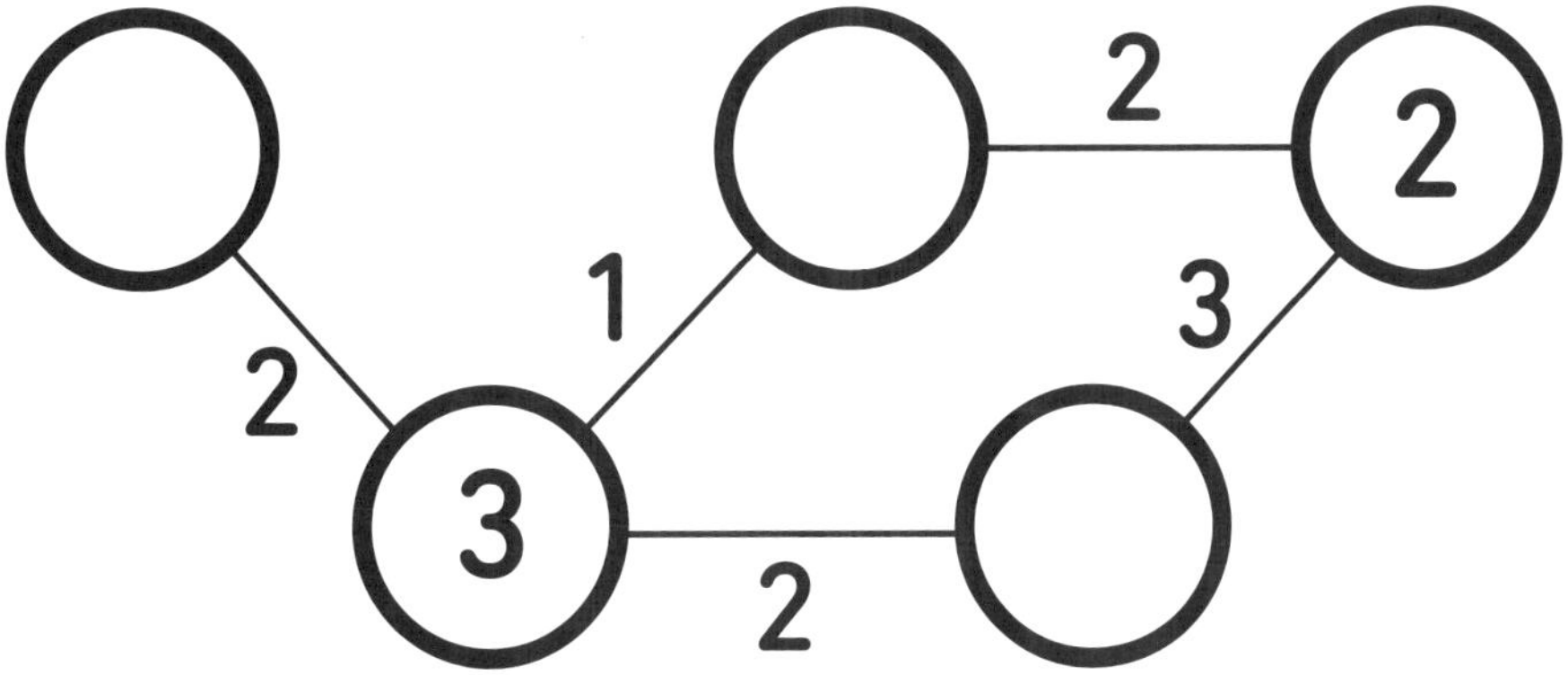

2

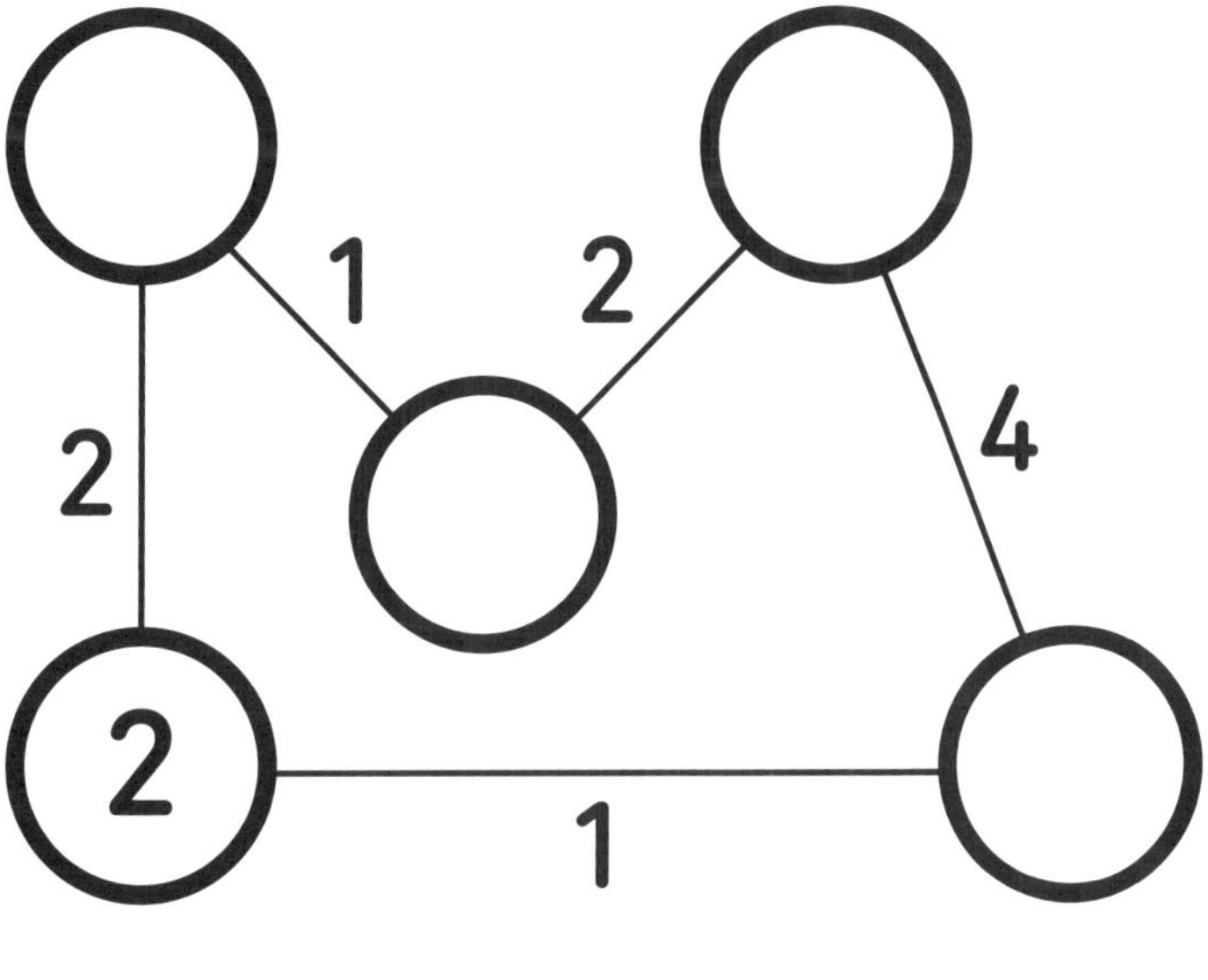

○と○をつないだ線に書かれた数字は、その○と○に入る**数の差**を表しています。
❶と❷それぞれ、すべての○に**1～6**の異なる数を入れてください。

❶

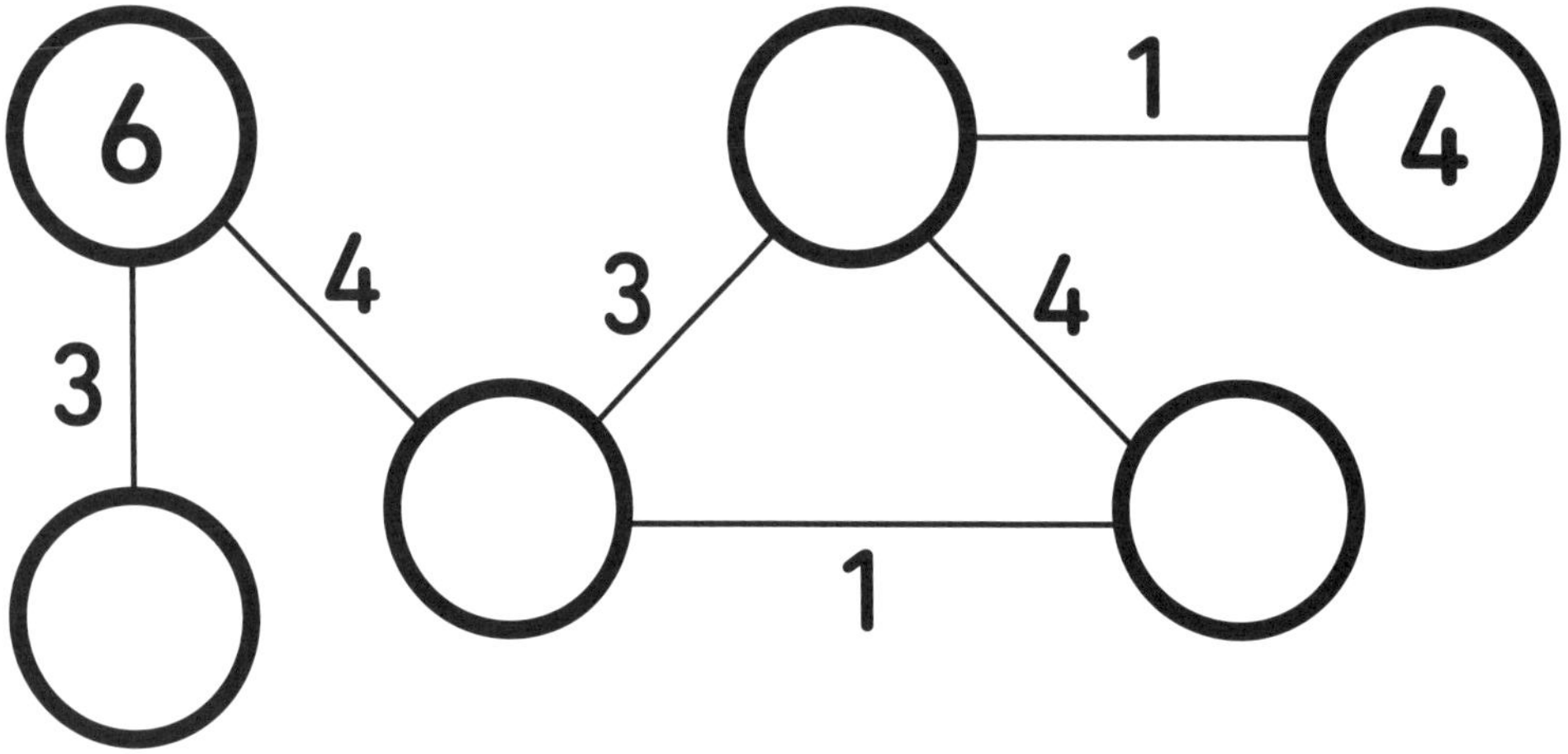

❷

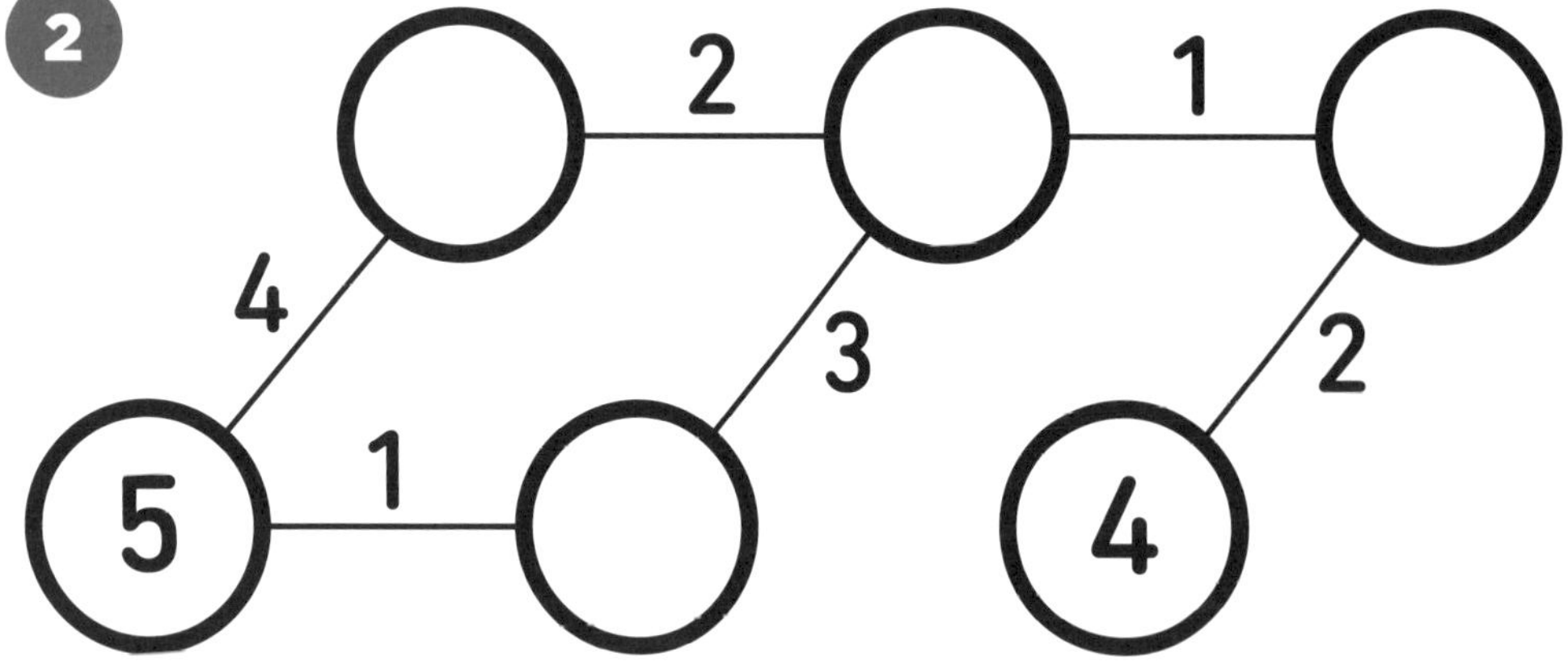

スイッチ4
基礎思考力
アップドリル
03

◯と◯をつないだ線に書かれた数字は、その◯と◯に入る数の差を表しています。すべての◯に1〜7の異なる数を入れてください。

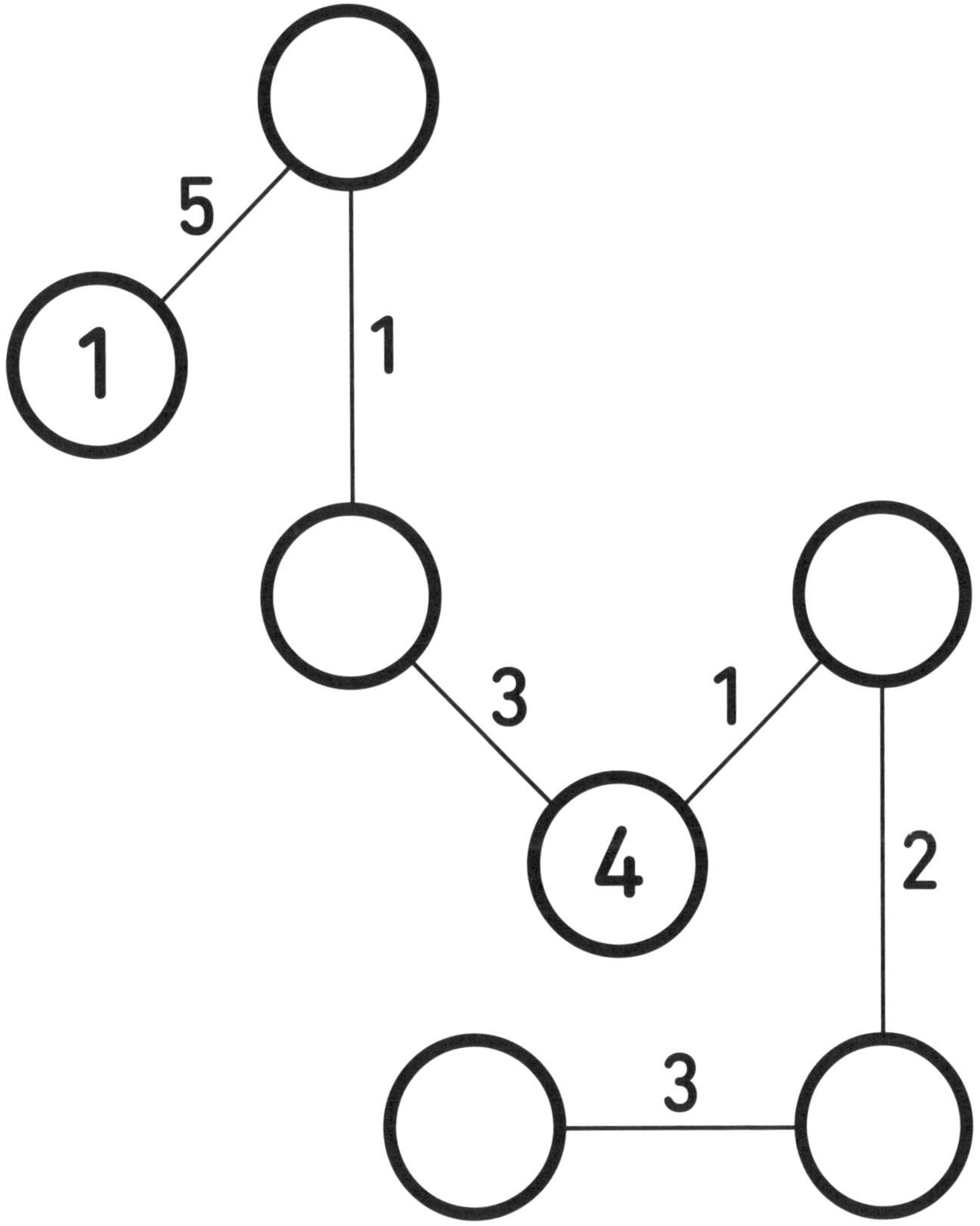

スイッチ4
基礎思考力アップドリル 04

○と○をつないだ線に書かれた数字は、その○と○に入る数の差を表しています。すべての○に1～8の異なる数を入れてください。

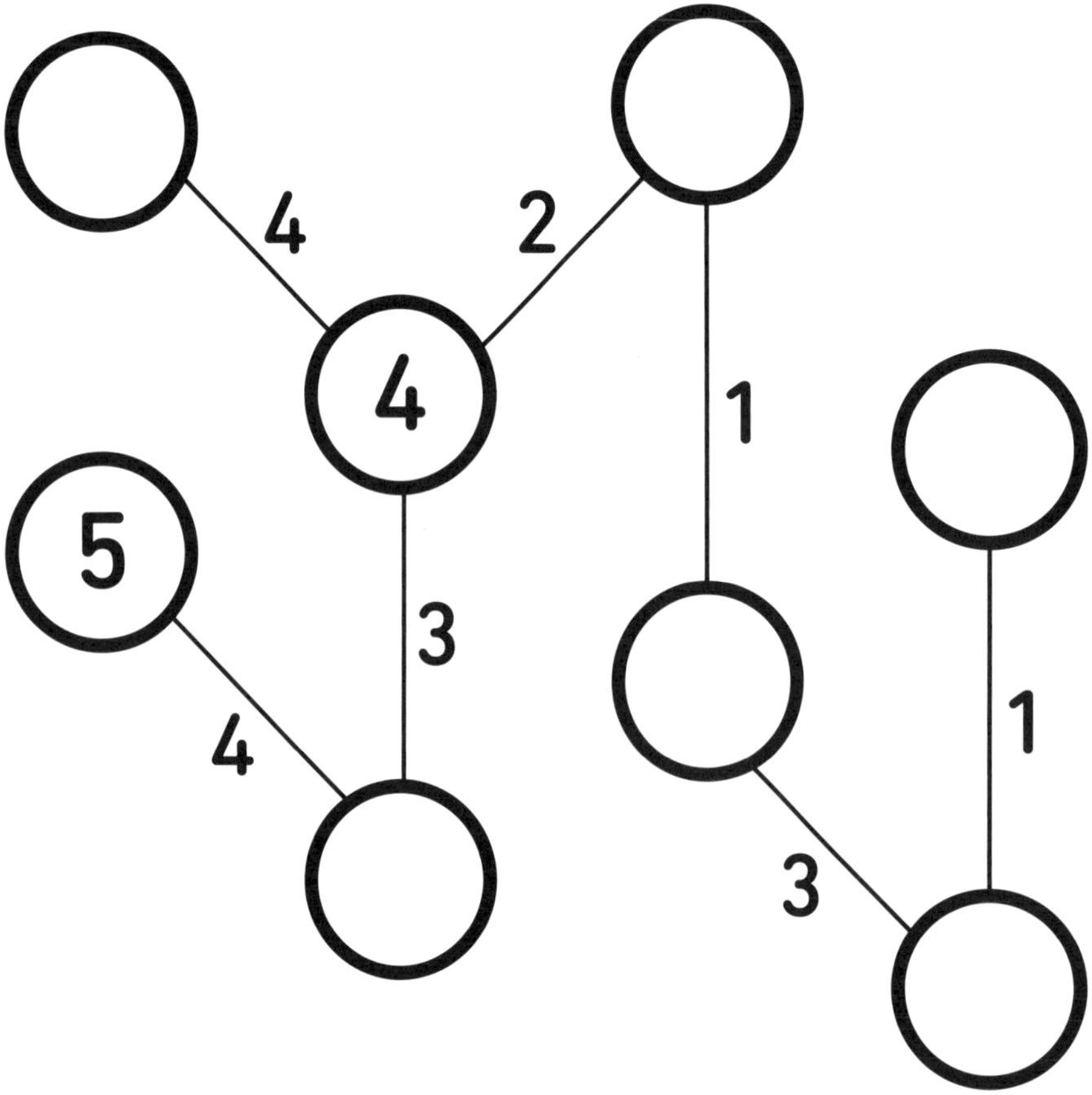

スイッチ4
基礎思考力アップドリル
05

○と○をつないだ線に書かれた数字は、その○と○に入る数の差を表しています。すべての○に1～9の異なる数を入れてください。

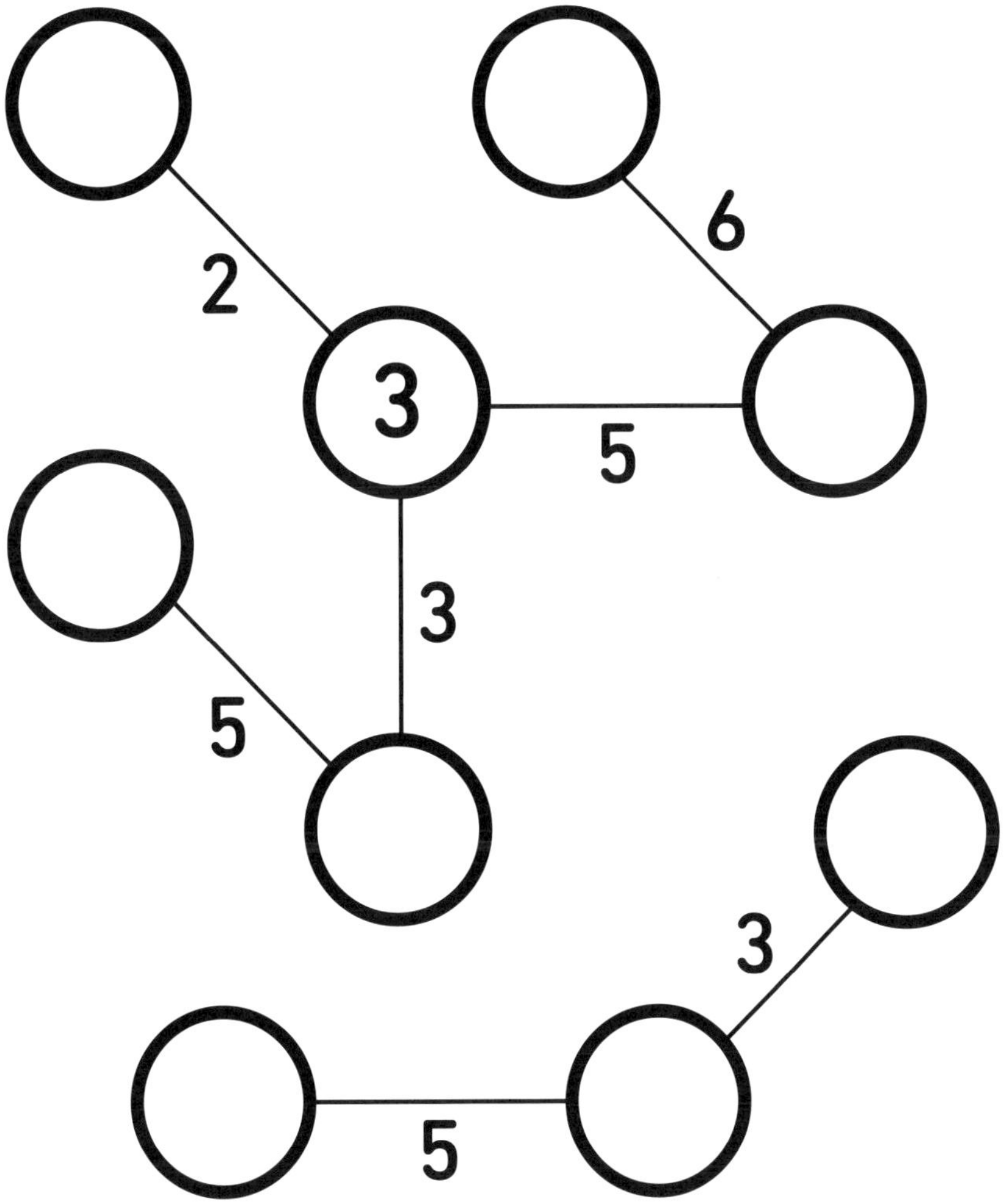

スイッチ4

基礎思考力アップドリル 06

○と○をつないだ線に書かれた数字は、その○と○に入る数の差を表しています。すべての○に1～10の異なる数を入れてください。

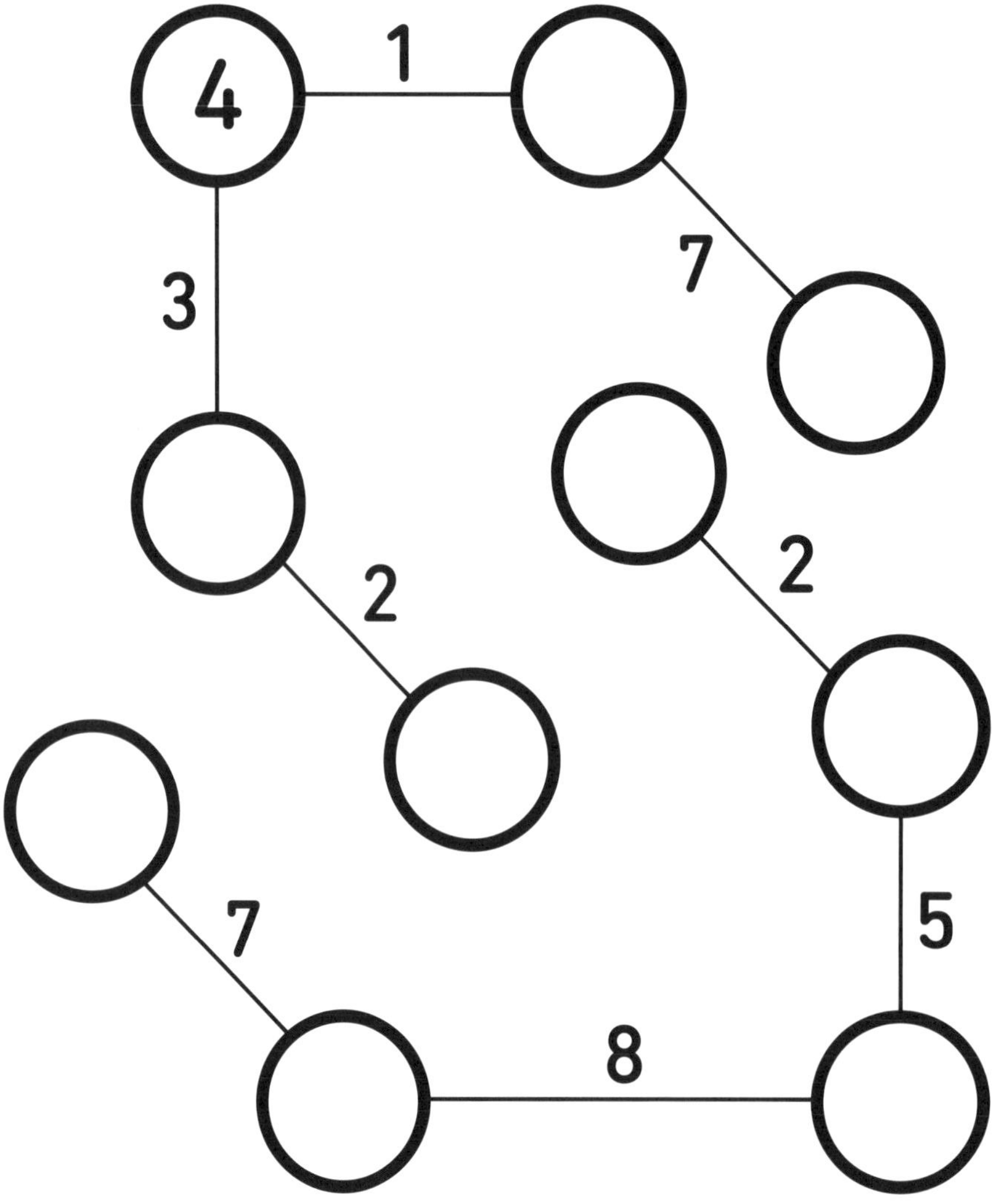

スイッチ4

基礎思考力アップドリル 07

○と○をつないだ線に書かれた数字は、その○と○に入る数の差を表しています。
❶と❷それぞれ、すべての○に1〜5の異なる数を入れてください。

時間計測日

❶

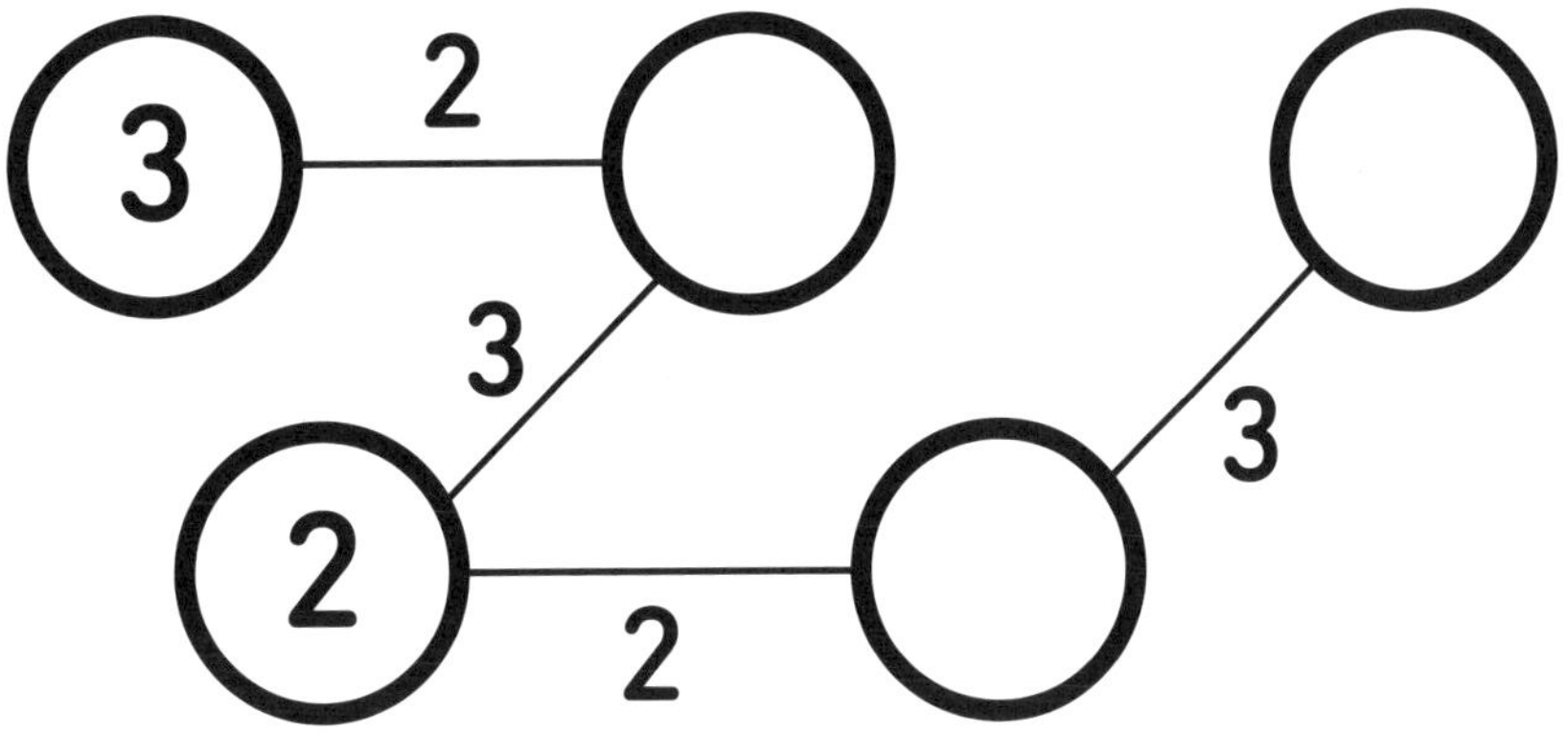

❷

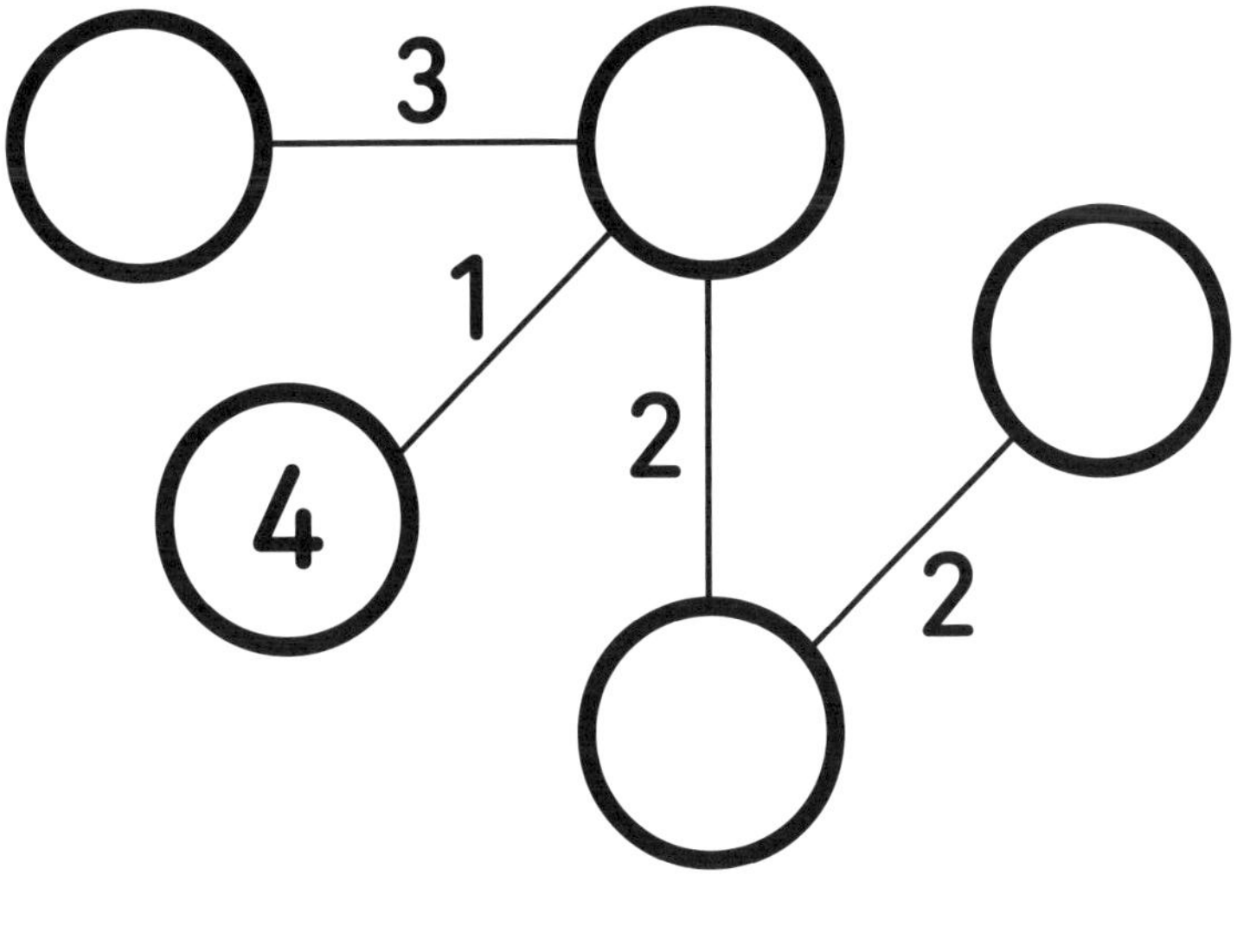

パターン2
イラスト計算パズルの進め方

- 計算式の中の、イラストに化けている数字がなにかを考える問題です。
- すでに書かれている数字と計算式をヒントにしながら、可能性のある数字をいくつか挙げ、ほかの式と照らし合わせながら候補を絞っていきましょう。

例題

1〜4の数字が、それぞれ4種類のイラストに化けています。どのイラストがどの数字になりますか？

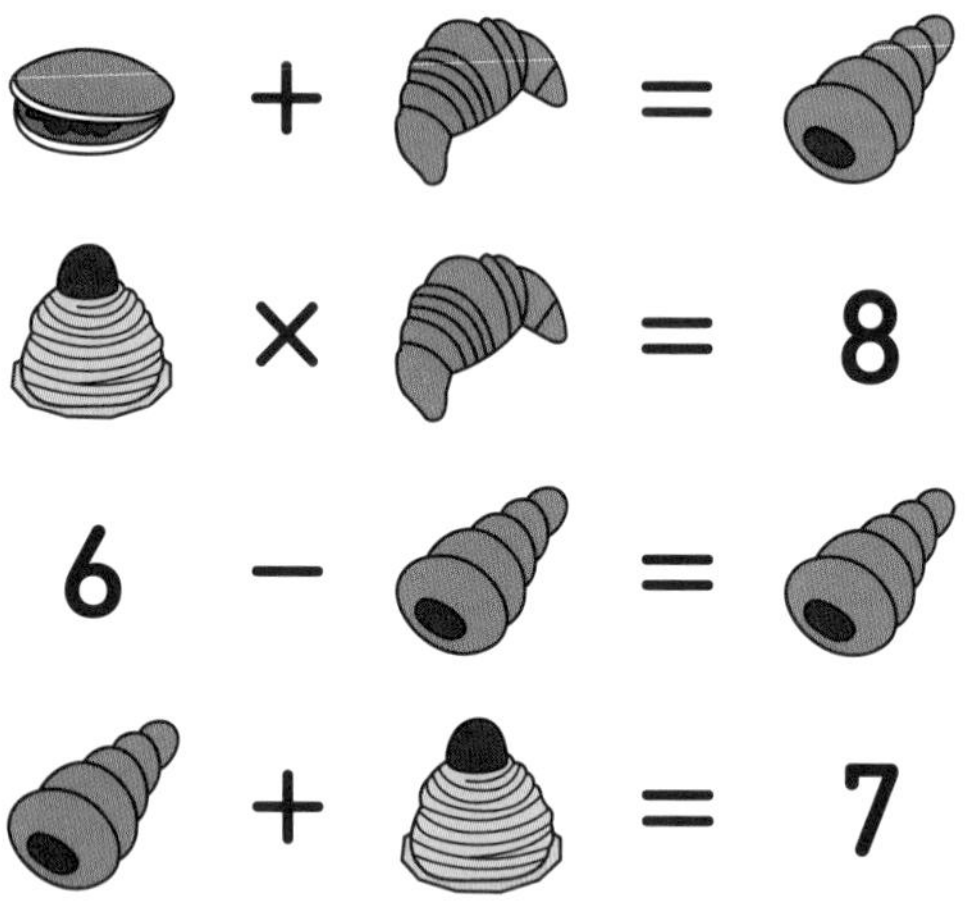

イラスト	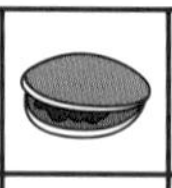	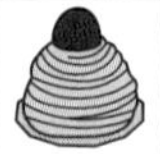	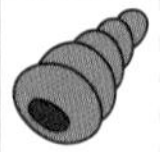	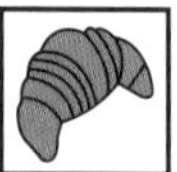
数字				

解答

イラスト	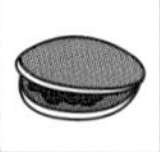	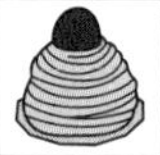	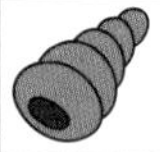	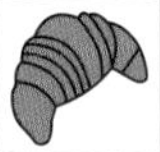
数字	1	4	3	2

スイッチ4

基礎思考力 アップドリル 08

1〜4の数字が、
それぞれ4種類のイラストに化けています。
どのイラストがどの数字になりますか？
下の枠に答えの数字を書いてください。

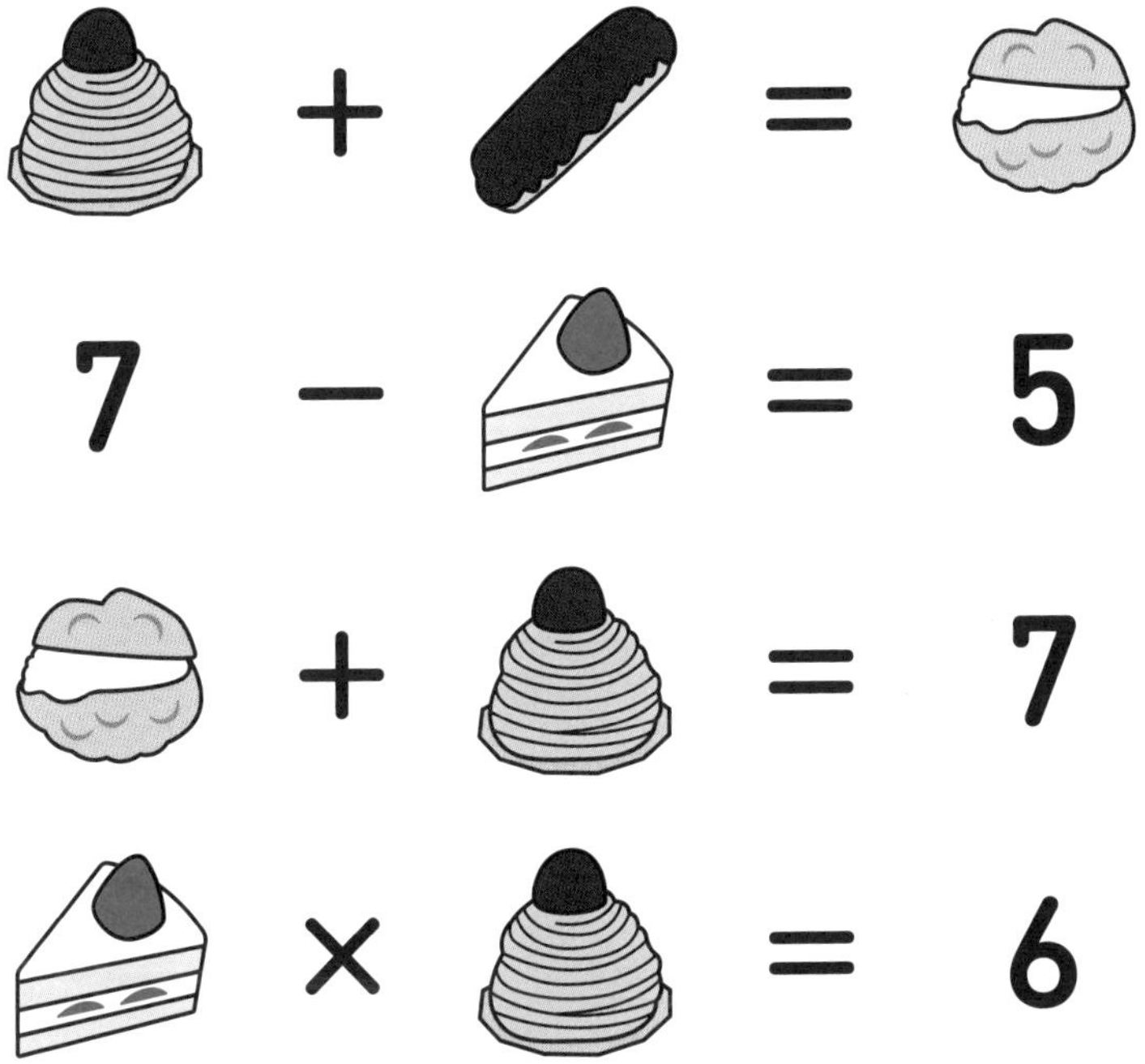

イラスト	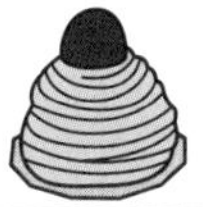	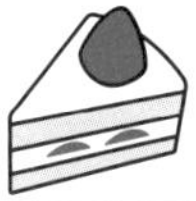	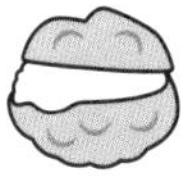	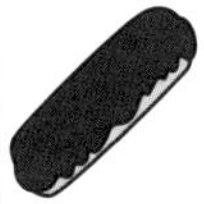
数字				

時間計測日

スイッチ4

基礎思考力アップドリル 09

1～4の数字が、それぞれ4種類のイラストに化けています。
どのイラストがどの数字になりますか？
下の枠に答えの数字を書いてください。

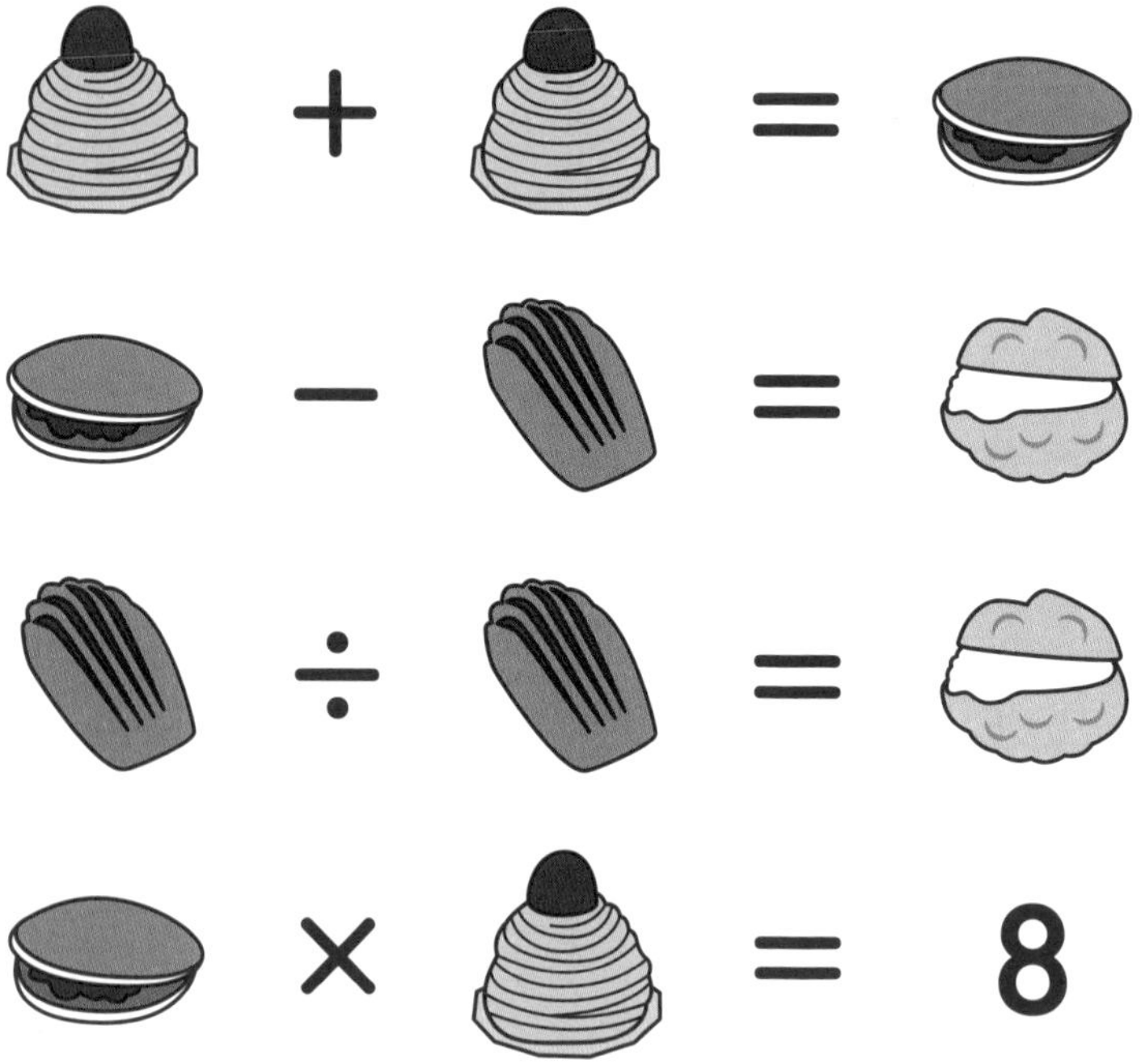

イラスト	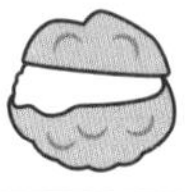	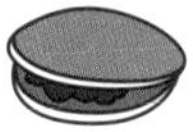	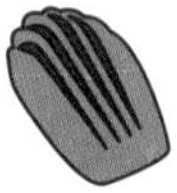	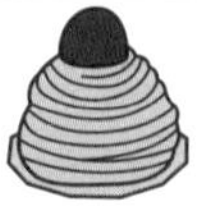
数字				

1〜5の数字が、それぞれ5種類のイラストに化けています。どのイラストがどの数字になりますか？

下の枠に答えの数字を書いてください。

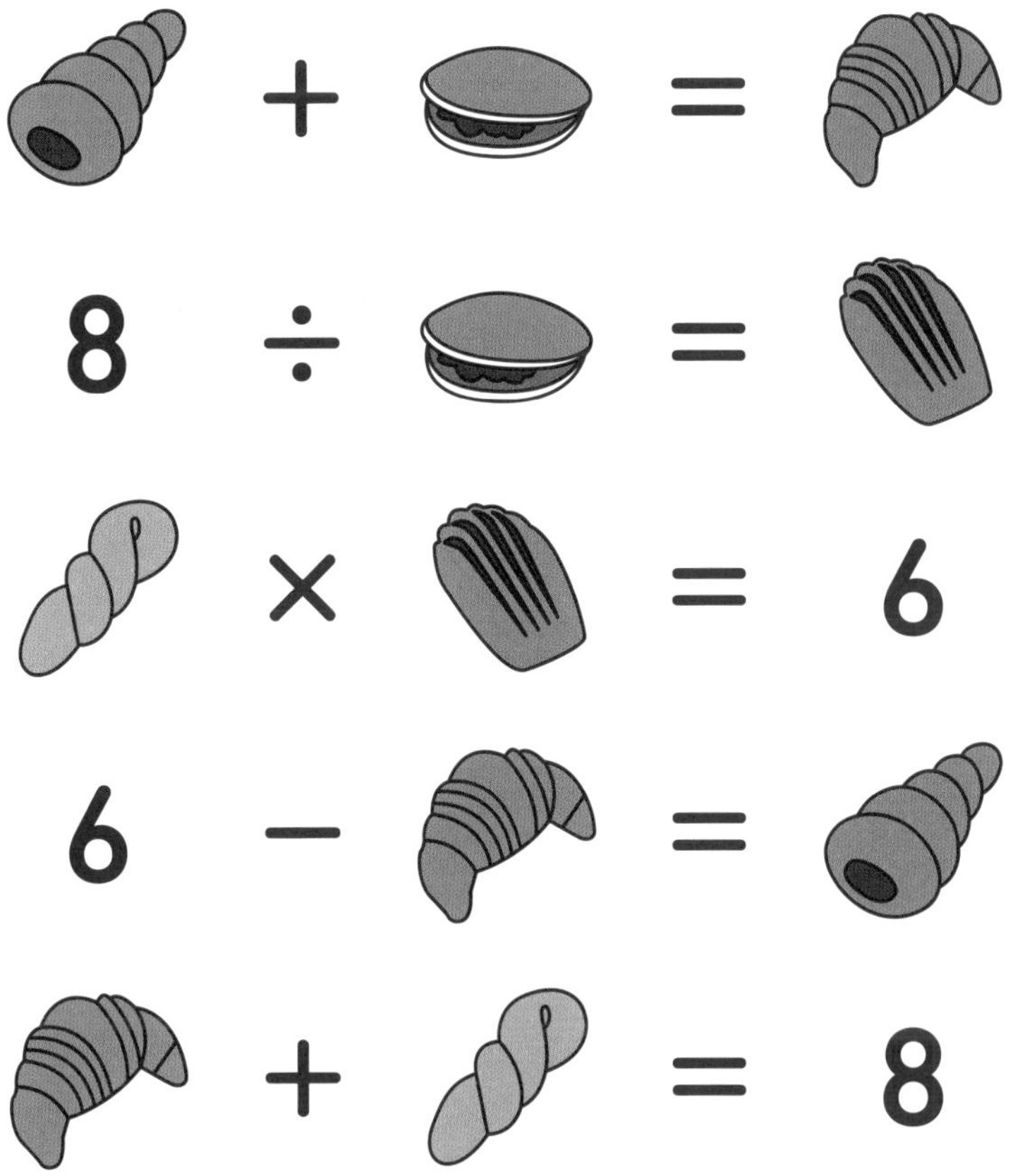

イラスト	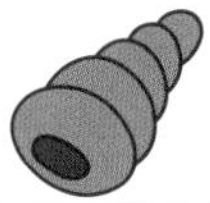	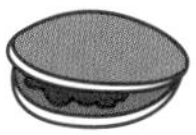	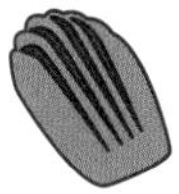	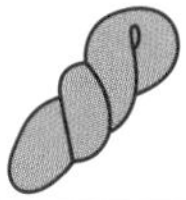	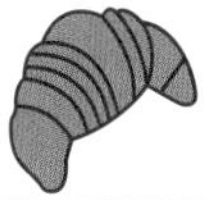
数字					

スイッチ4
基礎思考力アップドリル
11

1〜5の数字が、それぞれ**5種類のイラスト**に化けています。
どのイラストがどの数字になりますか？
下の枠に答えの数字を書いてください。

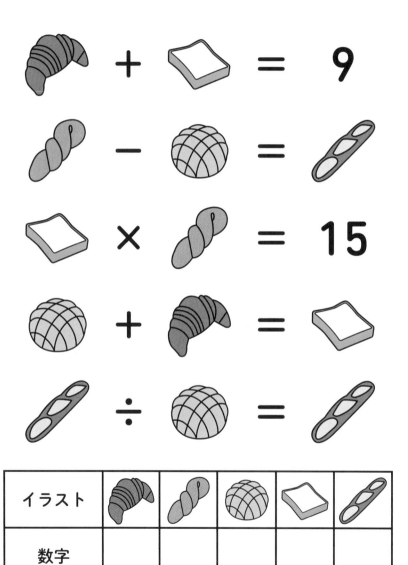

イラスト	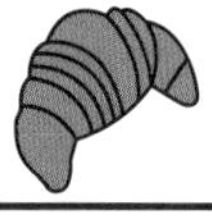	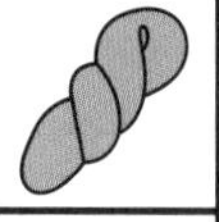	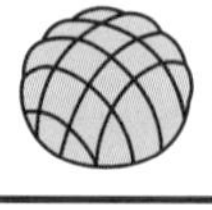	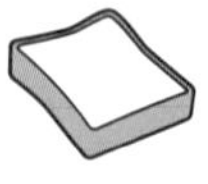	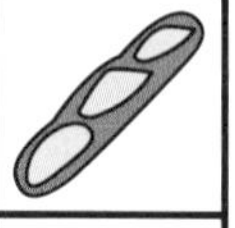
数字					

1～6の数字が、それぞれ6種類のイラストに化けています。
どのイラストがどの数字になりますか？
下の枠に答えの数字を書いてください。

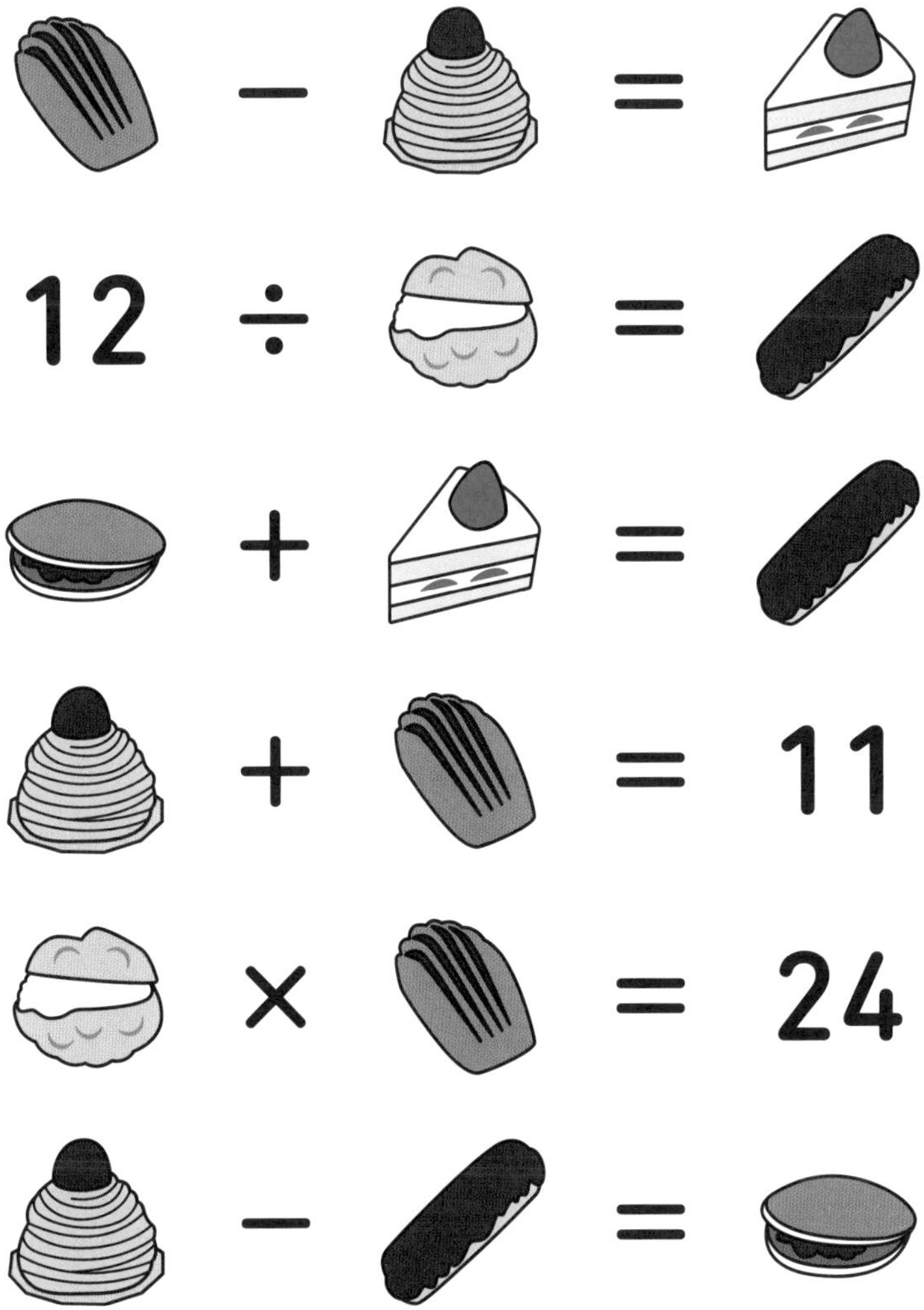

イラスト	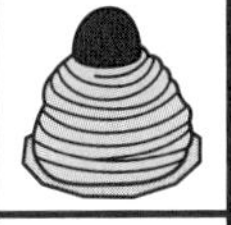		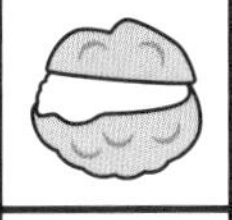	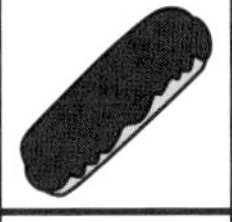	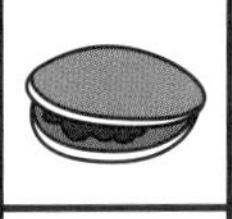	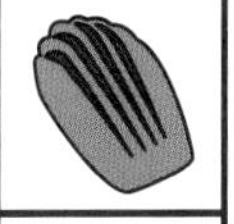
数字						

13

1～6の数字が、それぞれ**6種類のイラスト**に化けています。
どのイラストがどの数字になりますか？
下の枠に答えの数字を書いてください。

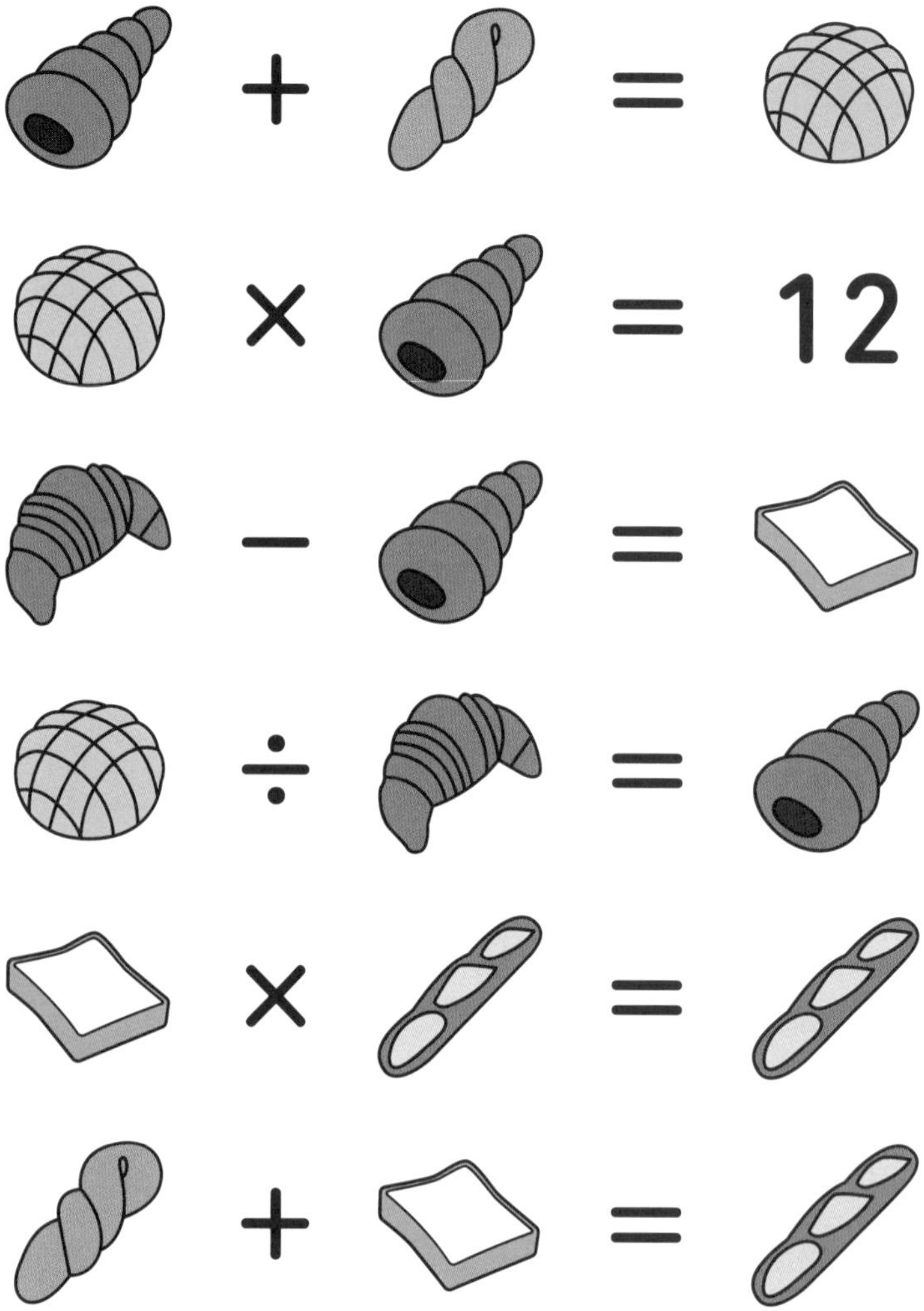

イラスト	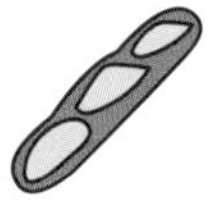	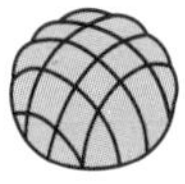	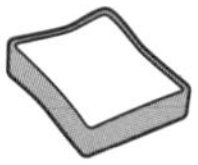	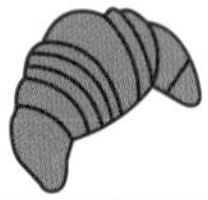	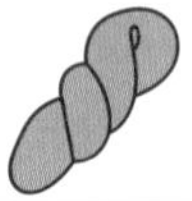	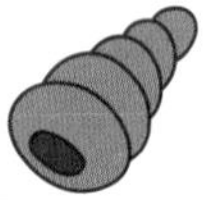
数字						

スイッチ4
基礎思考力アップドリル 14

1～4の数字が、それぞれ4種類のイラストに化けています。どのイラストがどの数字になりますか？下の枠に答えの数字を書いてください。

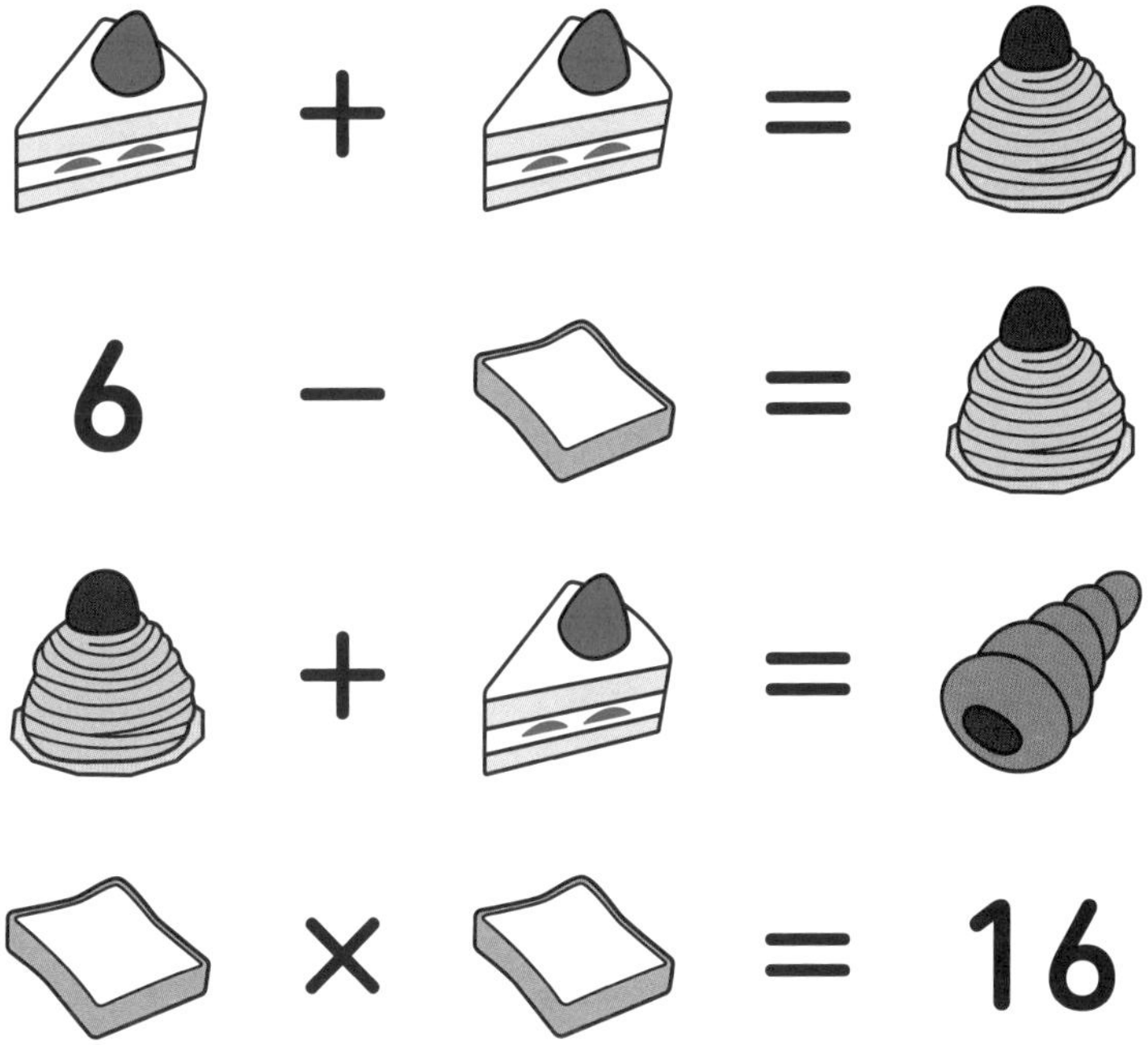

イラスト	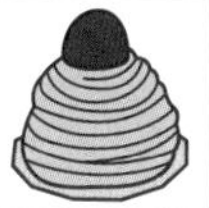	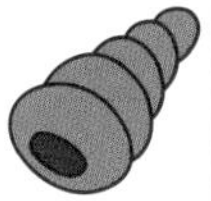	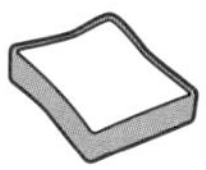	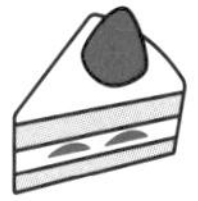
数字				

時間計測日

基礎思考力アップドリル｜01

1

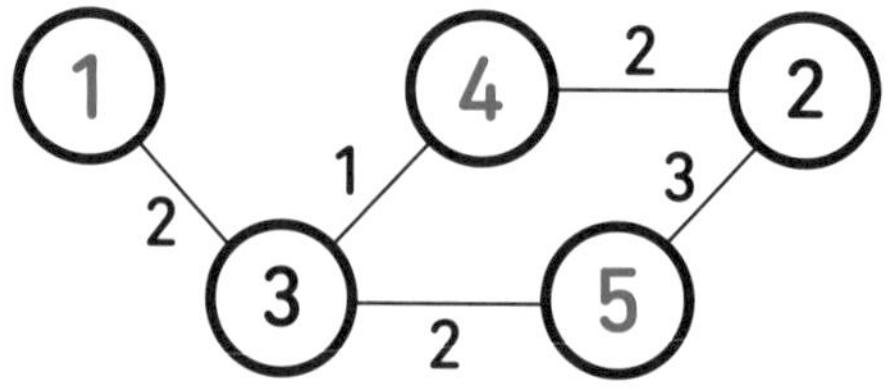

2

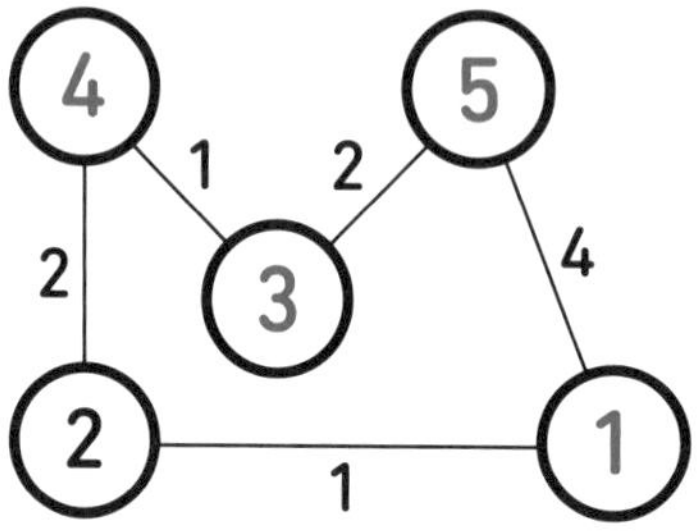

基礎思考力アップドリル｜02

1

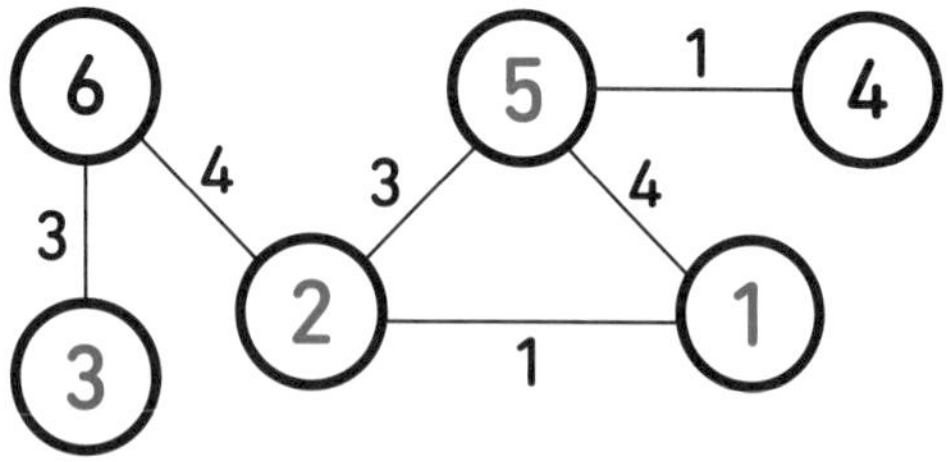

2

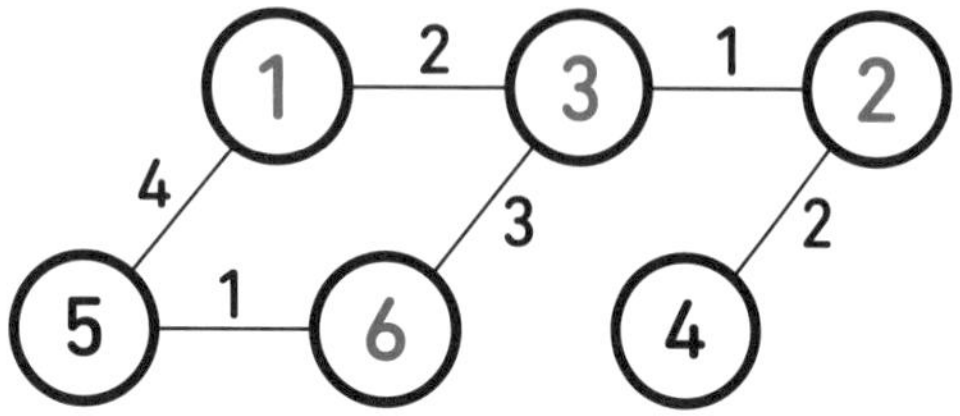

基礎思考力アップドリル｜03

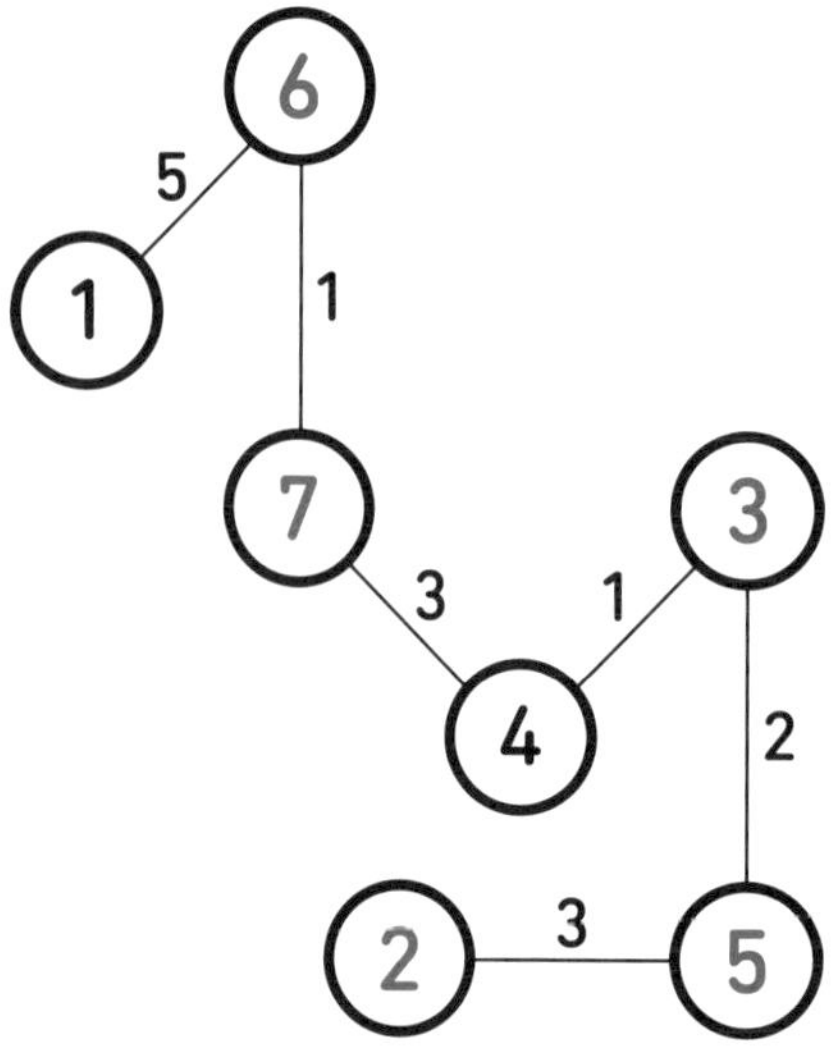

基礎思考力アップドリル｜04

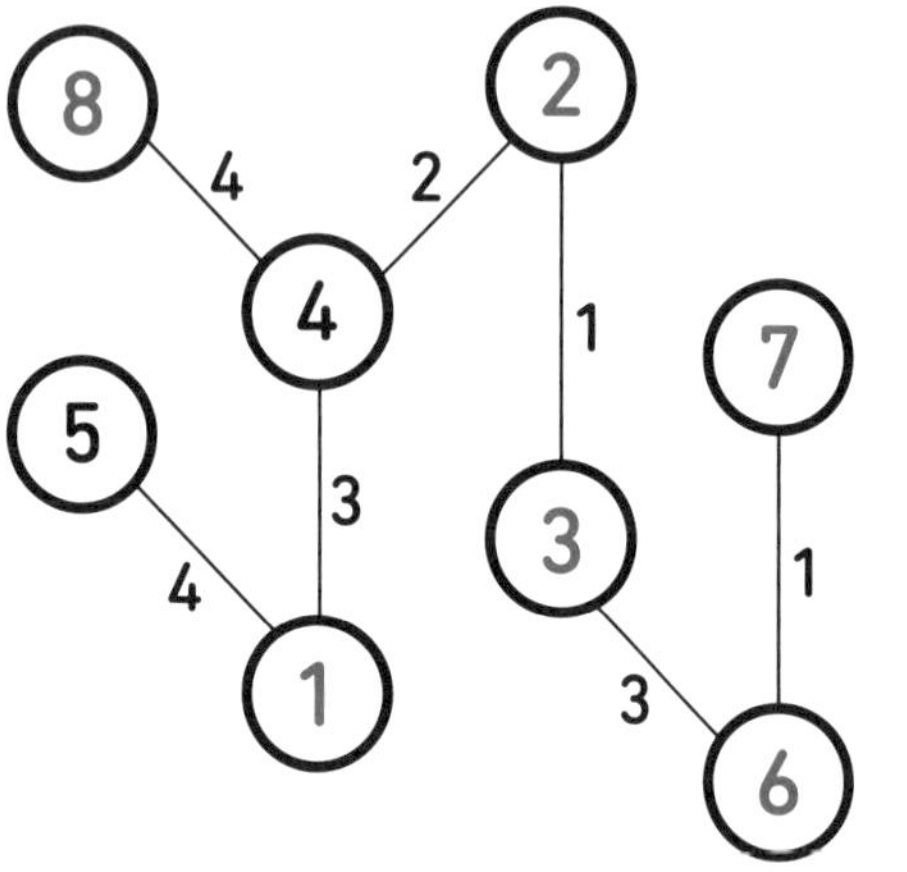

スイッチ4 解答

基礎思考力アップドリル 06

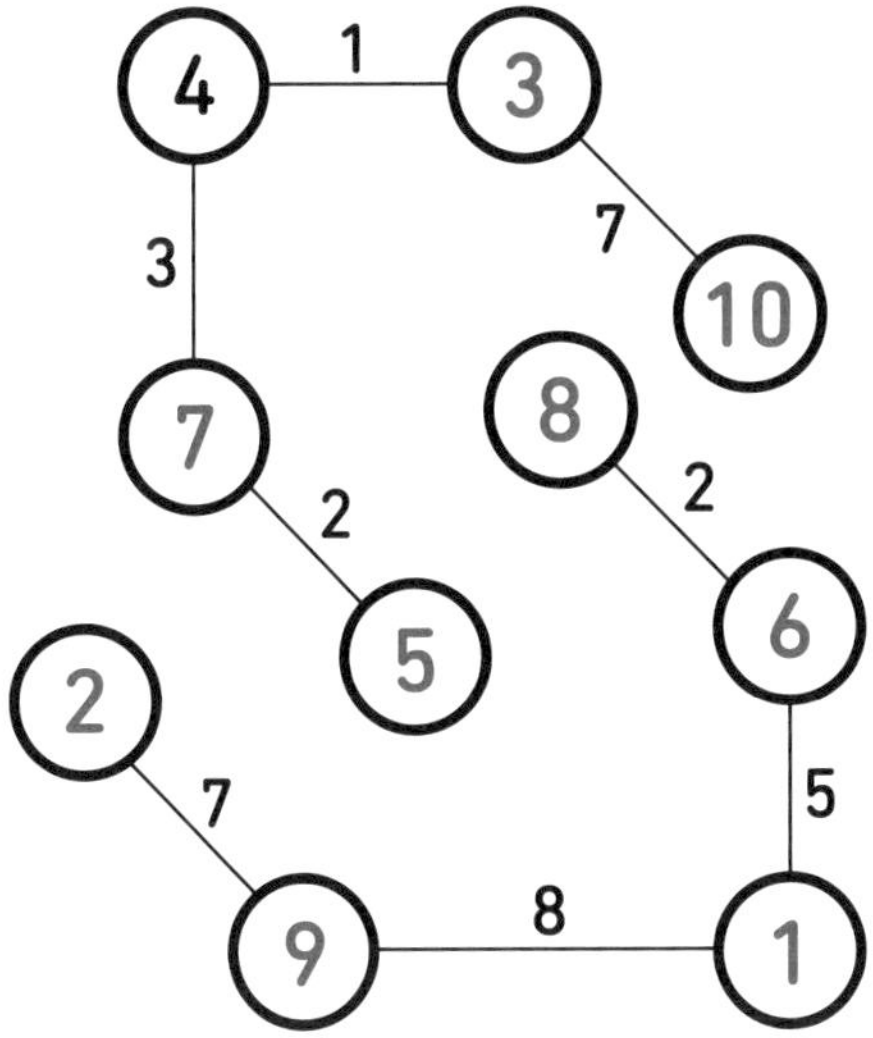

基礎思考力アップドリル 05

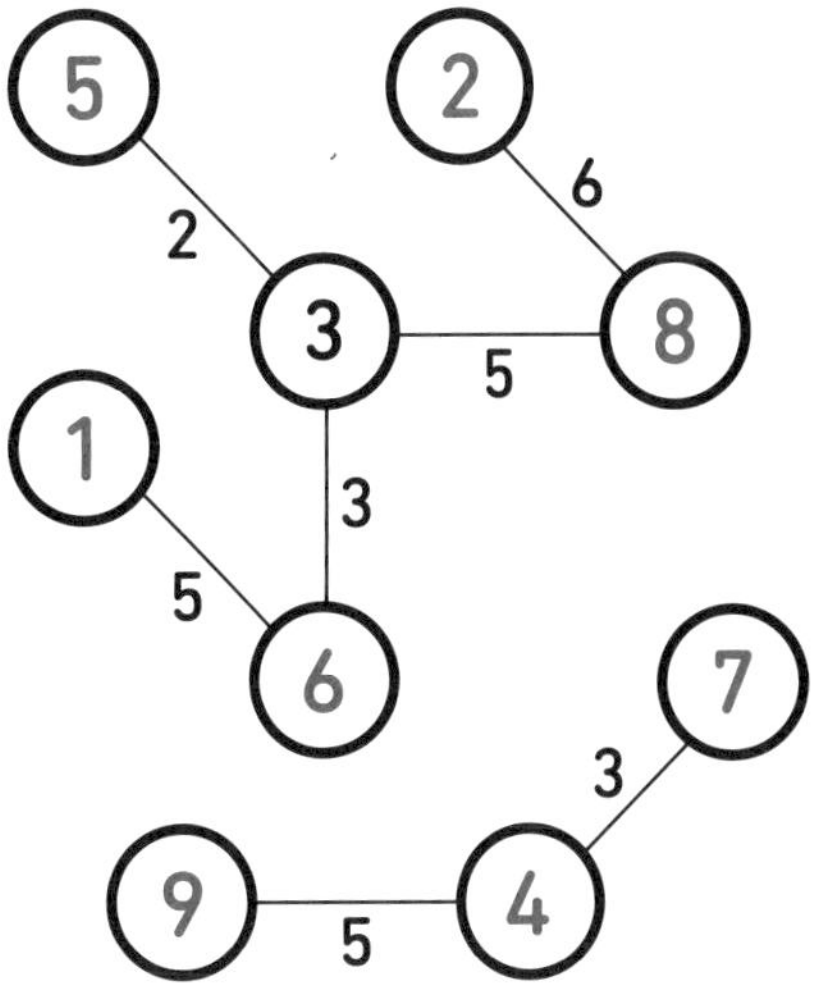

基礎思考力アップドリル 07

1

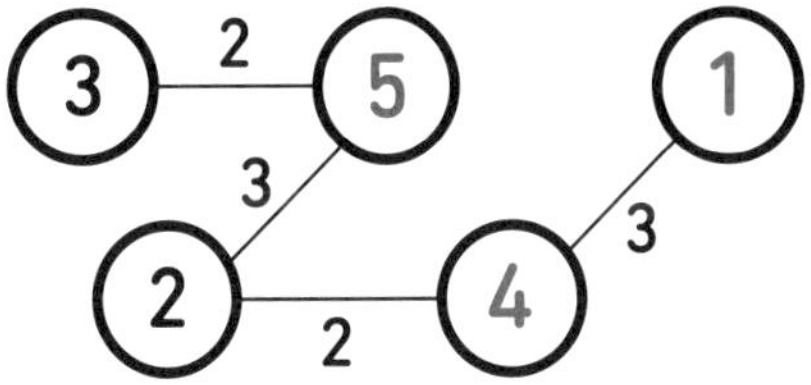

2

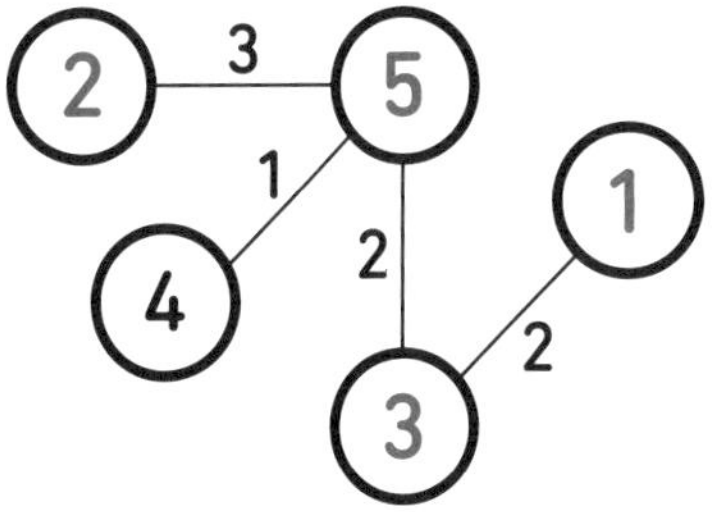

基礎思考力アップドリル｜08

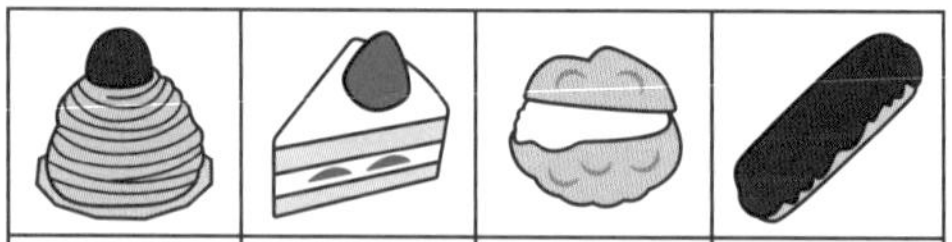

3	2	4	1

基礎思考力アップドリル｜09

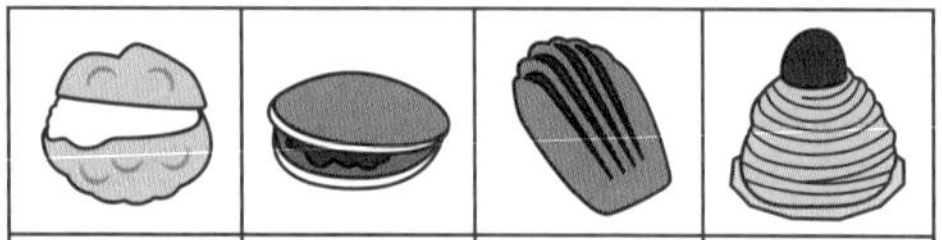

1	4	3	2

基礎思考力アップドリル｜10

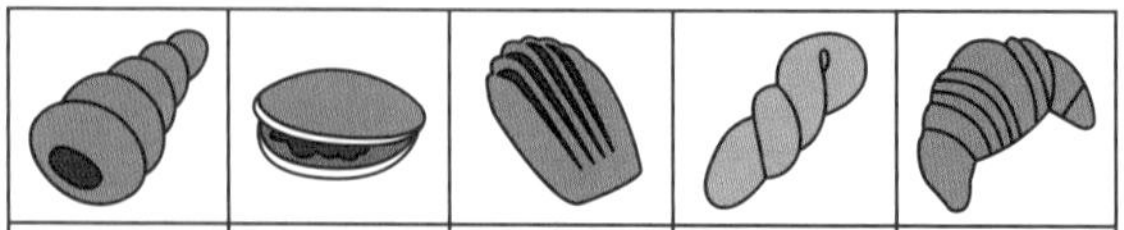

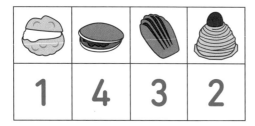

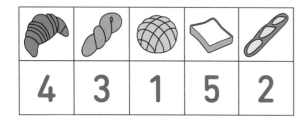

1	4	2	3	5

基礎思考力アップドリル｜11

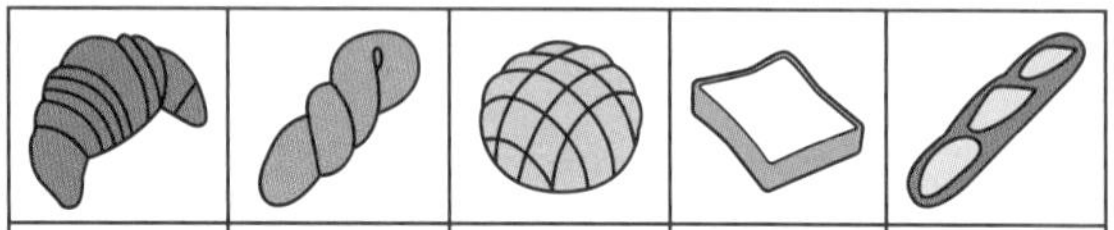

4	3	1	5	2

スイッチ4 解答

基礎思考力アップドリル 12

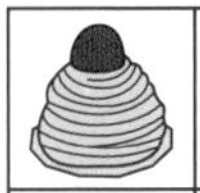		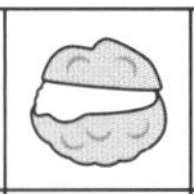	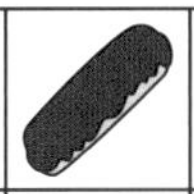	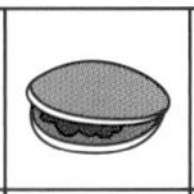	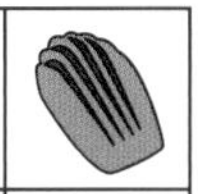
5	1	4	3	2	6

基礎思考力アップドリル 13

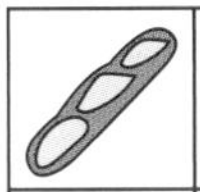	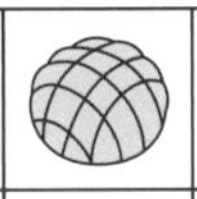		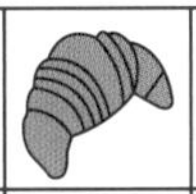	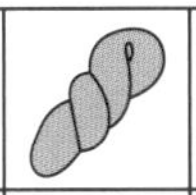	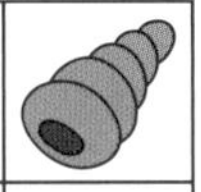
5	6	1	3	4	2

基礎思考力アップドリル 14

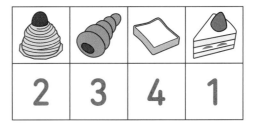

	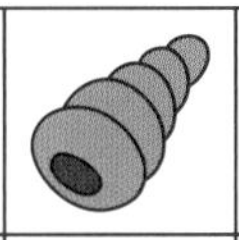		
2	3	4	1

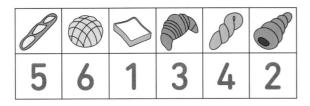

ドクターズコラム 2

「腸ねじり体操」で安眠を促し、翌朝快便でお腹スッキリ！

良質な睡眠を促し、腸の働きをよくする体操をひとつご紹介しましょう。

就寝前に行うと、睡眠中に腸のぜん動運動が起こって消化吸収が活発に行われる体操です。

脳に必要な栄養が送られるうえに、不要なガスが排出されて熟睡でき、翌朝は快便でお腹スッキリ。脳と腸、どちらにも多くのメリットがあります。

まず、布団の上で仰向けになります。スペースが許す範囲で両手を横に広げましょう。真横に、肩の高さまで上げられるなら、腹筋が伸びてベストです。

次に両ひざを直角に曲げて持ち上げ、左右どちらかにパタンと倒します。このとき両肩が浮かないように、下半身だけねじるようにします。この状態で5秒キープし、反対側も同様に行います。脇腹にかけてつく腹斜《ふくしゃ》筋《きん》が伸びるのを感じてください。

腹斜筋は、排便時に便をグッと押し出すために必要な筋肉。ここを伸ばすと翌朝の排便がスムーズになります。

スイッチ 5

意欲

アップドリル

スイッチ5

前頭前野《ぜんとうぜんや》を活性化して意欲アップ！

最終段階となるこのスイッチでは、物事を前に進めるための原動力となる「意欲」をアップさせましょう。

意欲低下は認知症に至る一歩手前の段階。ここでくい止めることが大切です。脳内では、前頭葉《ぜんとうよう》の前頭前野《ぜんとうぜんや》が、意欲と密接に関連します。

ここでは、「解けた！」という喜びが感じられ、「もっと解きたい」という意欲がわき起こるような問題を選びました。達成感が得られるような成功体験を重ねることで、前頭前野の活性化が期待できます。

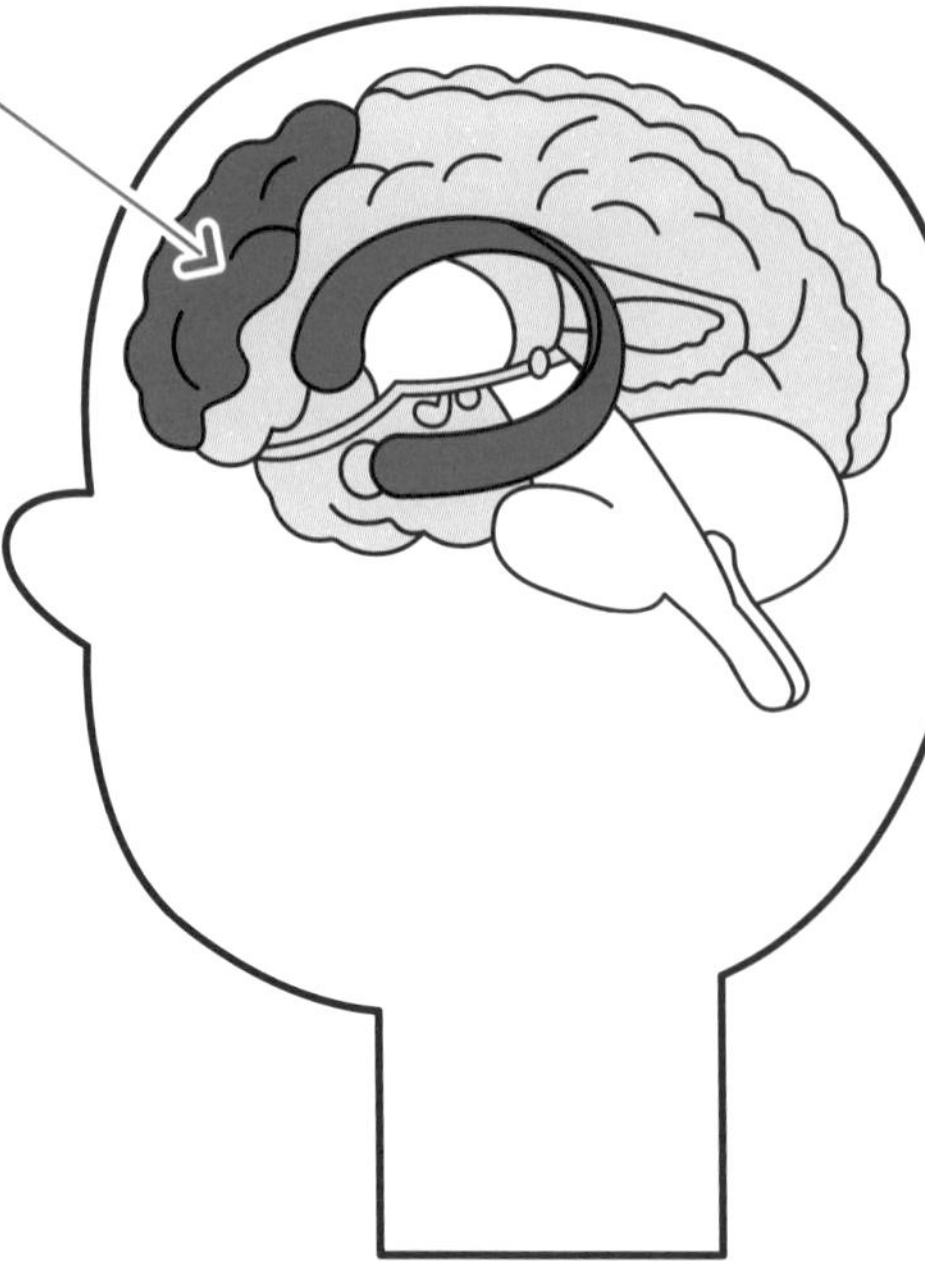
前頭前野
前頭葉の大部分を占める部位。思考力全般と密接に関連し、意欲の源となる前向きな感情もこの部位が司る。

パターン1（1～7日目）

達成感を味わいながら意欲スイッチをオン

●くるくる単語パズル

単語の途中で抜けたマスにあてはまる文字を考える問題です。前後の文字の流れを見ながら「あ！」っとひらめいて、単語が完成した瞬間に達成感が味わえます。

その際に、前頭前野が刺激され、意欲のスイッチがオン。この体験を積み重ねていくうちに、意欲がどんどんわき起こっていく感覚を覚えるはずです。

パターン2（8～14日目）

脳力を総動員してさらに意欲アップ

●上下迷路

上下で異なるグレーのマスを避けながら、同じ白いマスだけを進んでいく問題。上下を見比べながら進むという単純な作業をくり返しつつも、スイッチ1～4で鍛えた脳力を総動員する高度な脳力が必要とされます。

ゴールにたどりついた瞬間には、大きな喜びと達成感が味わえ、さらなる意欲アップにつながります。

パターン1

くるくる単語パズルの進め方

- 円の中の文字を、右回りに読むと意味のある言葉になるように、「？」に入る文字を考える問題です。
- 「？」には、それぞれ1文字ずつ入ります。
- 一般的に漢字やカタカナで書く言葉も、すべてひらがなで書いています。

例題

「？」に文字をおぎなって言葉を完成させましょう。

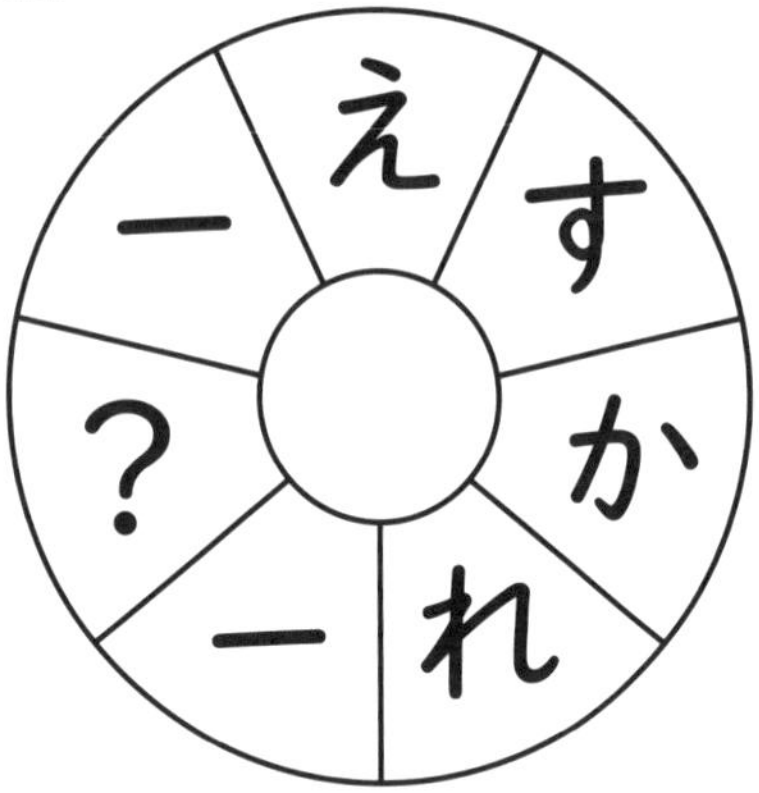

解答　エスカレーター

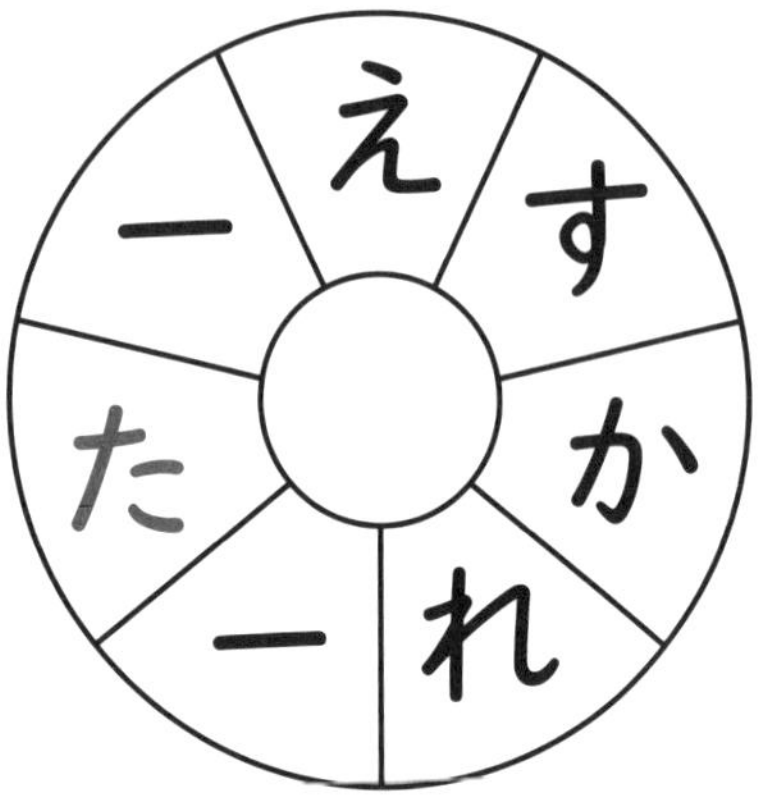

スイッチ5
意欲アップドリル
01

「？」に1文字ずつおぎなって言葉を完成させましょう。
※文字は右回りに読んでください。

1

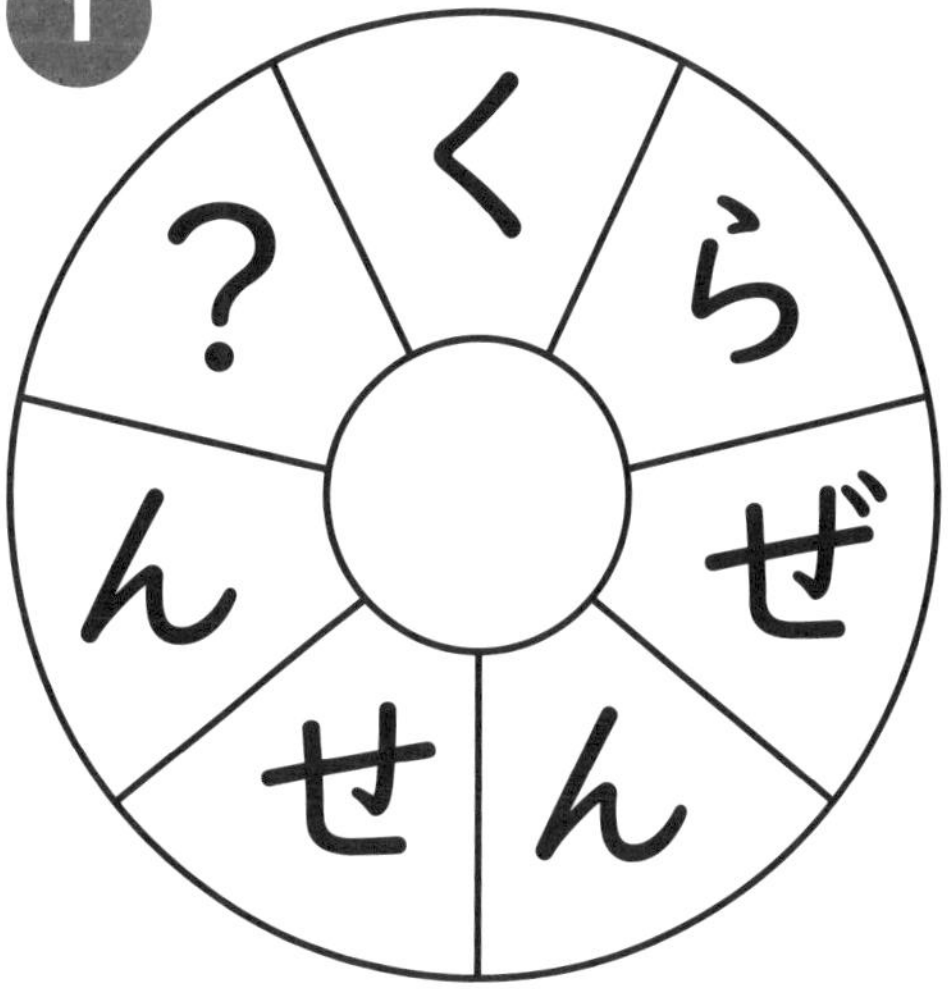
く
ら
ぜ
ん
せ
ん
？

2

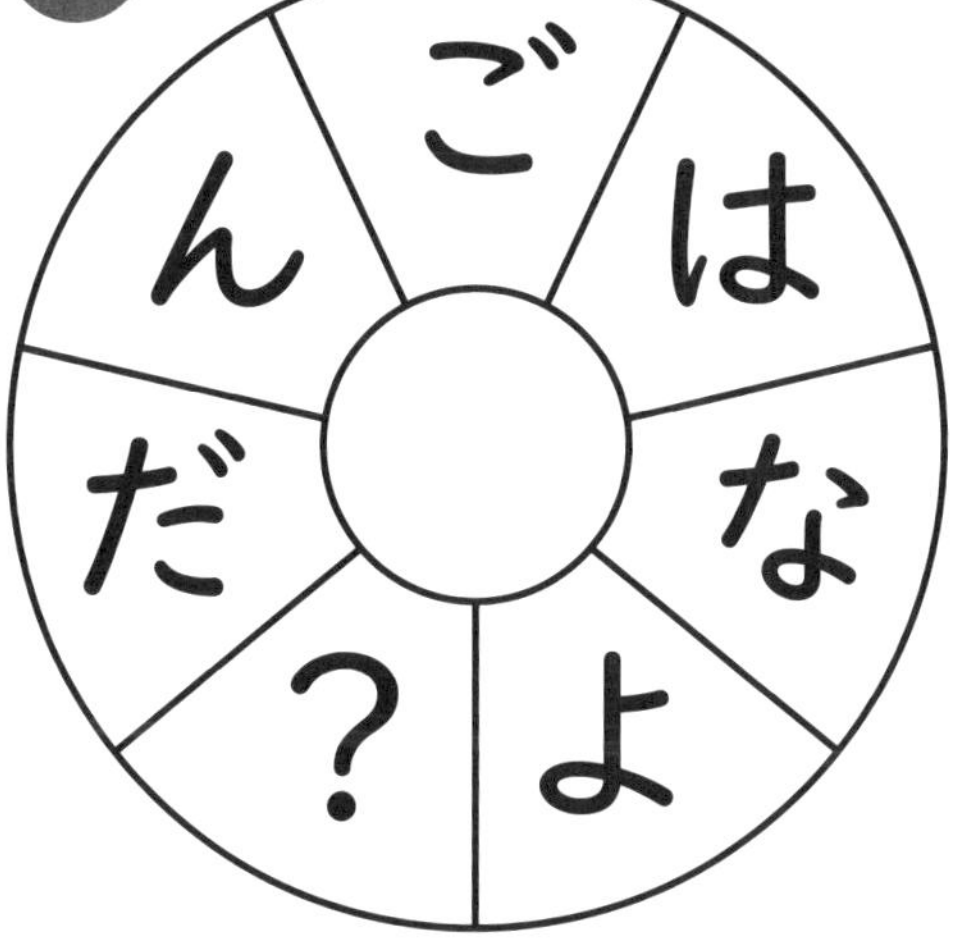
ご
は
な
よ
？
だ
ん

3

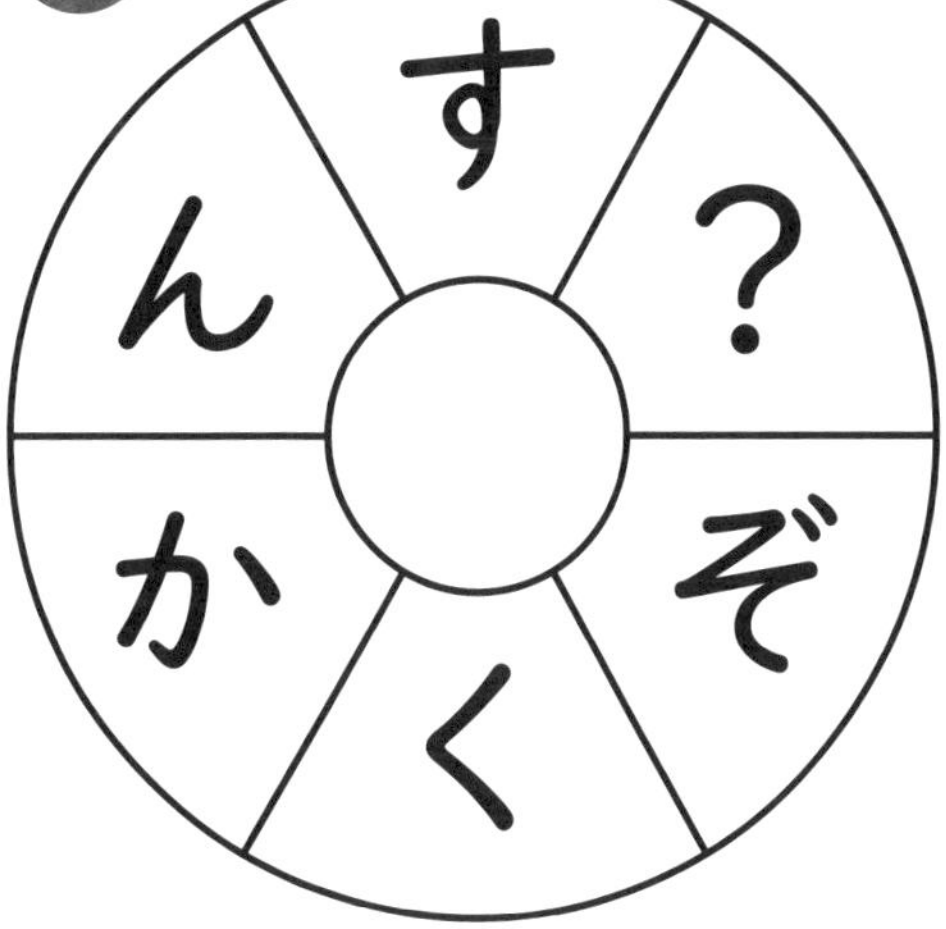
す
？
ぞ
く
か
ん

時間計測日

「?」に1文字ずつおぎなって言葉を完成させましょう。
※文字は右回りに読んでください。

1

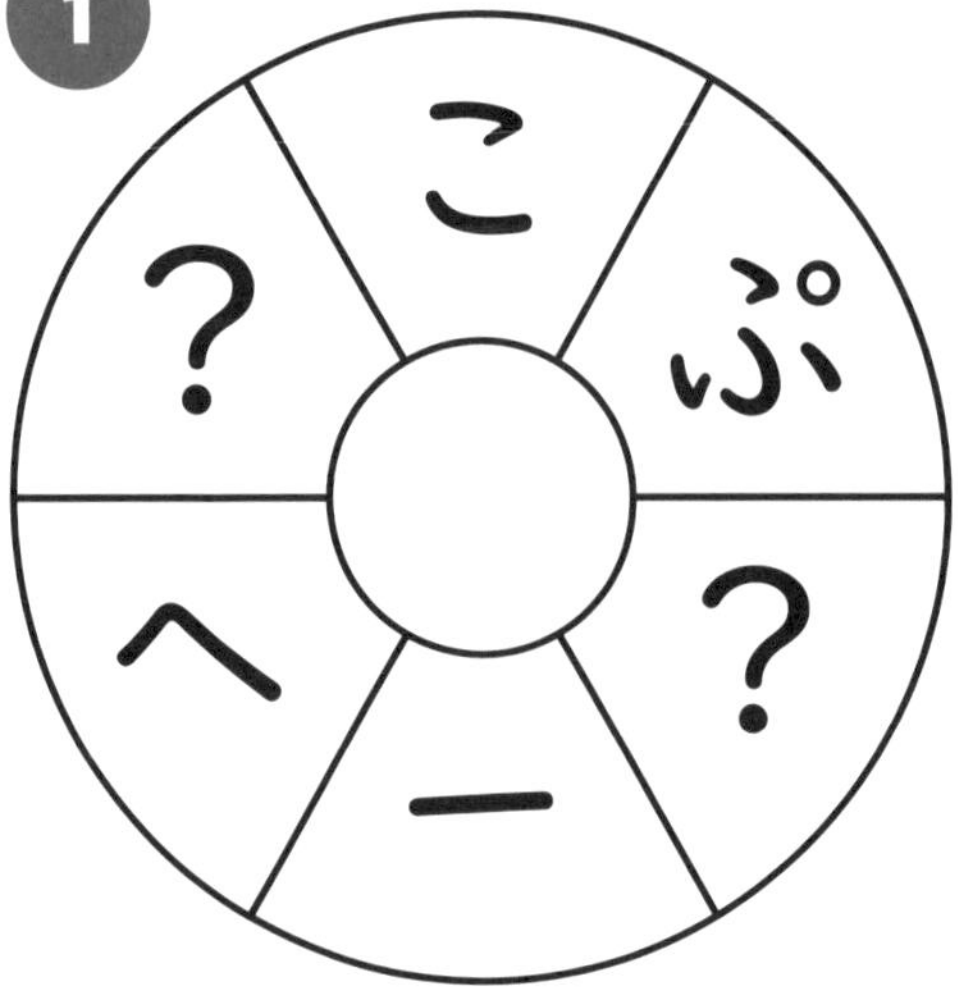

2

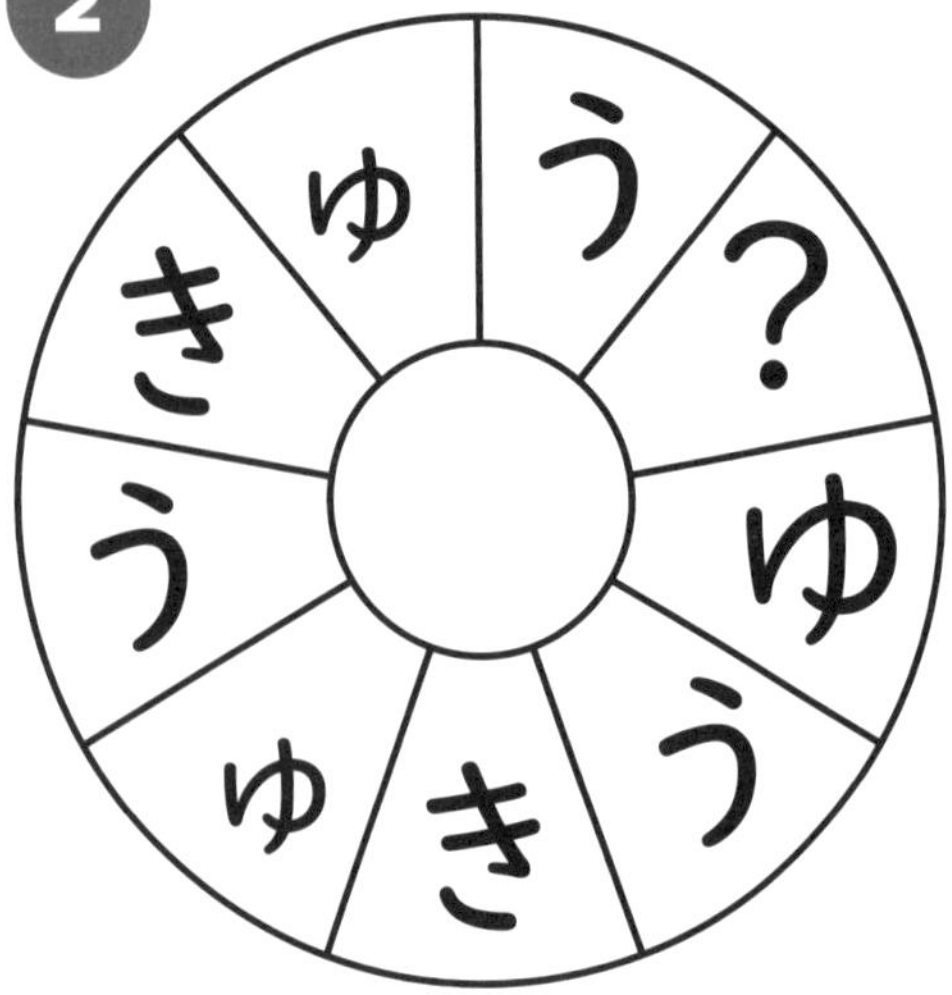

3

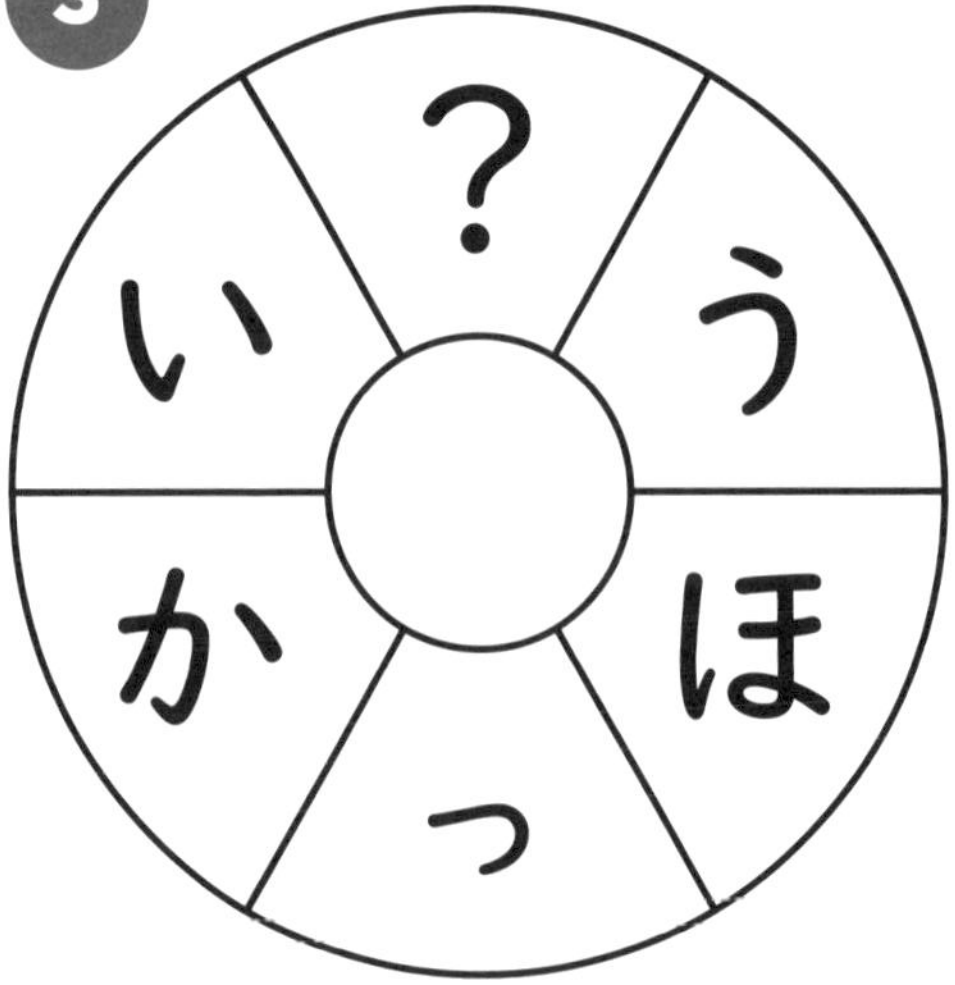

「？」に1文字ずつおぎなって言葉を完成させましょう。
※文字は右回りに読んでください。

1

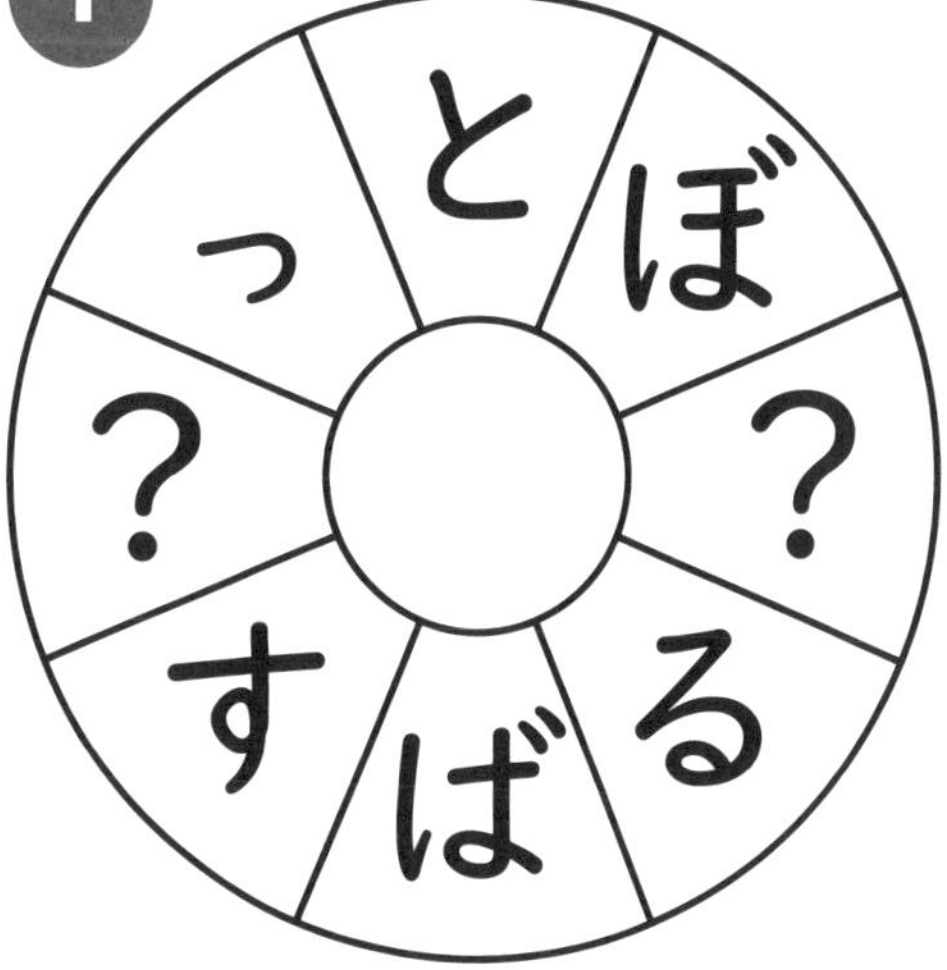

2

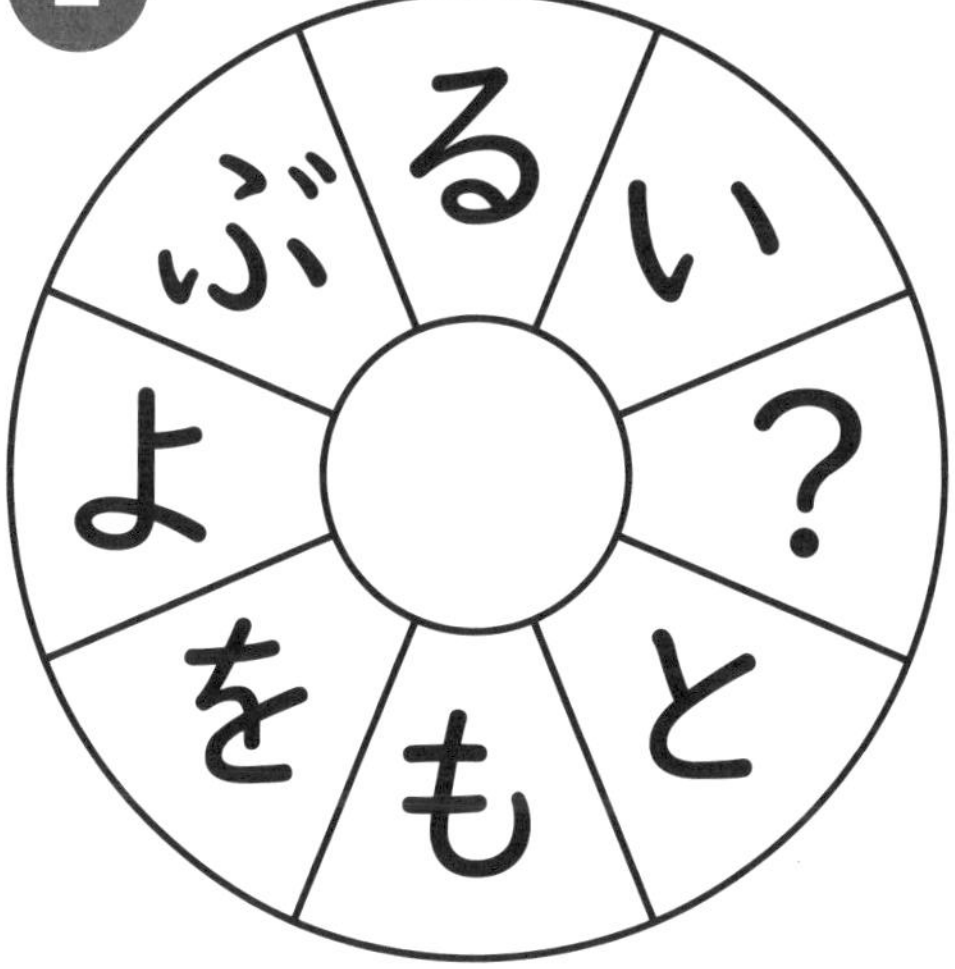

3

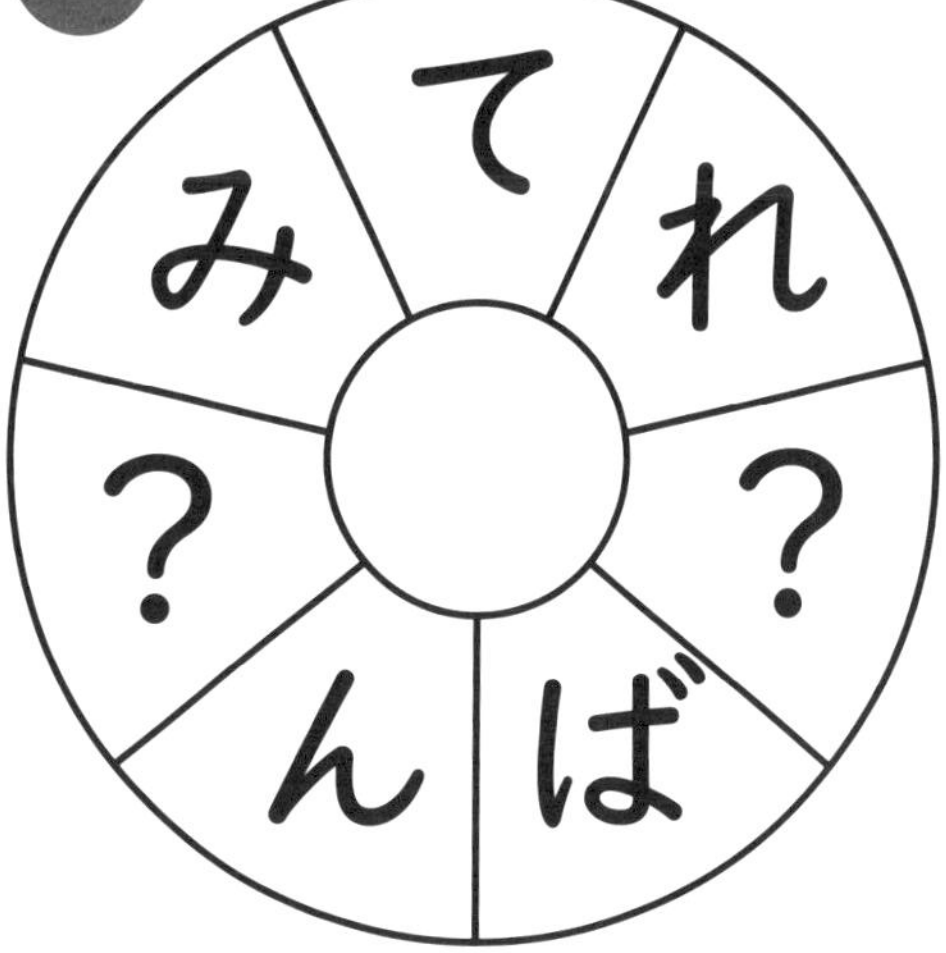

「？」に1文字ずつおぎなって言葉を完成させましょう。
※文字は右回りに読んでください。

1
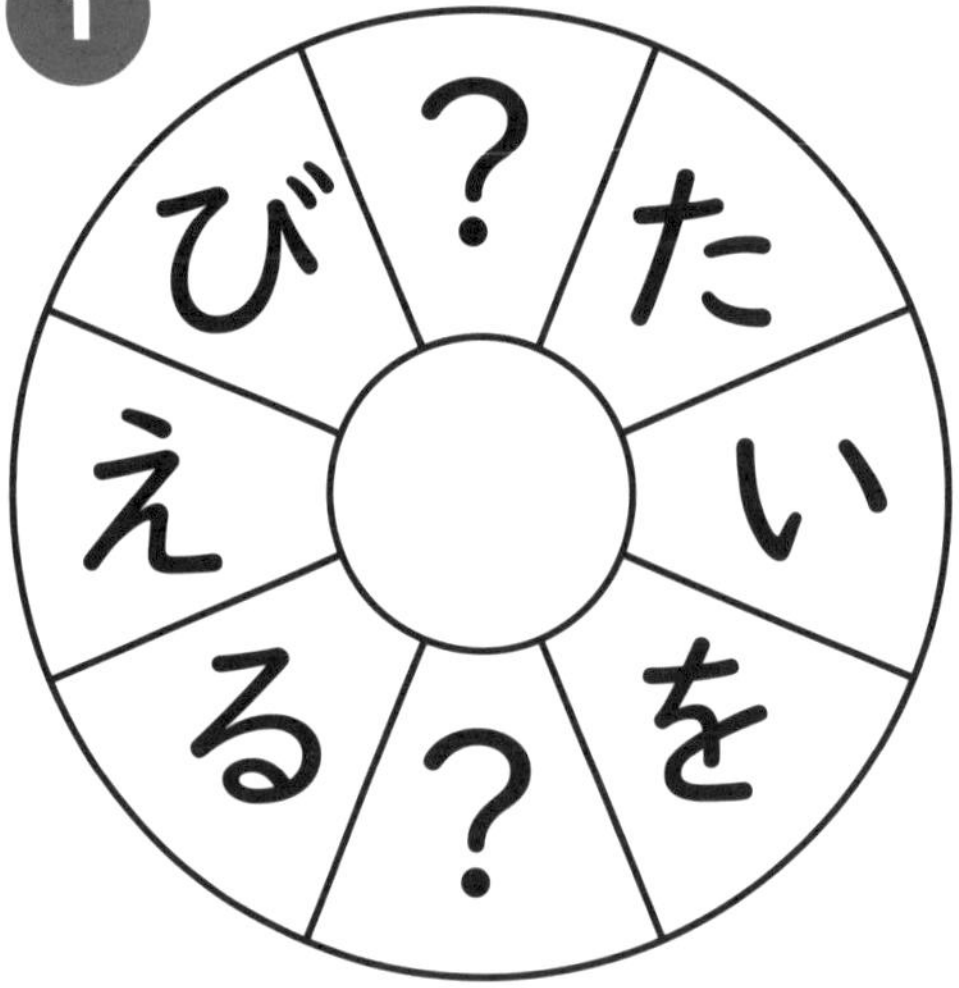

2
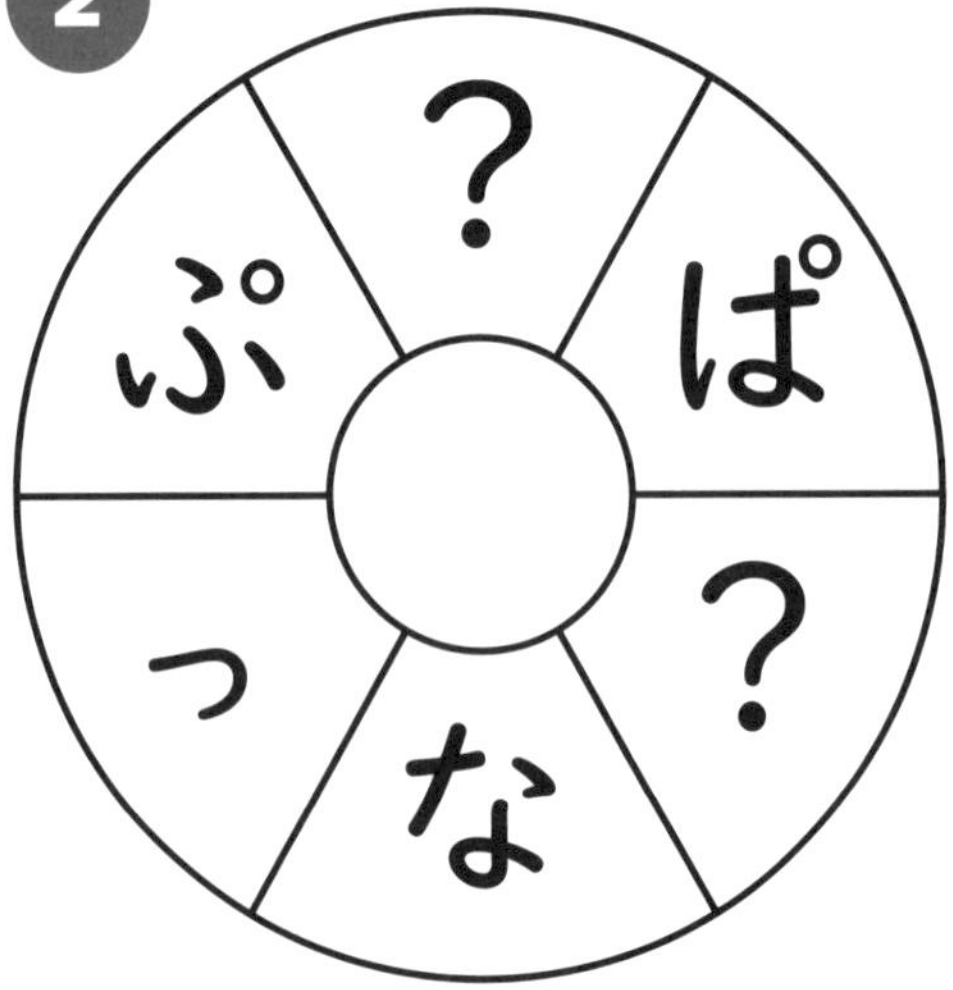

3
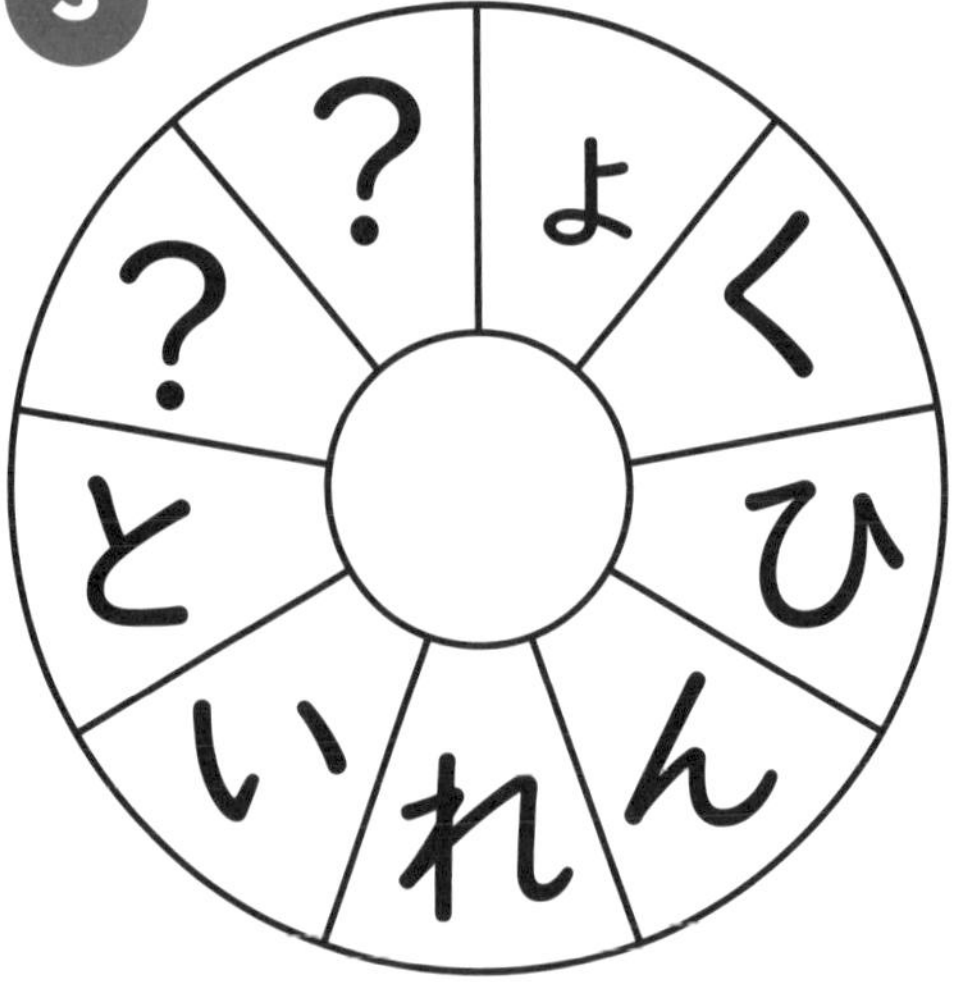

「？」に1文字ずつおぎなって言葉を完成させましょう。
※文字は右回りに読んでください。

1

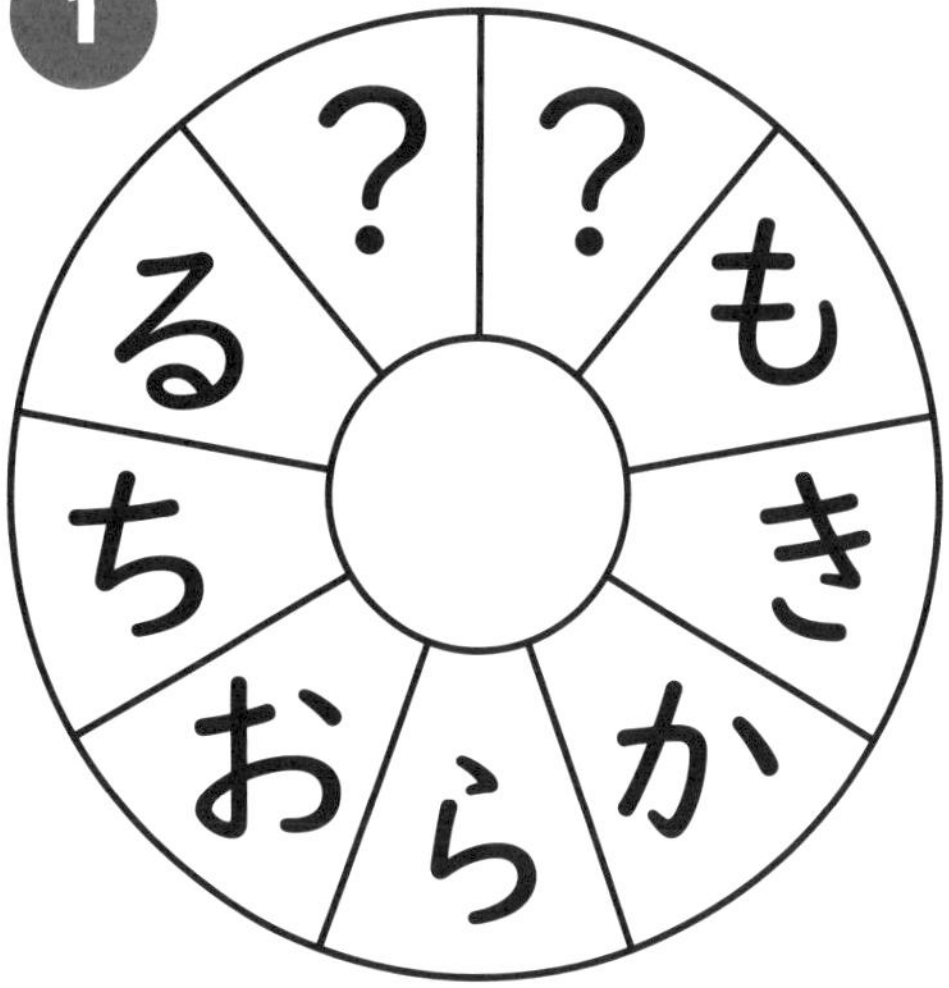

2

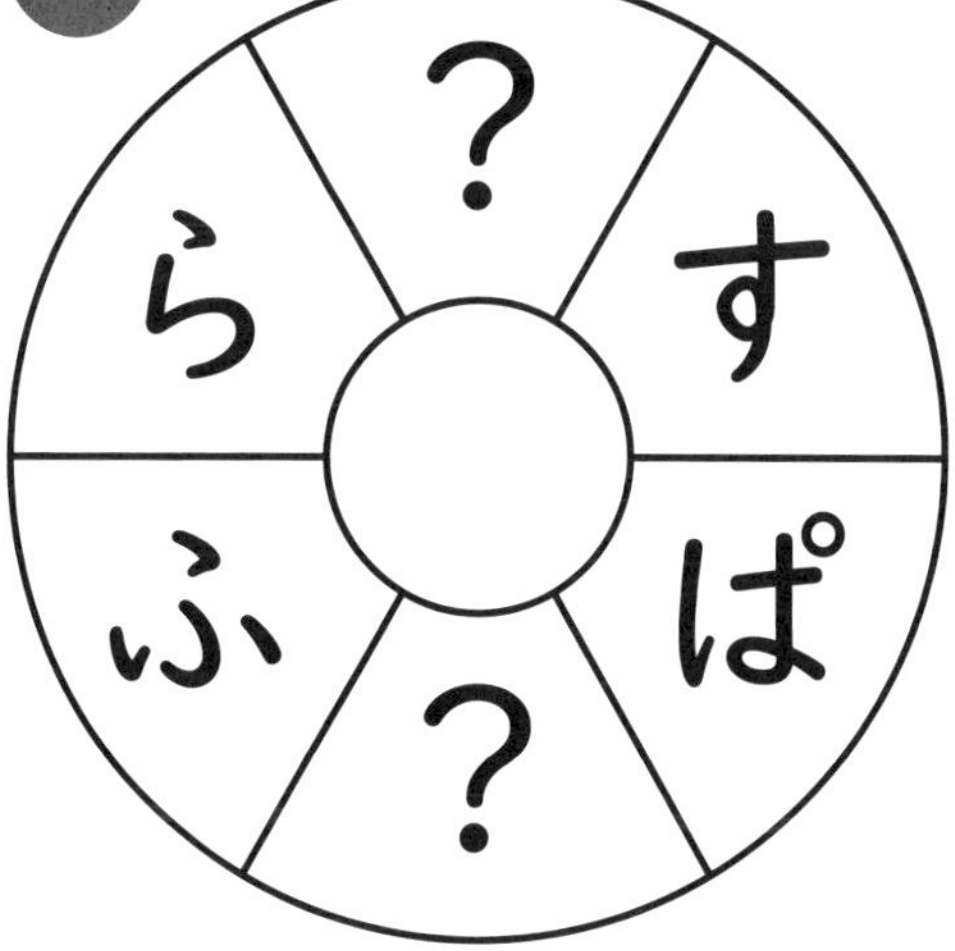

3

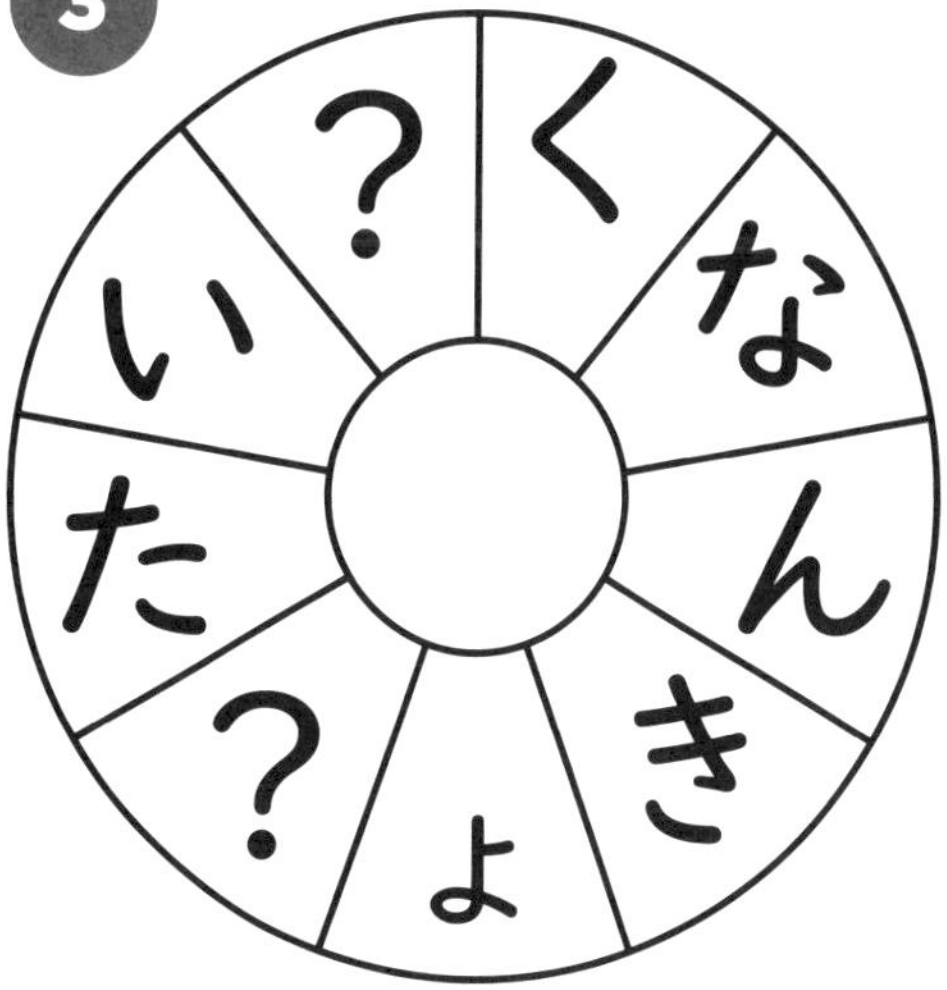

「？」に1文字ずつおぎなって言葉を完成させましょう。
※文字は右回りに読んでください。

1

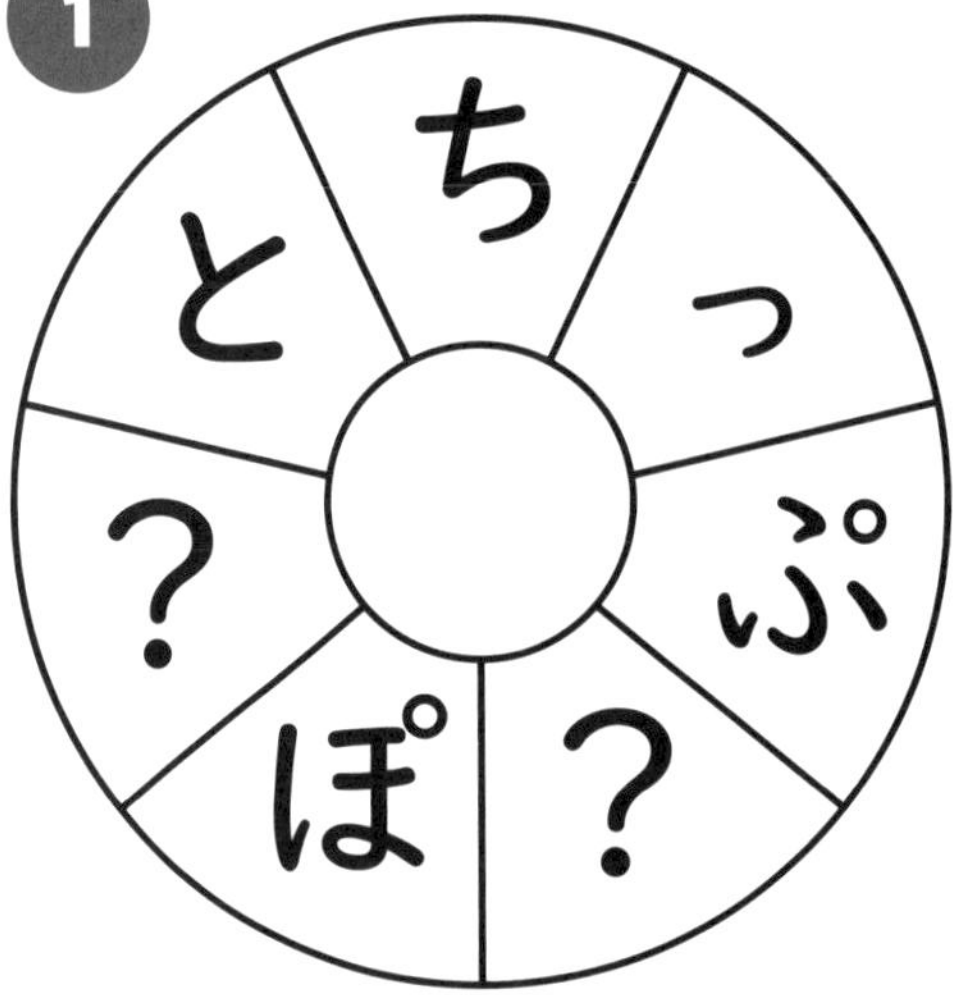

2

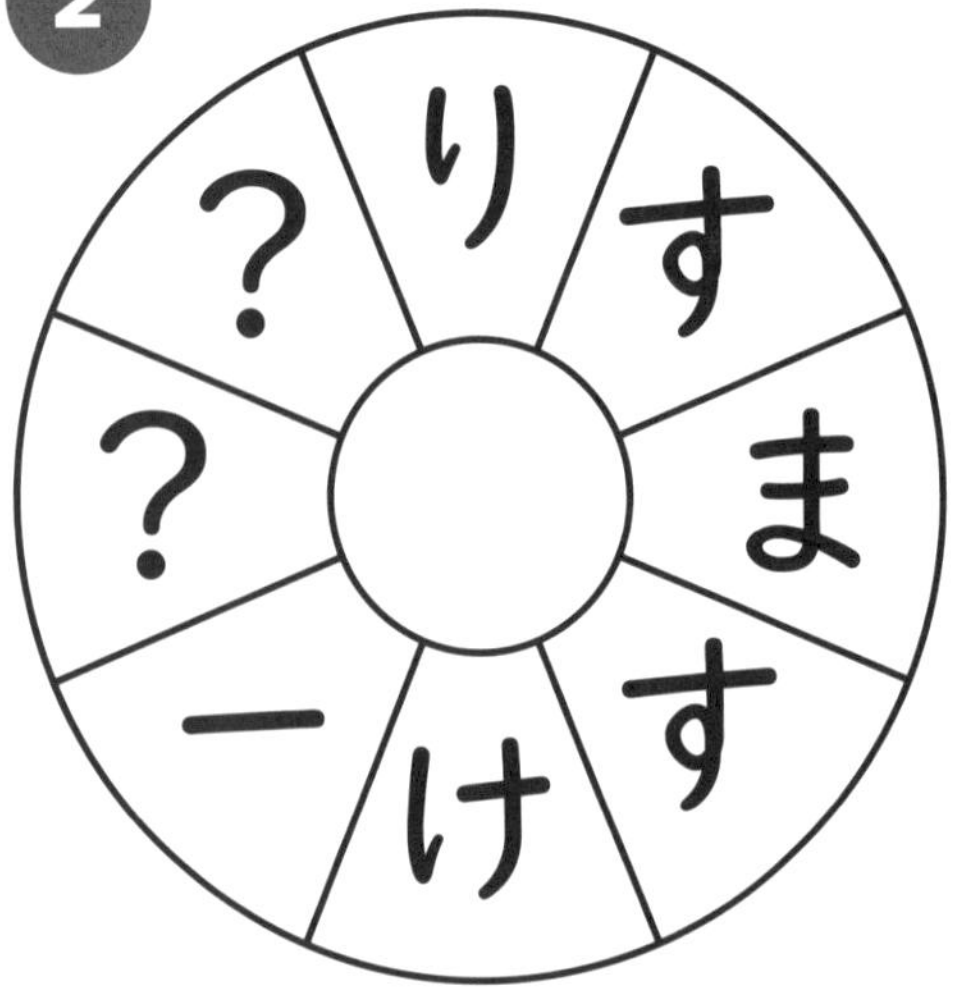

3

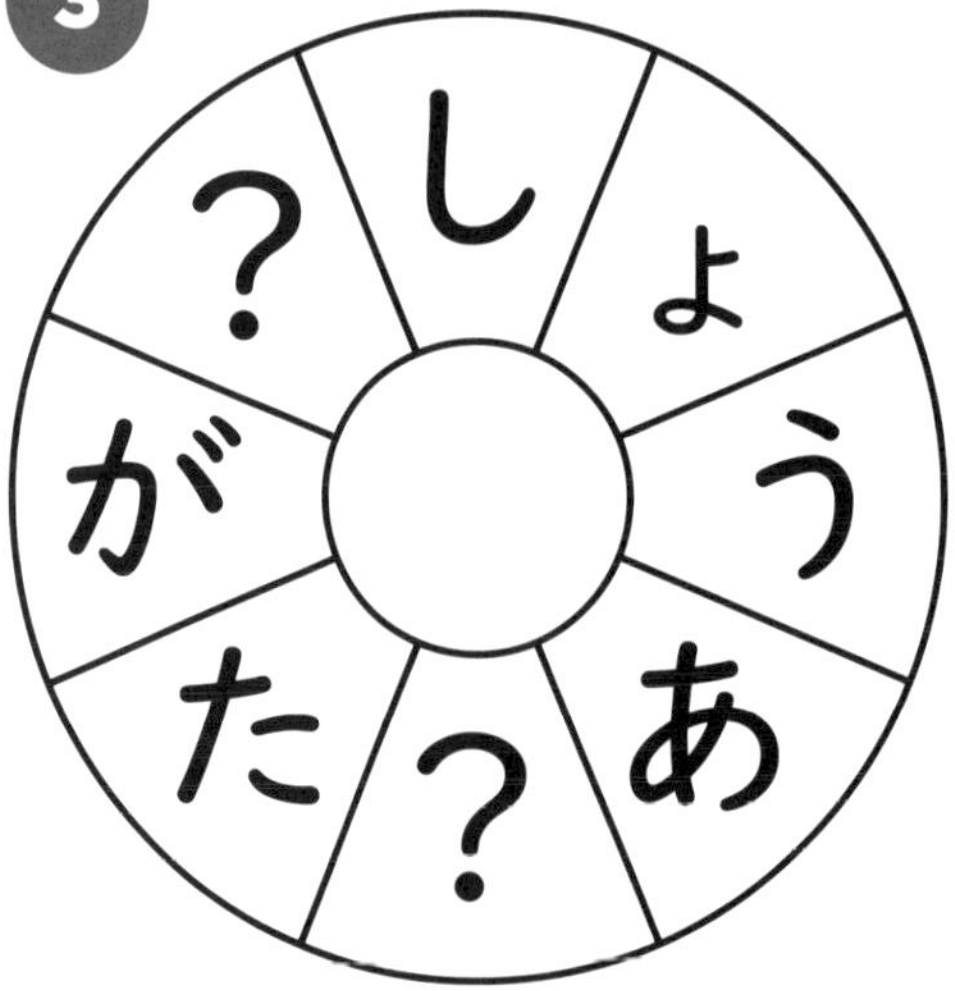

スイッチ5

意欲アップドリル 07

「？」に1文字ずつおぎなって言葉を完成させましょう。
※文字は右回りに読んでください。

1

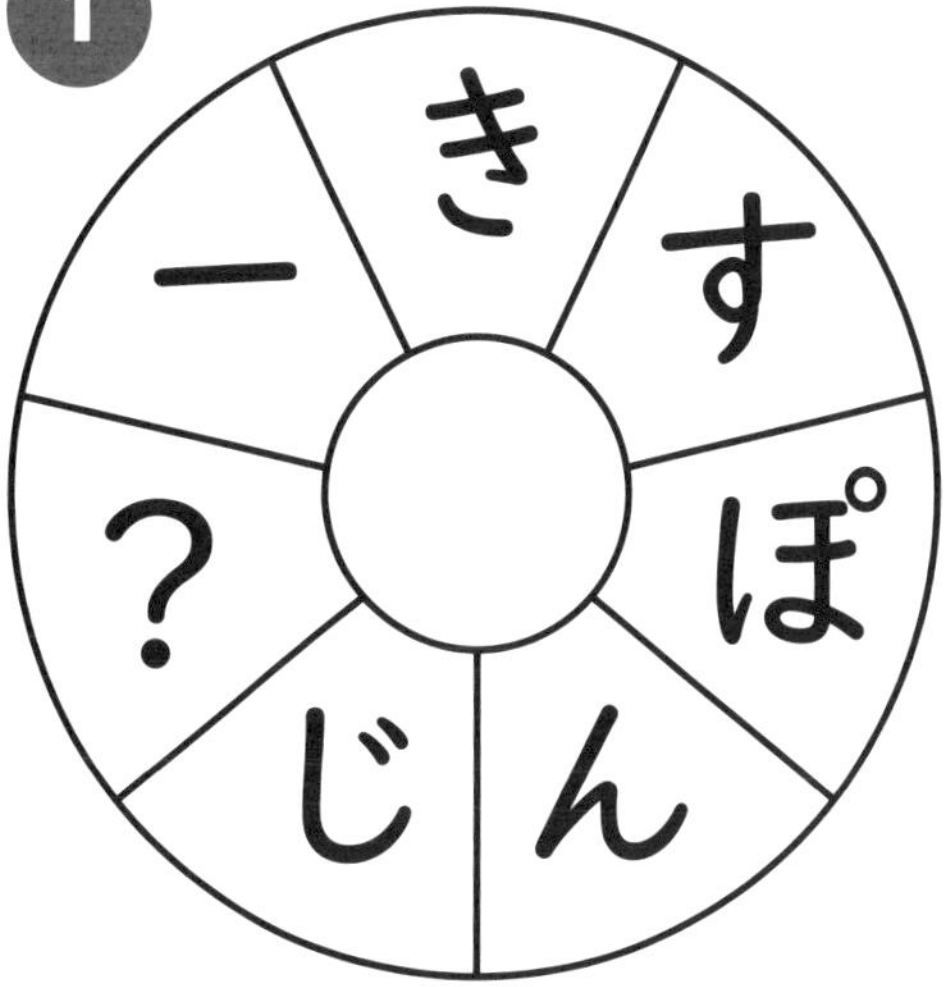

2

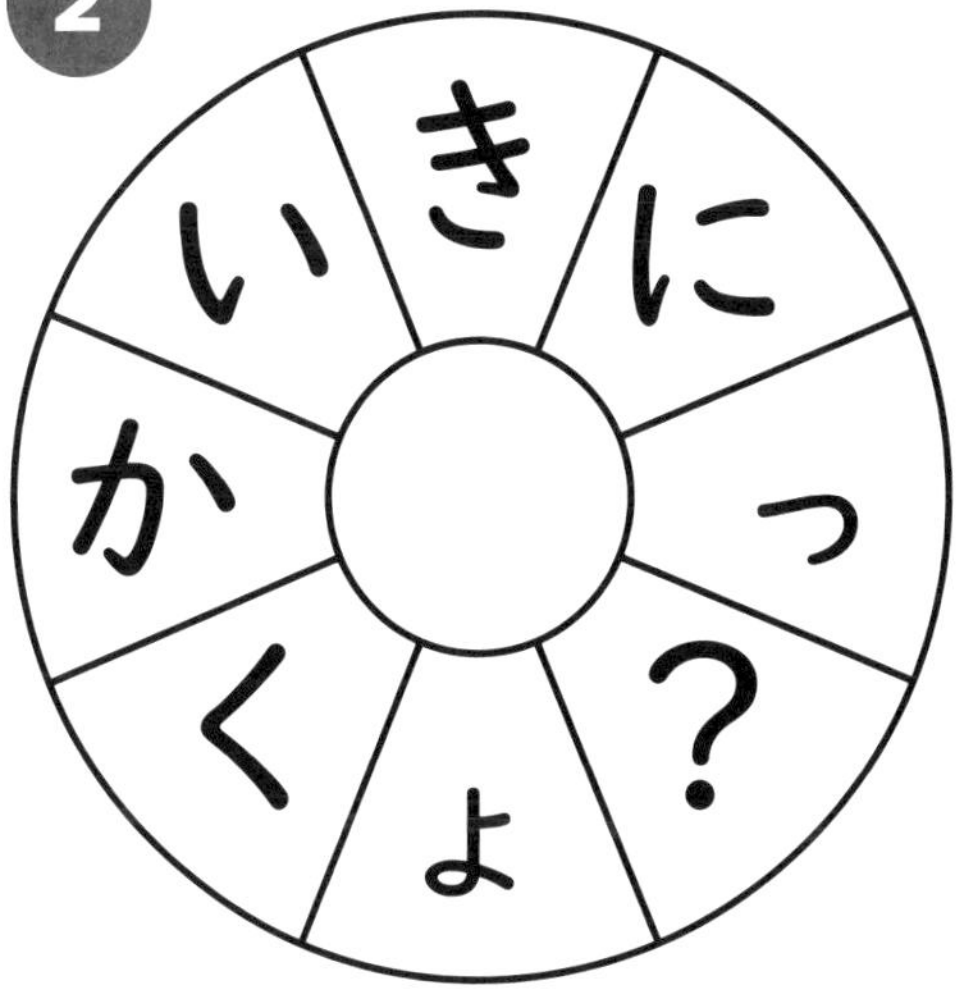

3

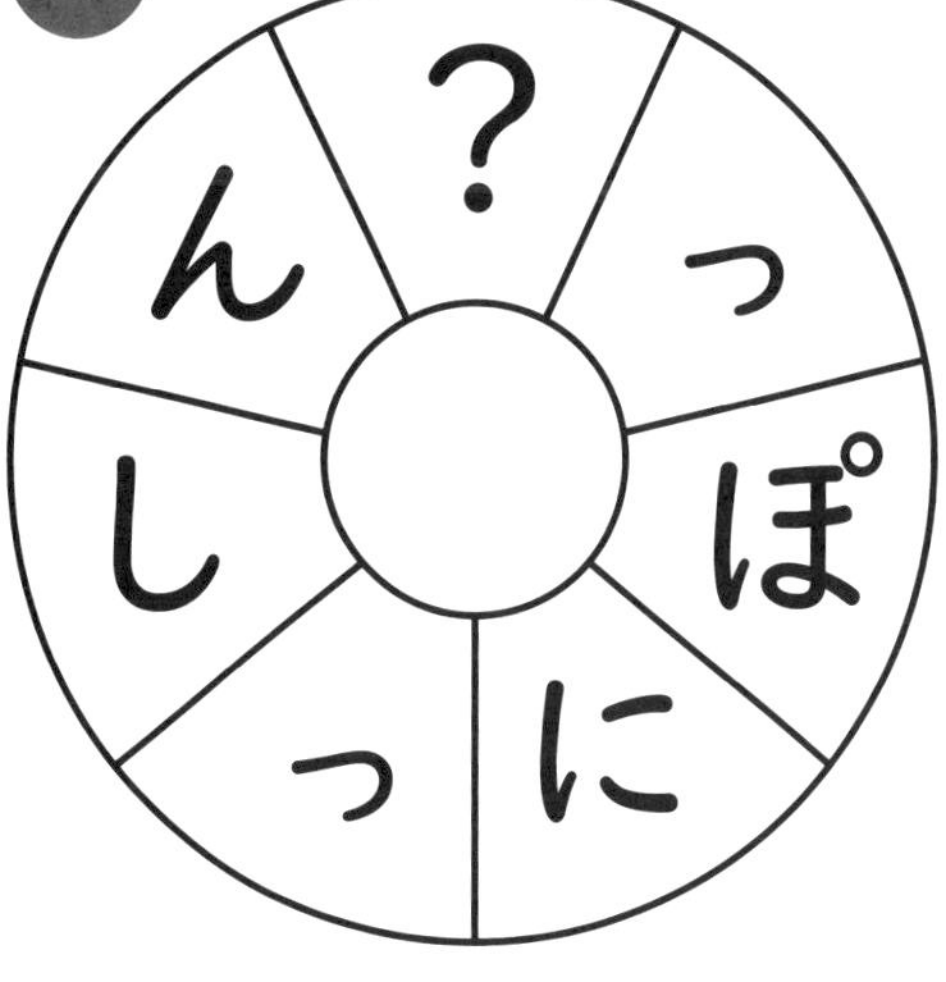

時間計測日

パターン2 上下迷路の進め方

● 上下の図で、●から★まで同じマスを通って進む道を探す問題です。

● 上下ともに白いマスだけを通ることができます。グレーのマスが上下どちらか、または両方にある場合は、通れません。

例題

上と下の図で同じ道を通り、●から★まで進む道を、上の図に書いてください。

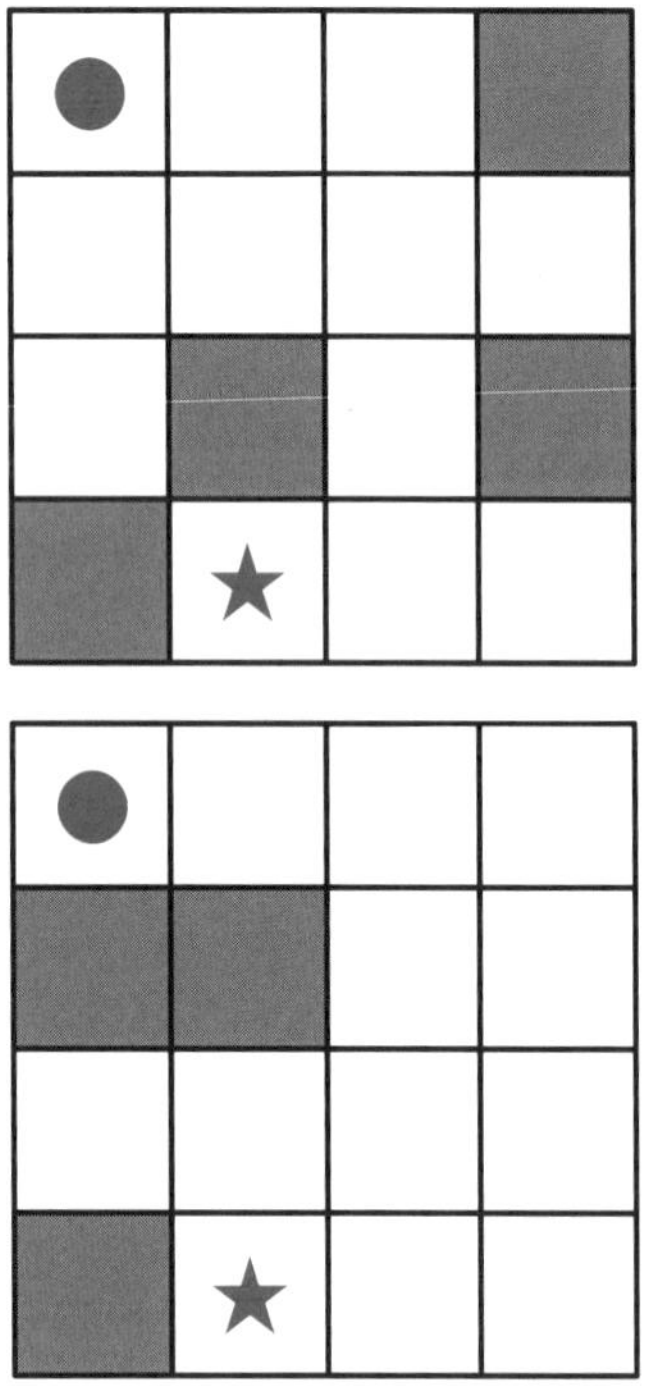

解答

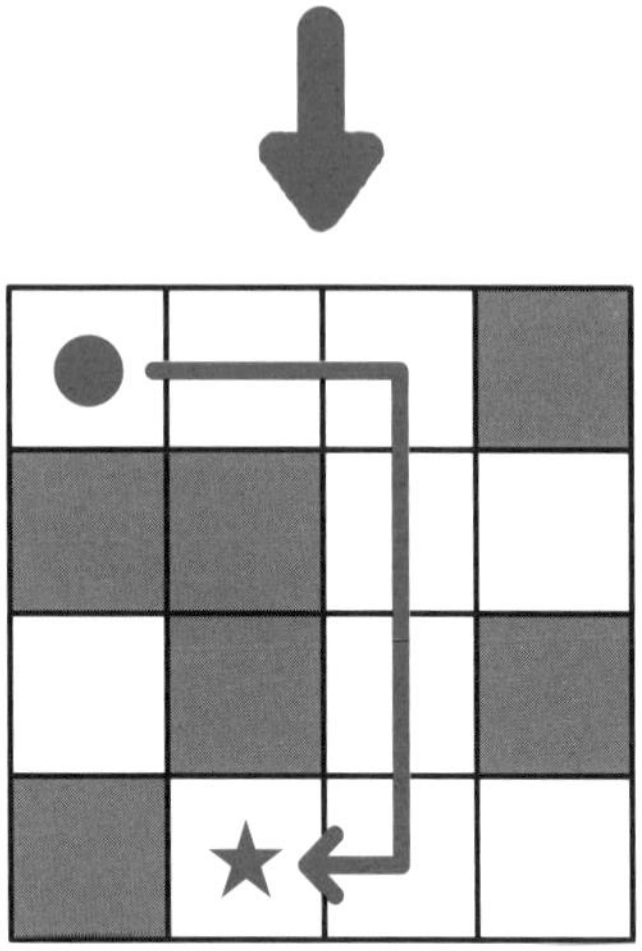

※左の図のグレーのマスは、上下の図を重ね合わせたものです。

上と下の図で同じ道を通り、
●から★まで進む道を上の図に書いてください。
※上下ともに白いマスだけを通ることができます。

時間計測日

1

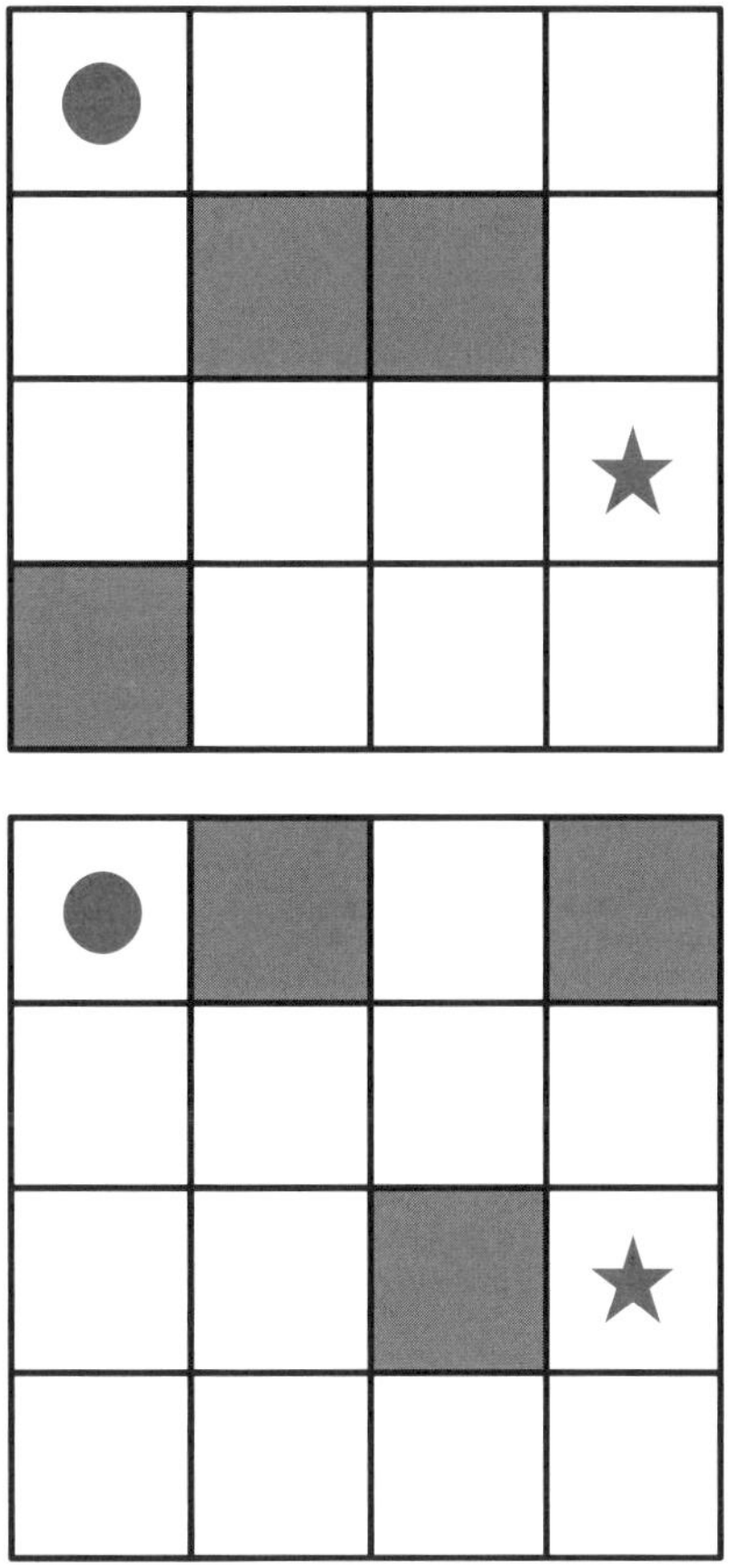

2

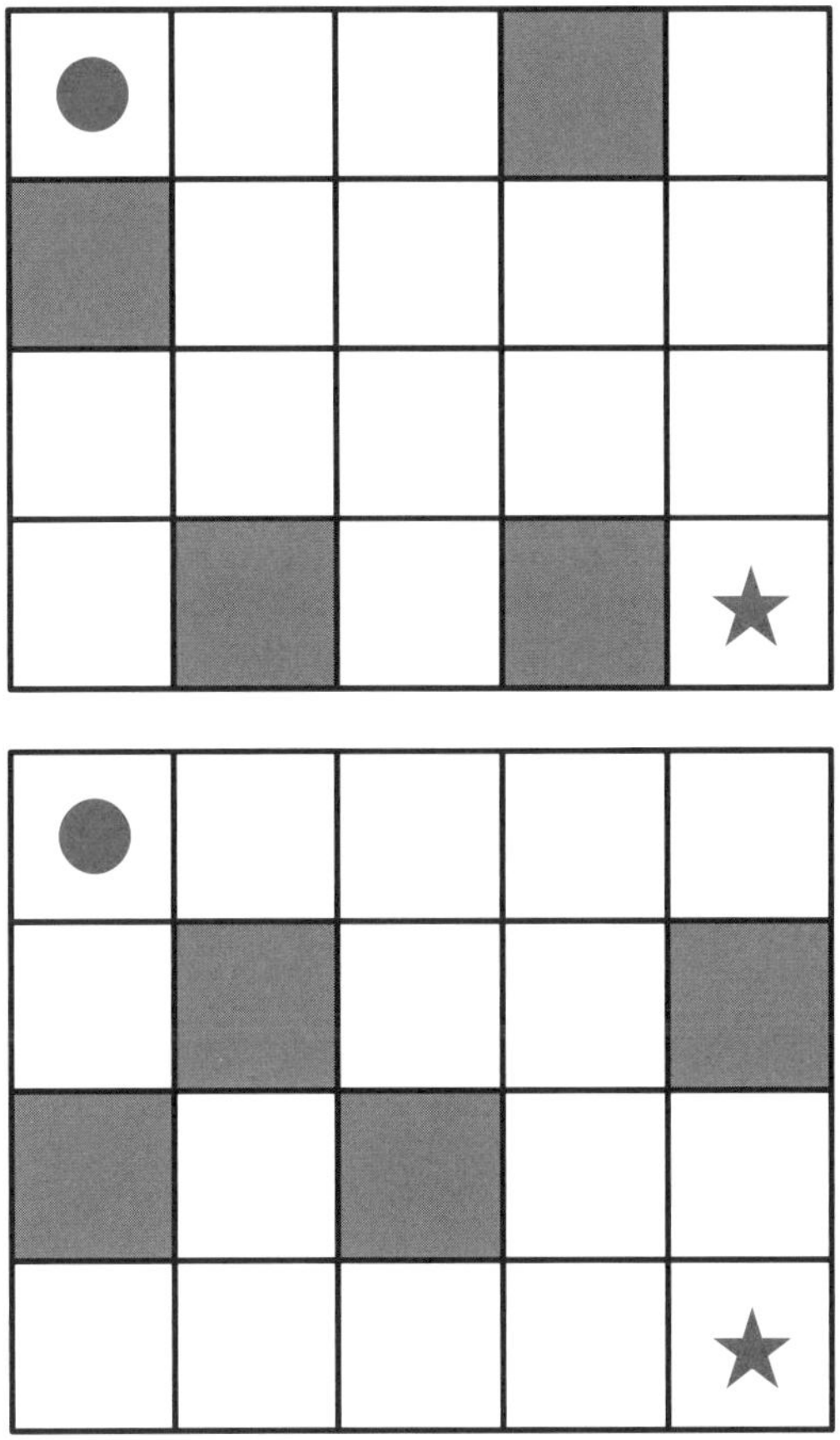

上と下の図で同じ道を通り、●から★まで進む道を上の図に書いてください。
※上下ともに白いマスだけを通ることができます。

1

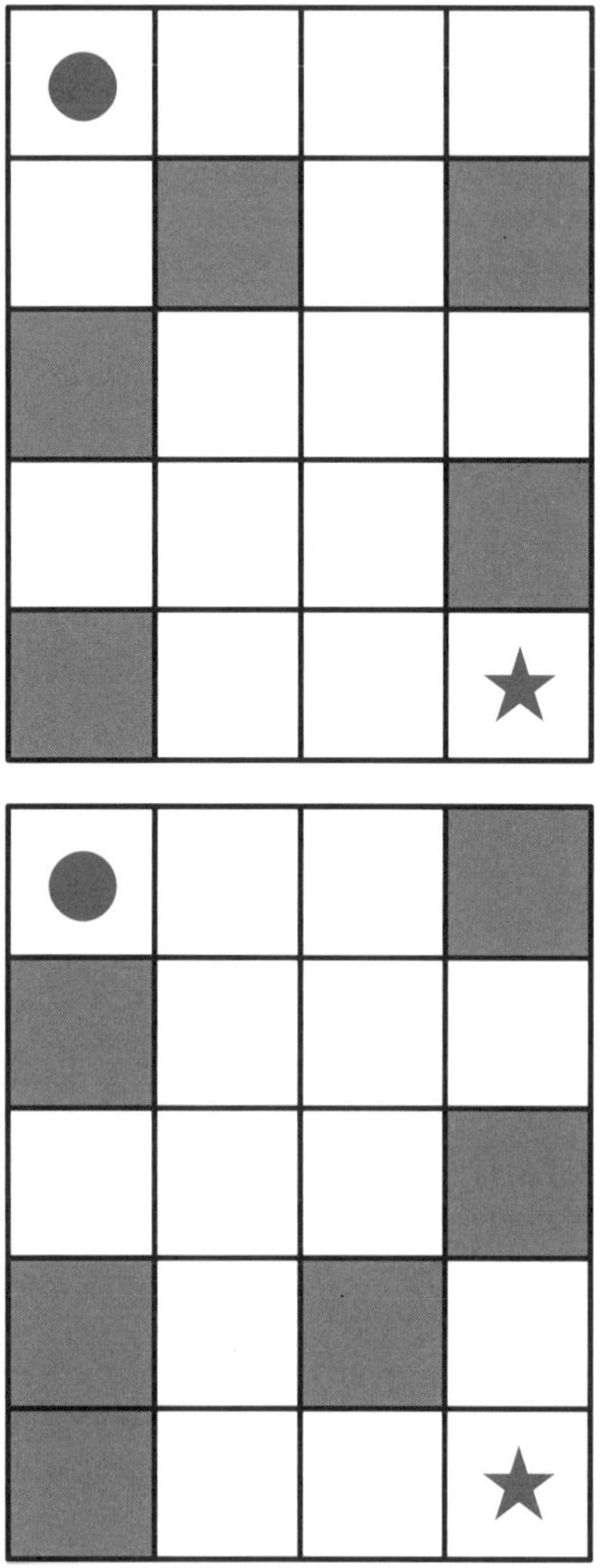

2

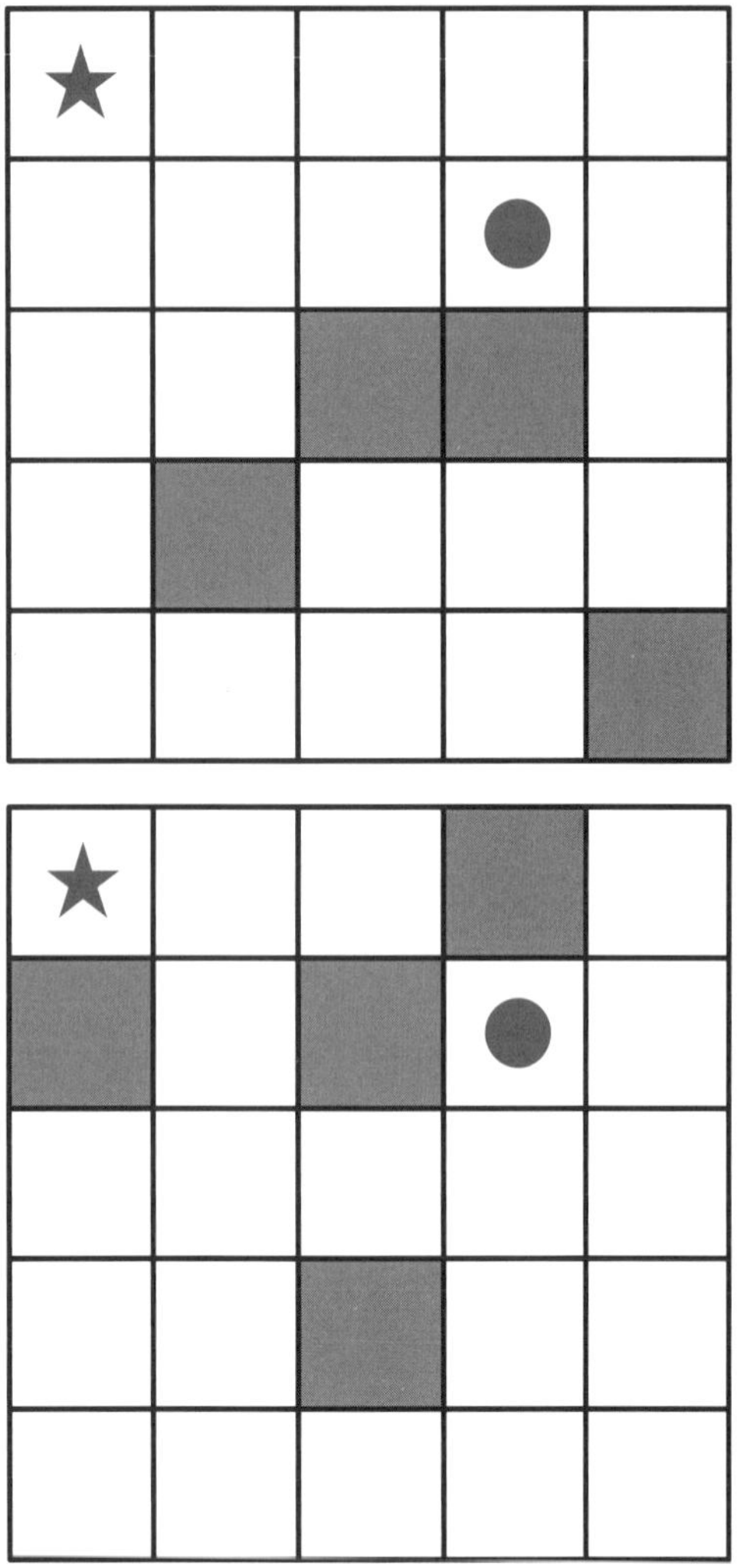

上と下の図で同じ道を通り、●から★まで進む道を上の図に書いてください。

※上下ともに白いマスだけを通ることができます。

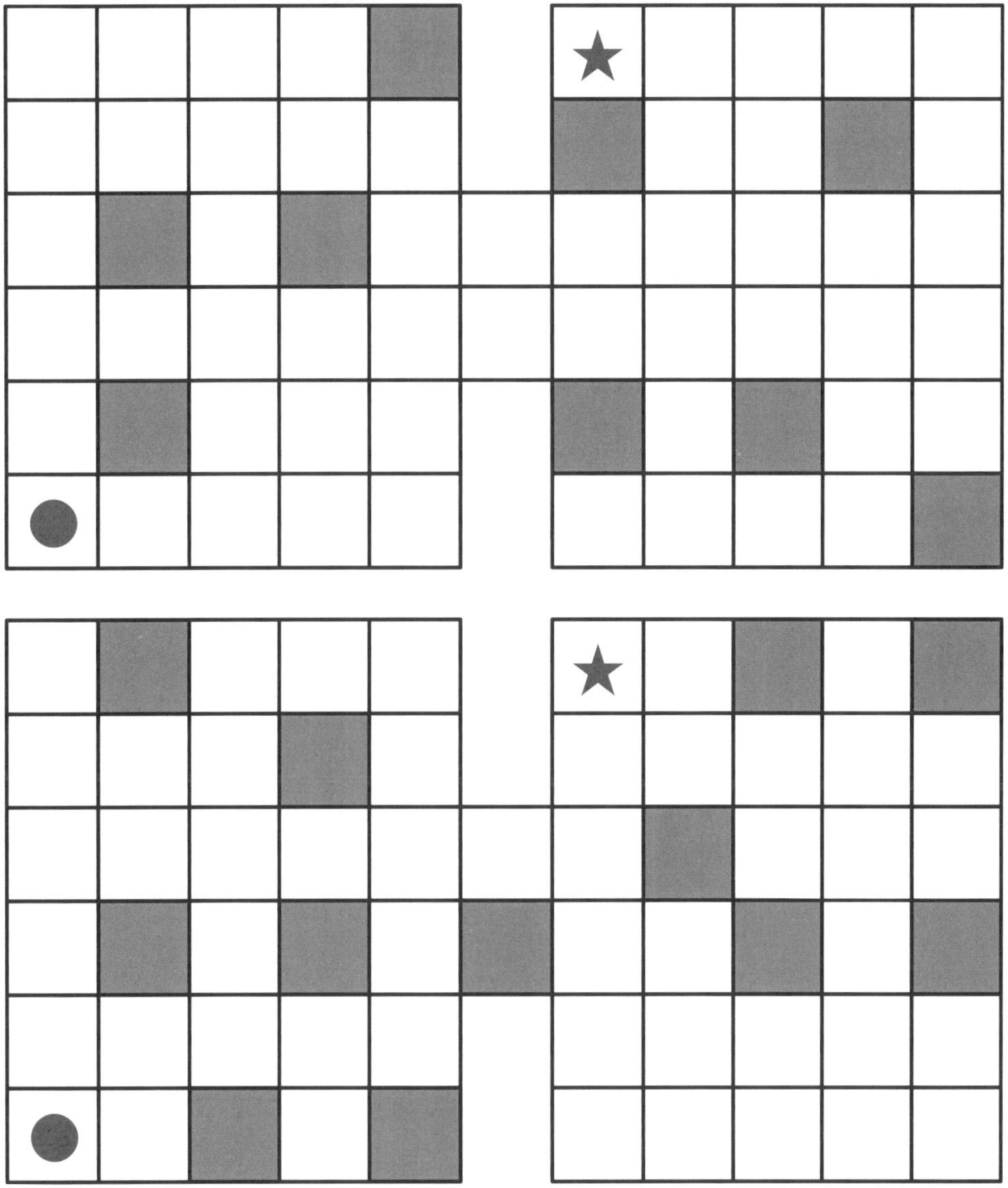

上と下の図で同じ道を通り、
●から★まで進む道を上の図に書いてください。
※上下ともに白いマスだけを通ることができます。

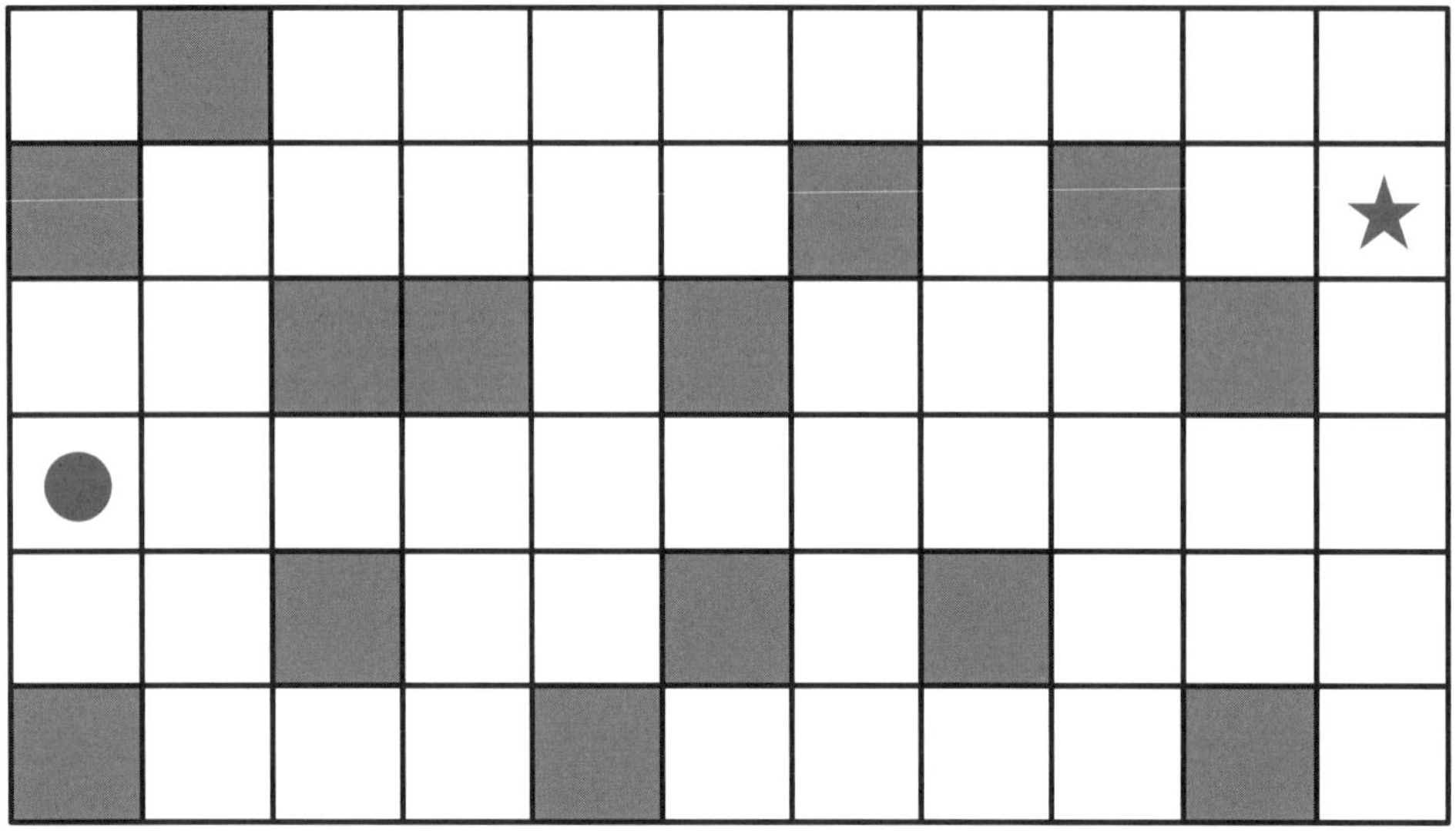

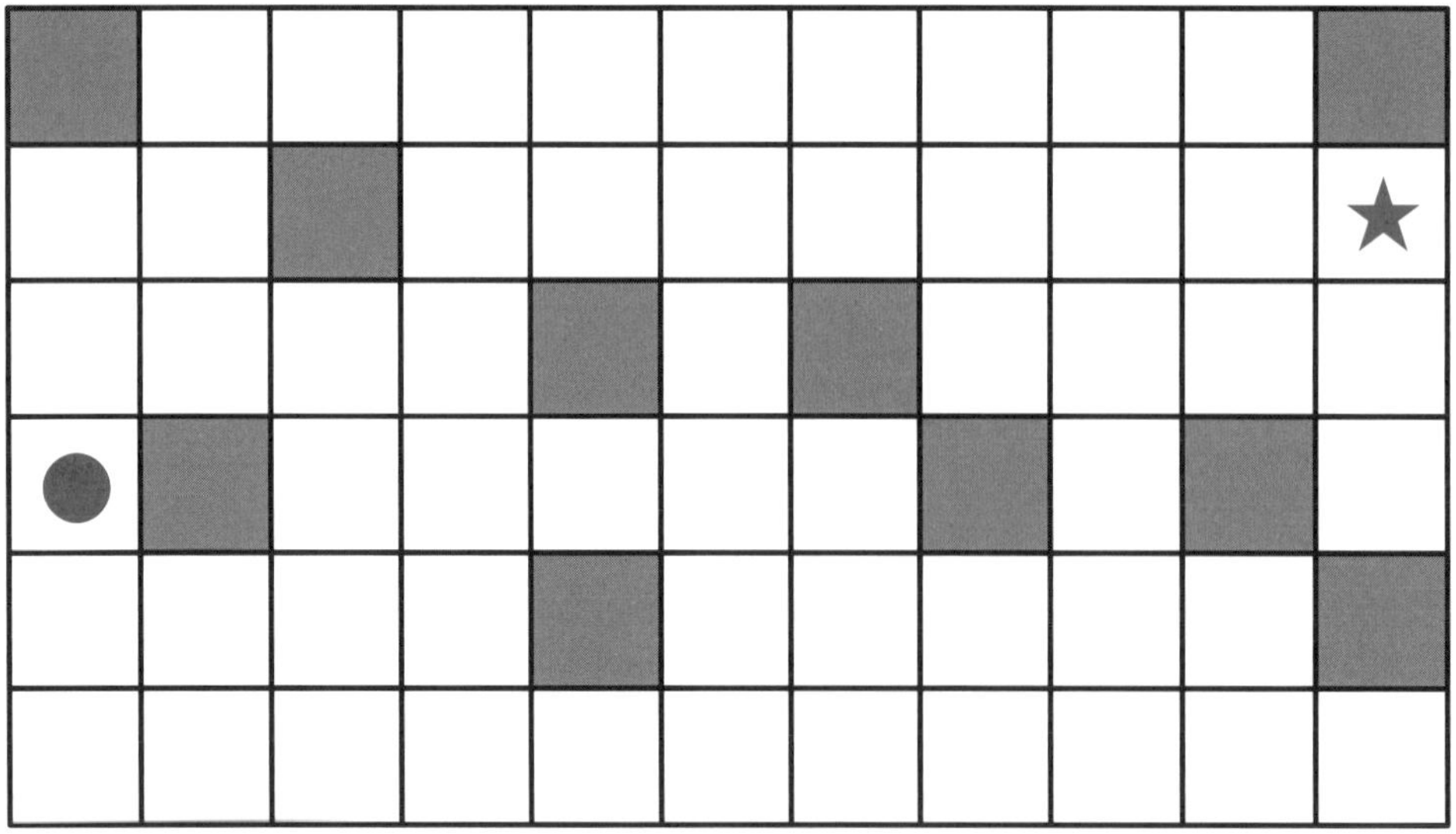

上と下の図で同じ道を通り、●から★まで進む道を上の図に書いてください。
※上下ともに白いマスだけを通ることができます。

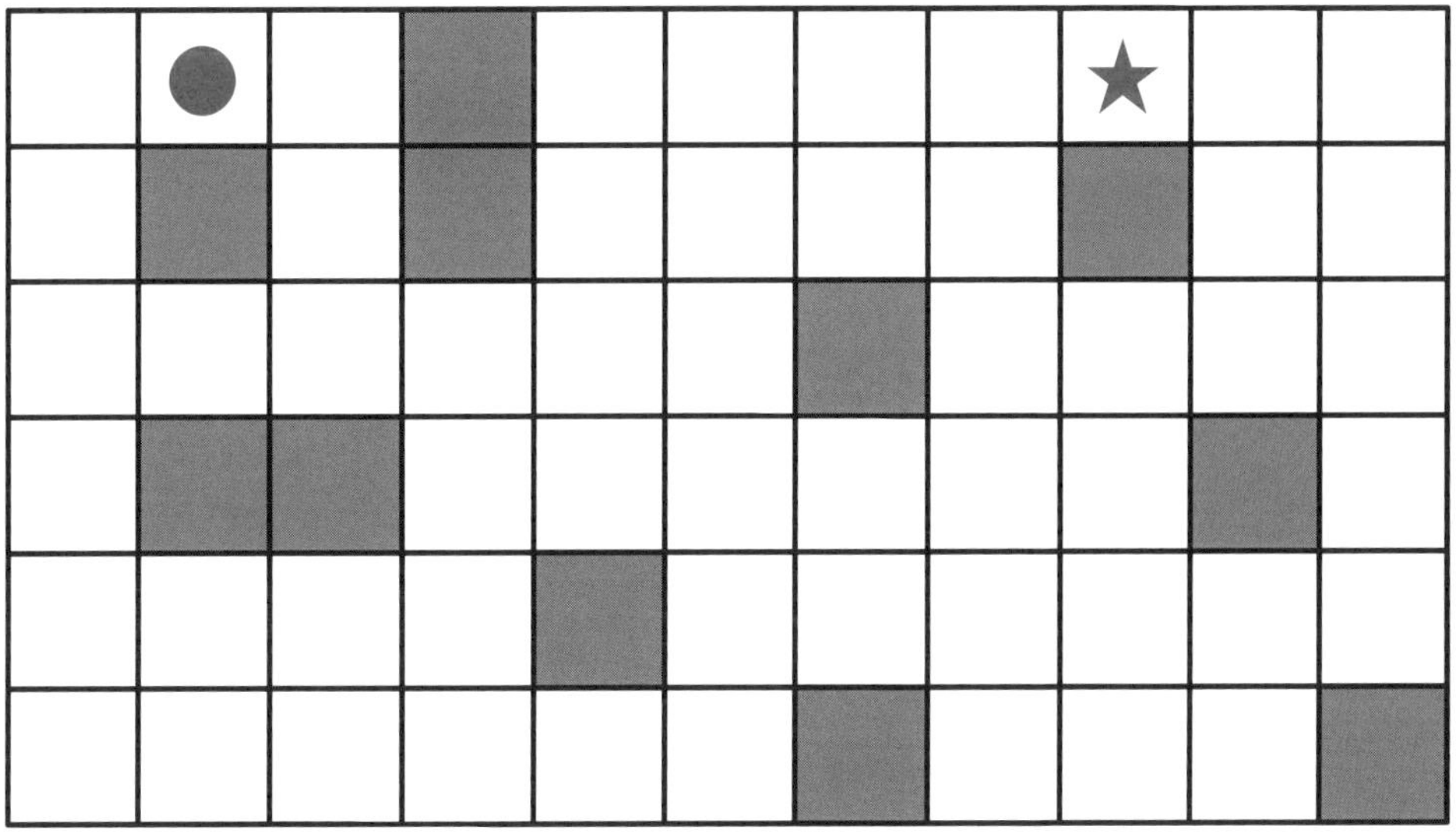

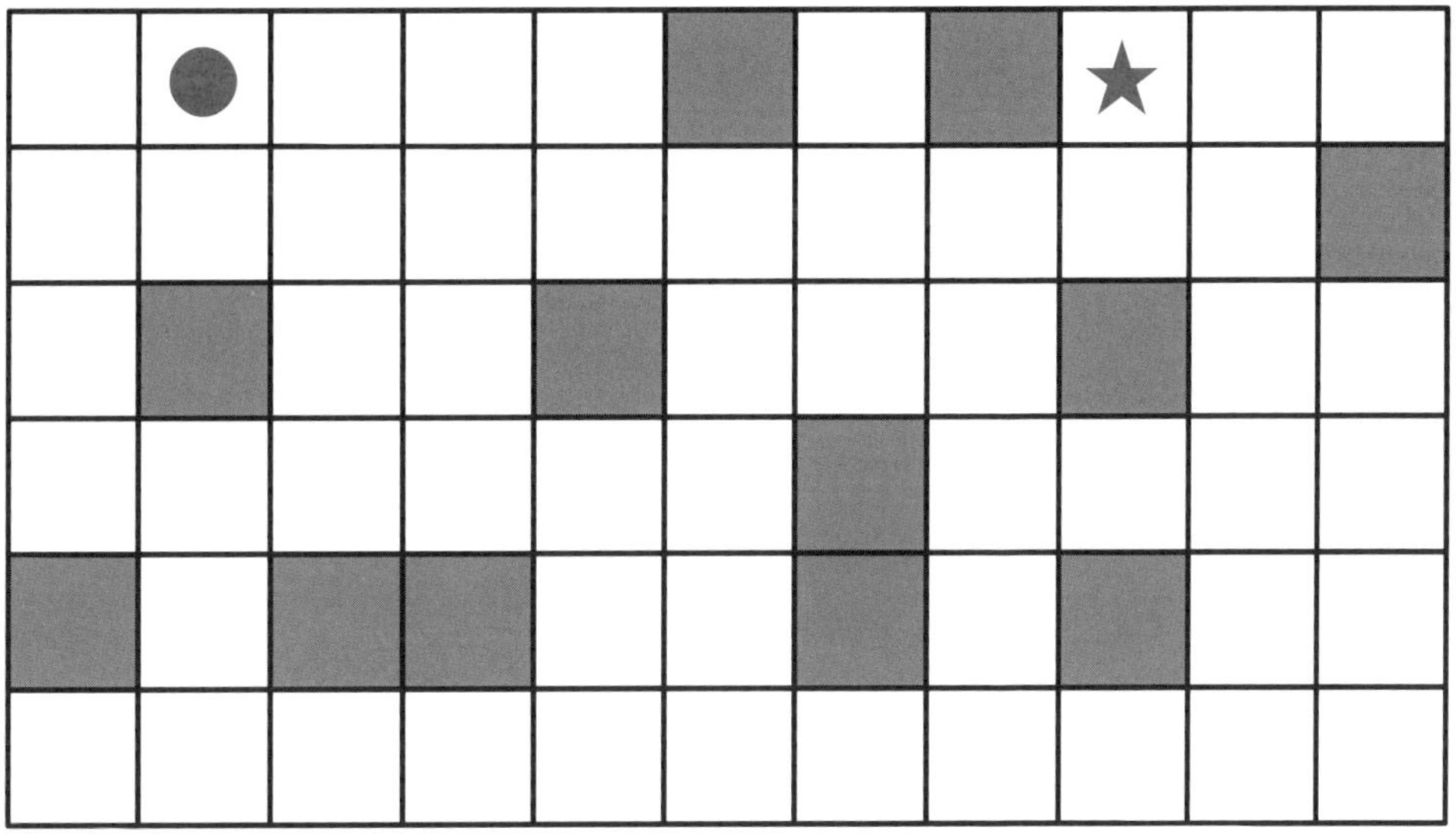

スイッチ5
意欲アップドリル 13

上下の図で同じ道を通り、
●から★まで進む道を上の図に書いてください。
※上下ともに白いマスだけを通ることができます。

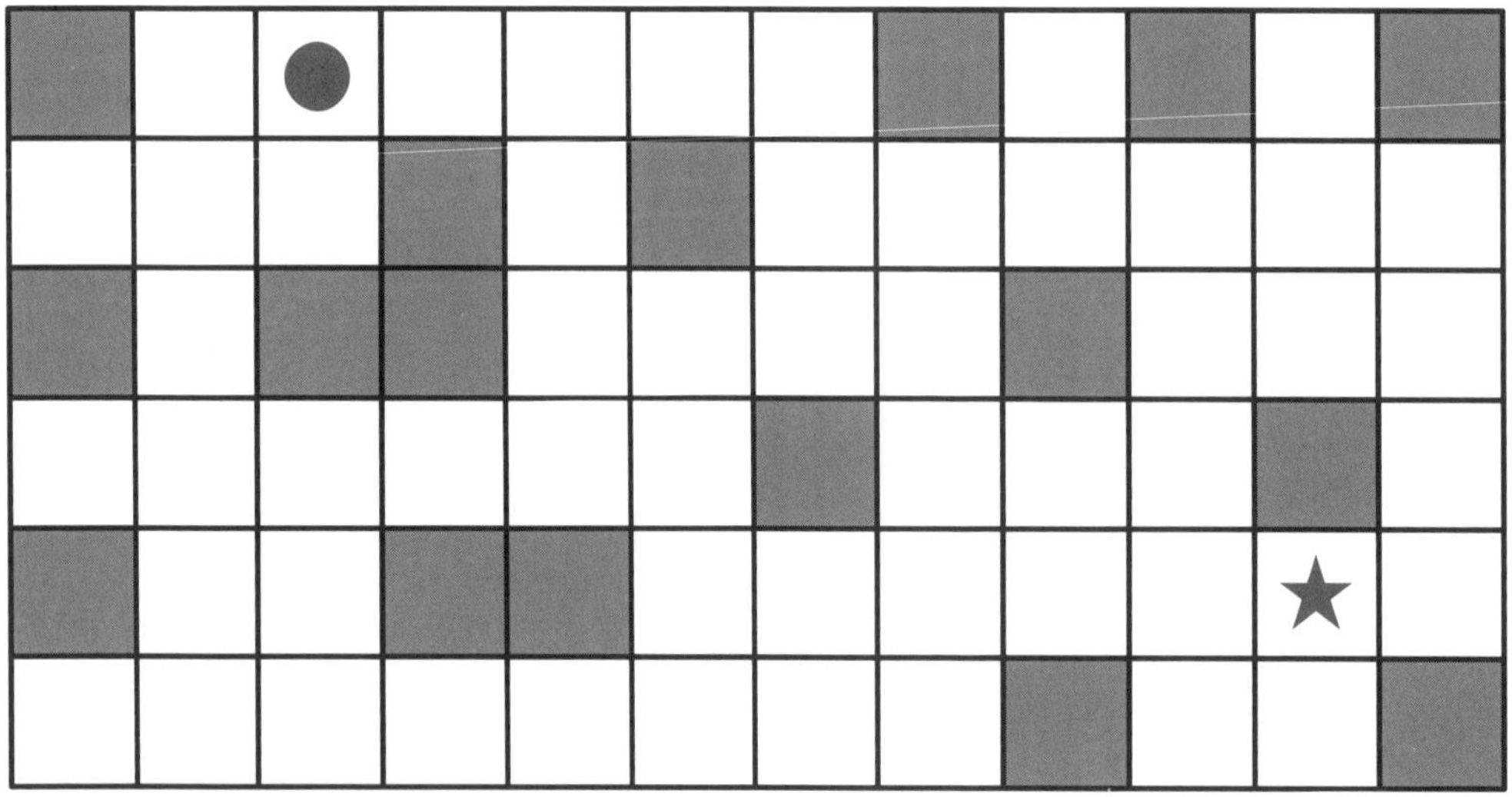

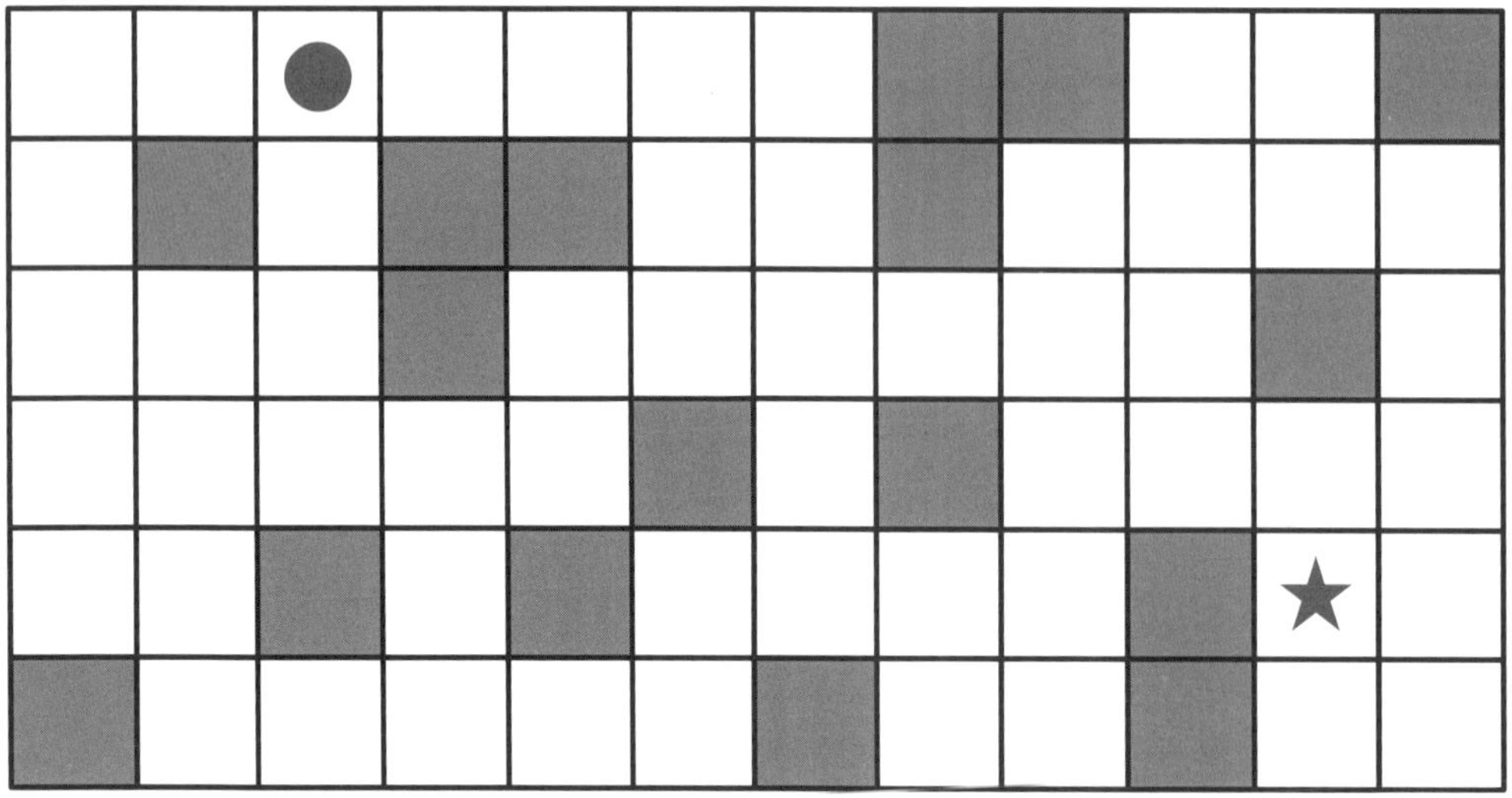

上と下の図で同じ道を通り、●から★まで進む道を上の図に書いてください。

※上下ともに白いマスだけを通ることができます。

時間計測日

1

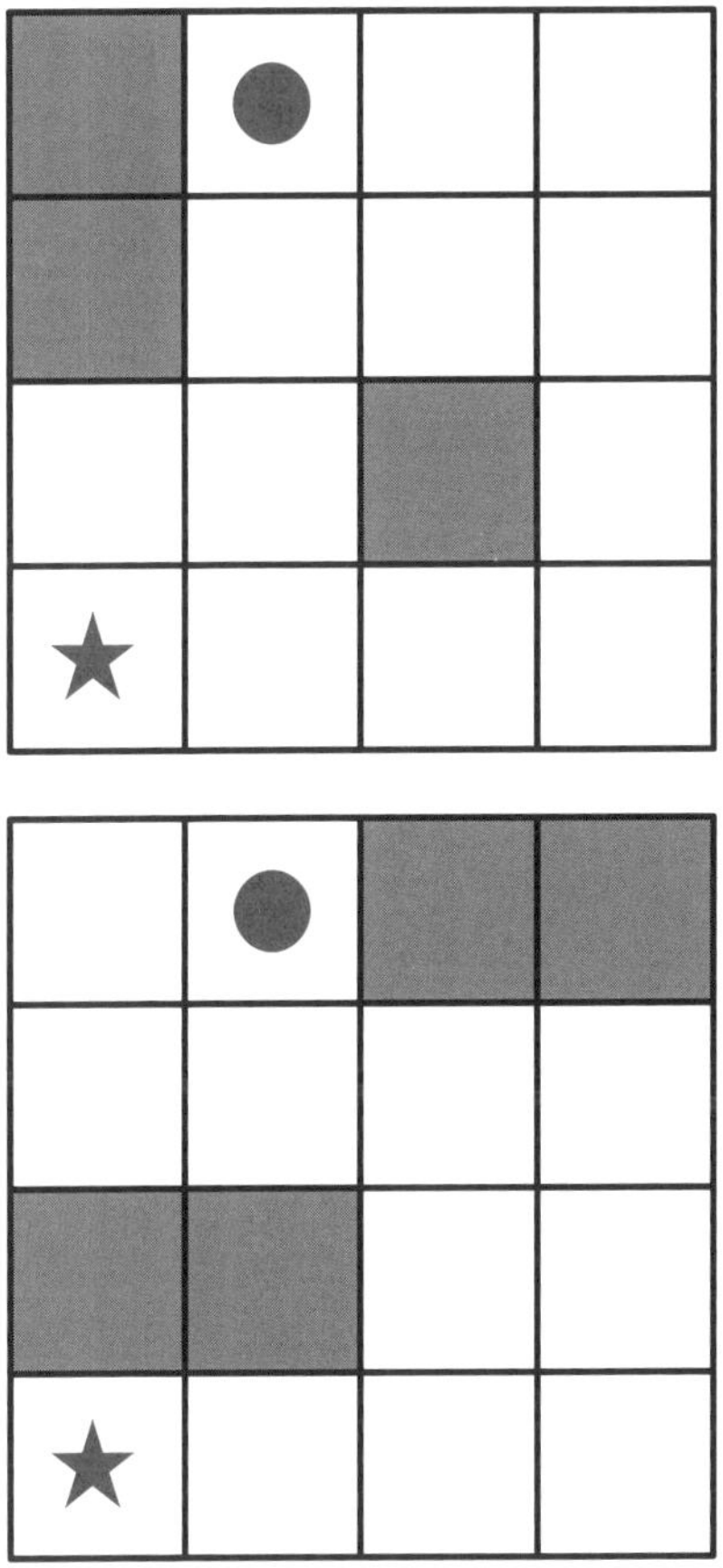

2

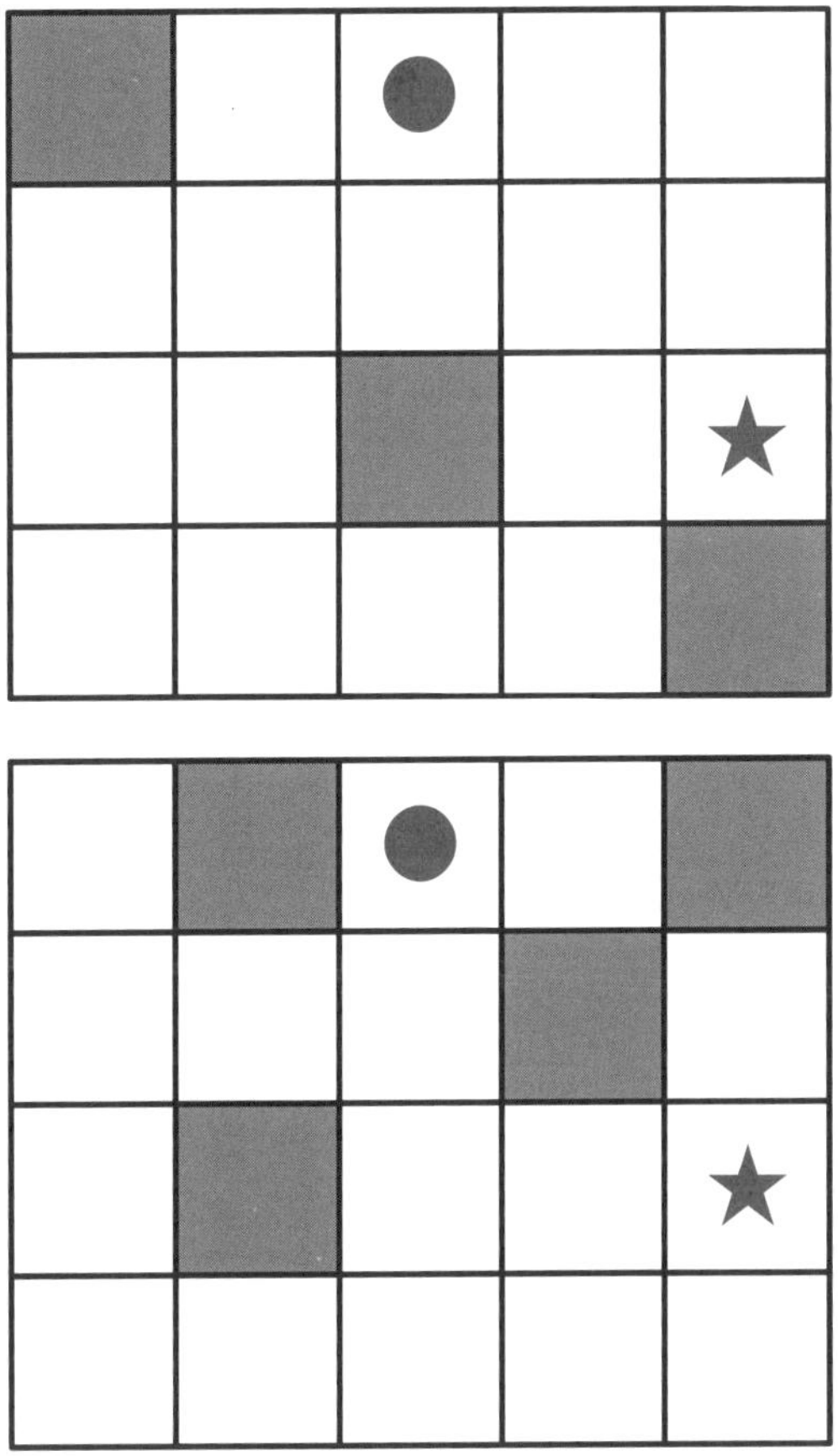

意欲アップドリル｜01

❸ 水族館

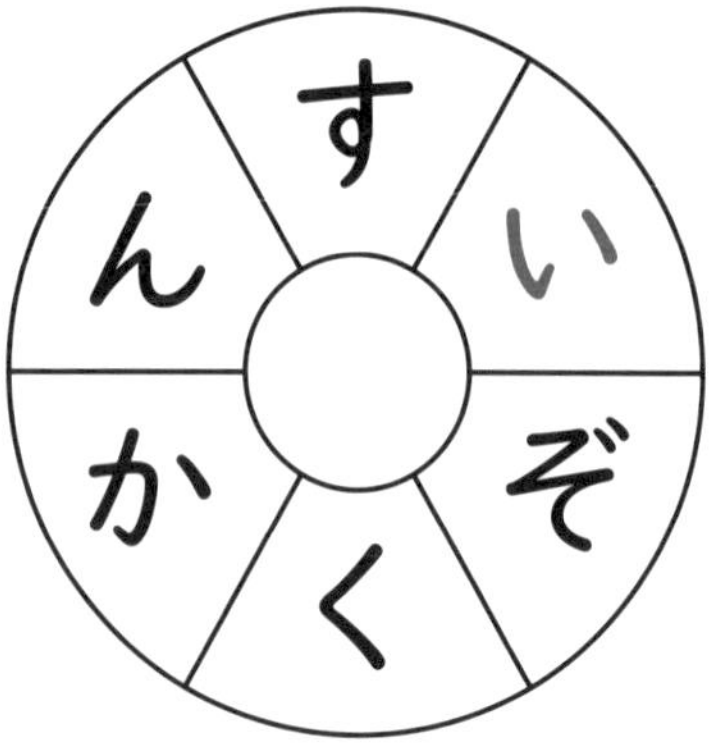

❷ 花より団子

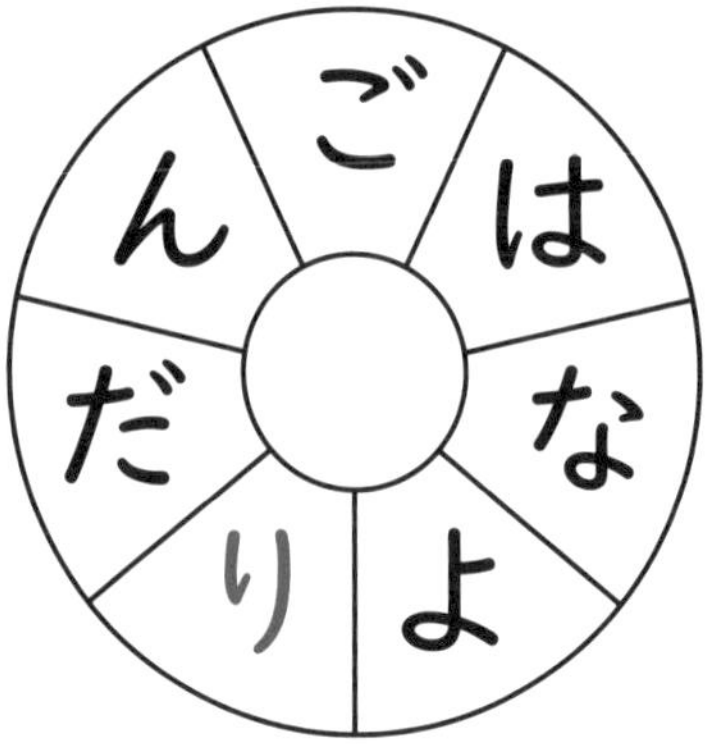

❶ 桜前線

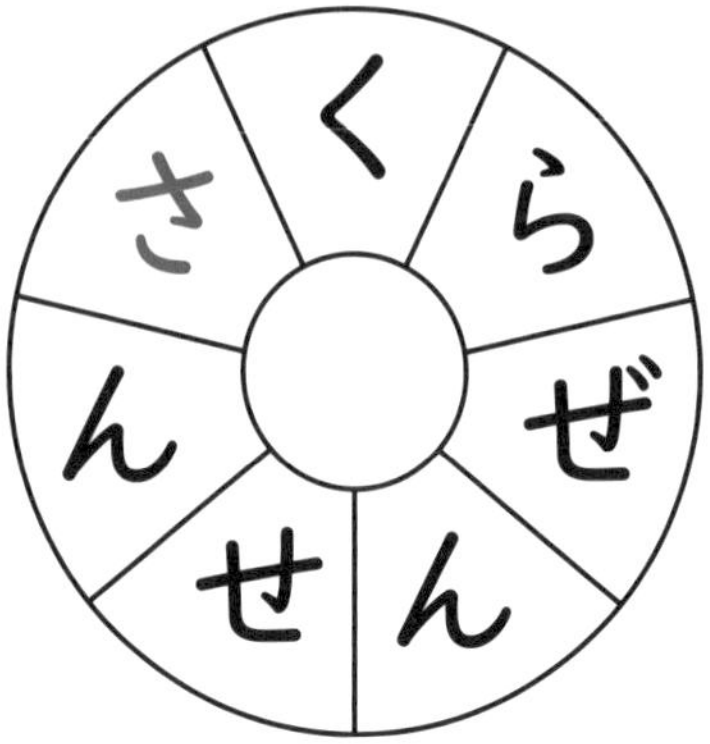

意欲アップドリル｜02

❸ 北海道

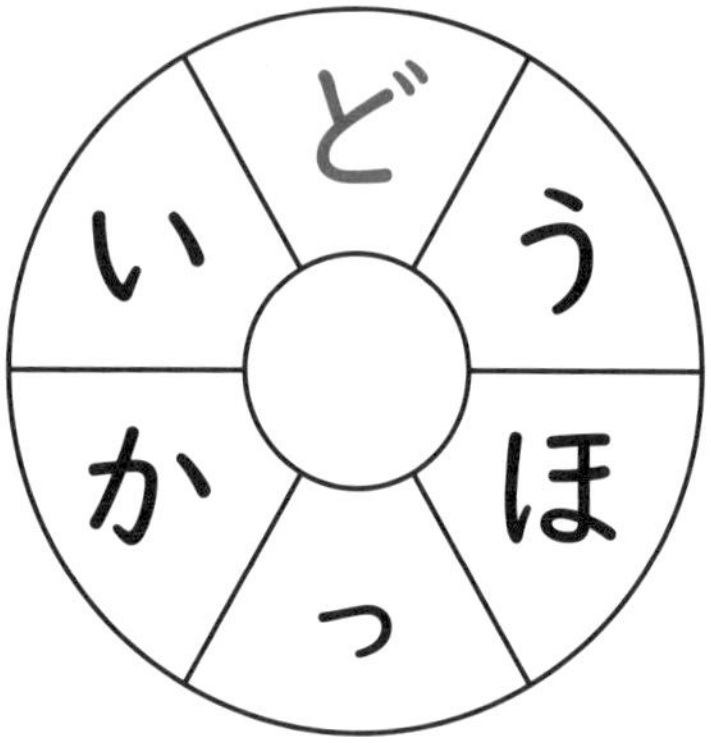

❷ 有給休暇

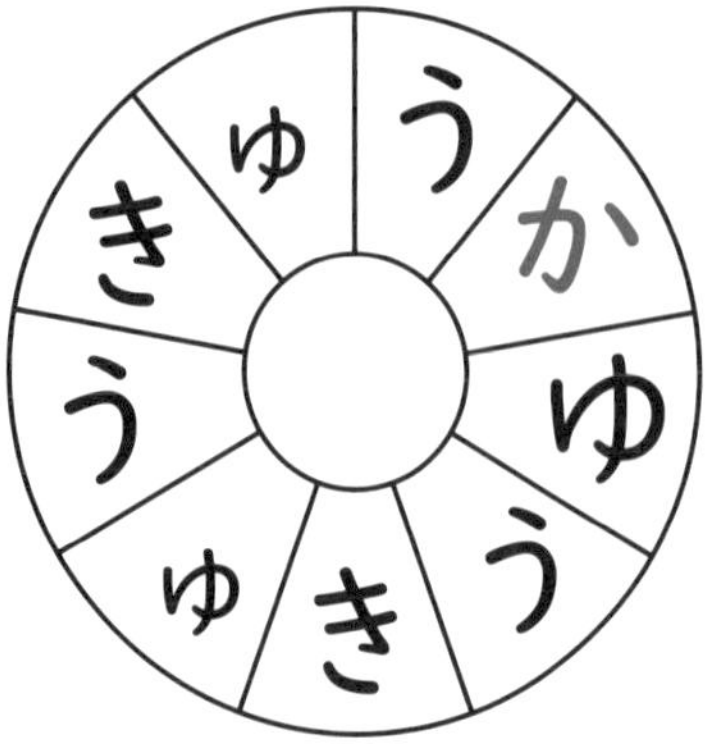

❶ ヘリコプター

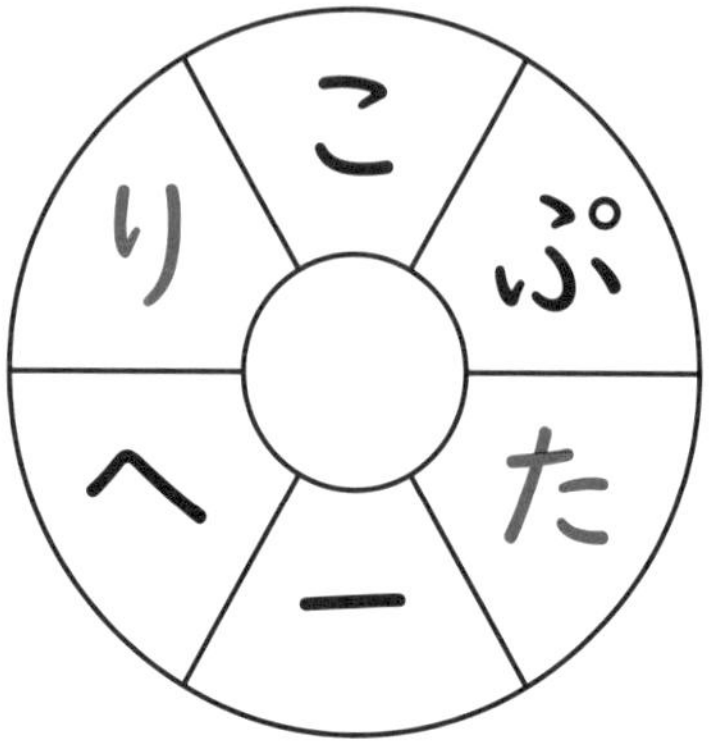

意欲アップドリル｜03

3 テレビ番組

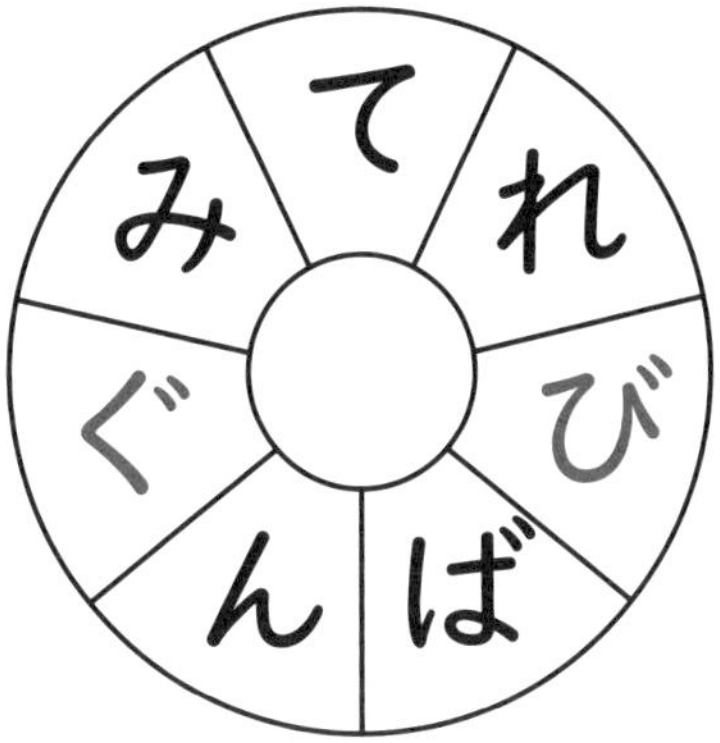

2 類は友を呼ぶ

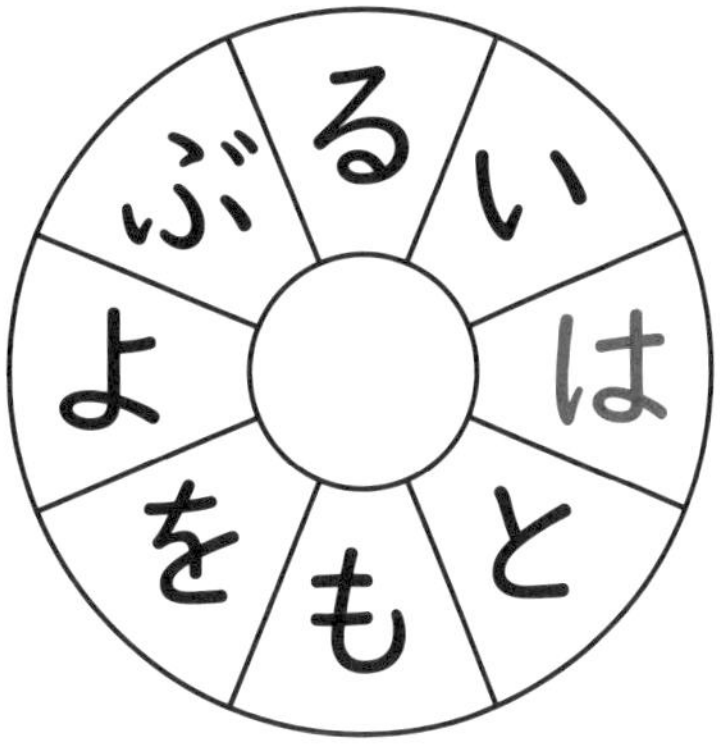

1 バスケットボール

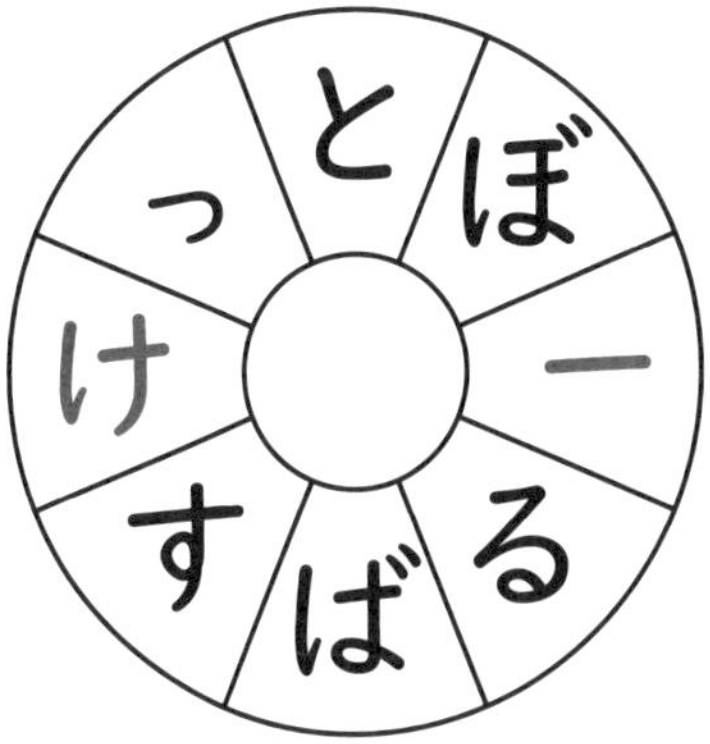

意欲アップドリル｜04

3 冷凍食品

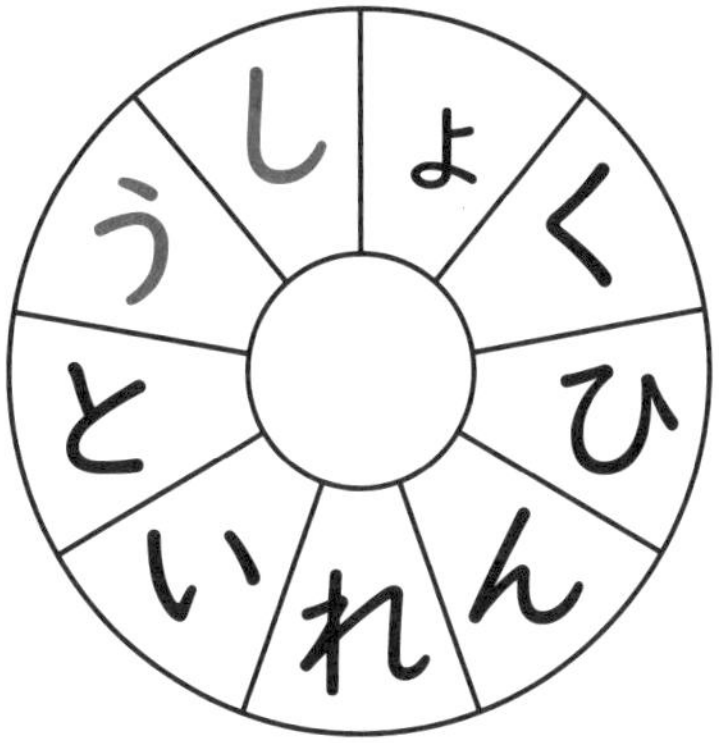

2 パイナップル

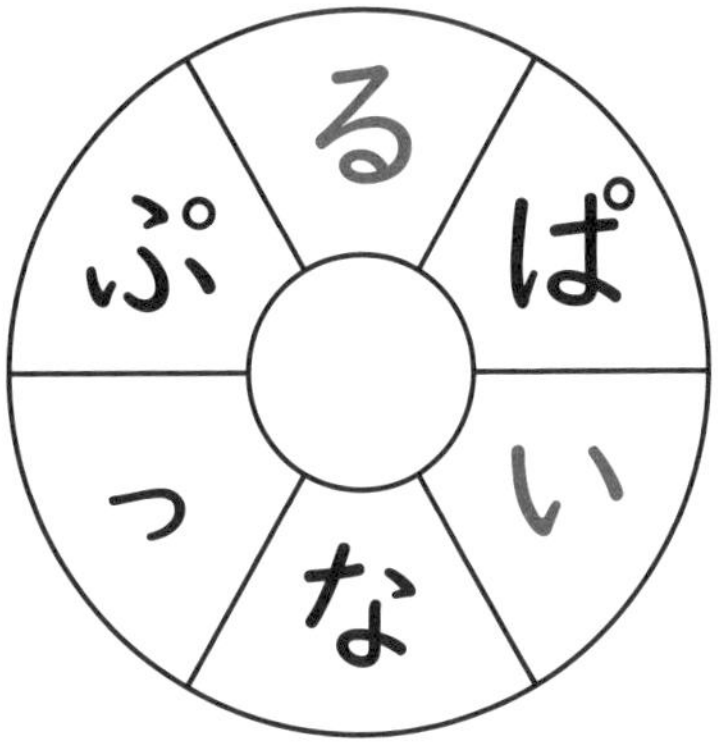

1 海老で鯛を釣る

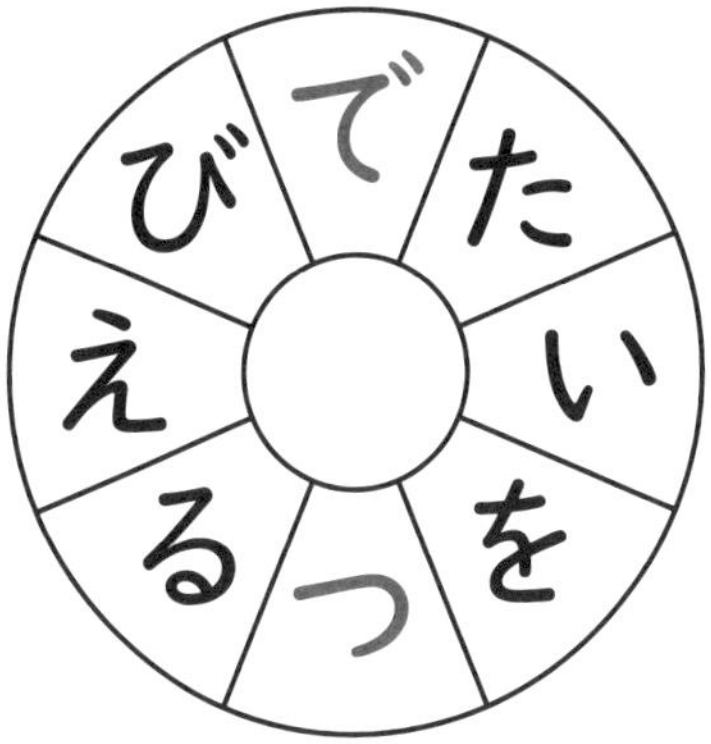

意欲アップドリル 05

3 南極大陸

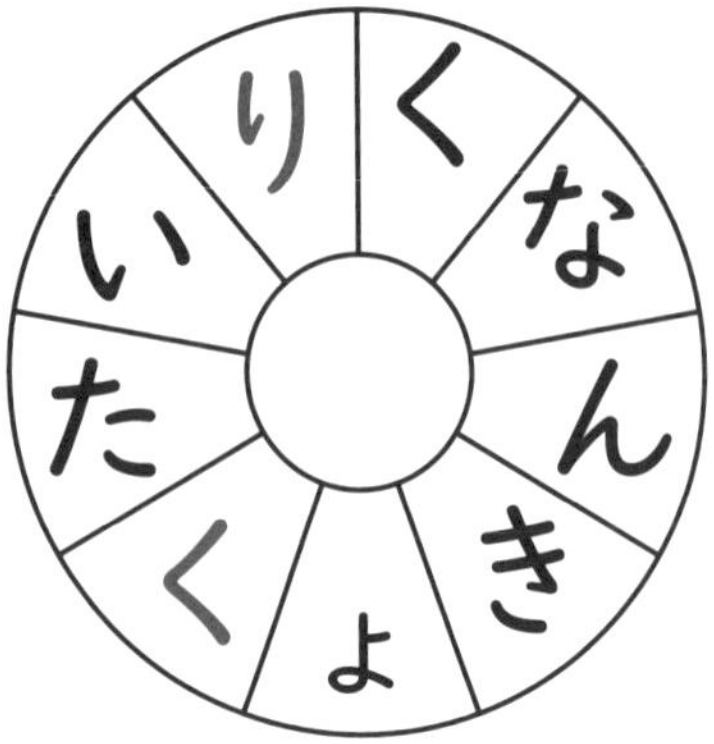

2 フランスパン

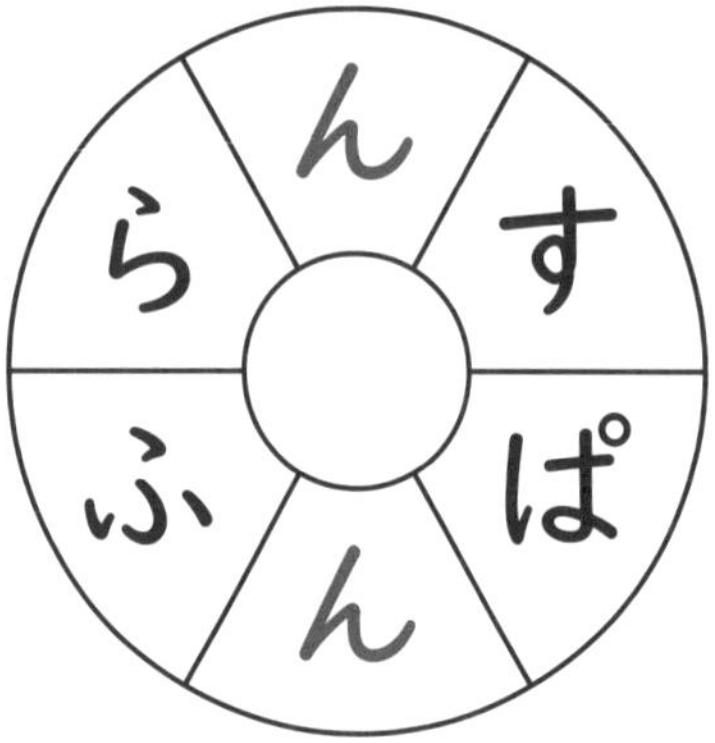

1 猿も木から落ちる

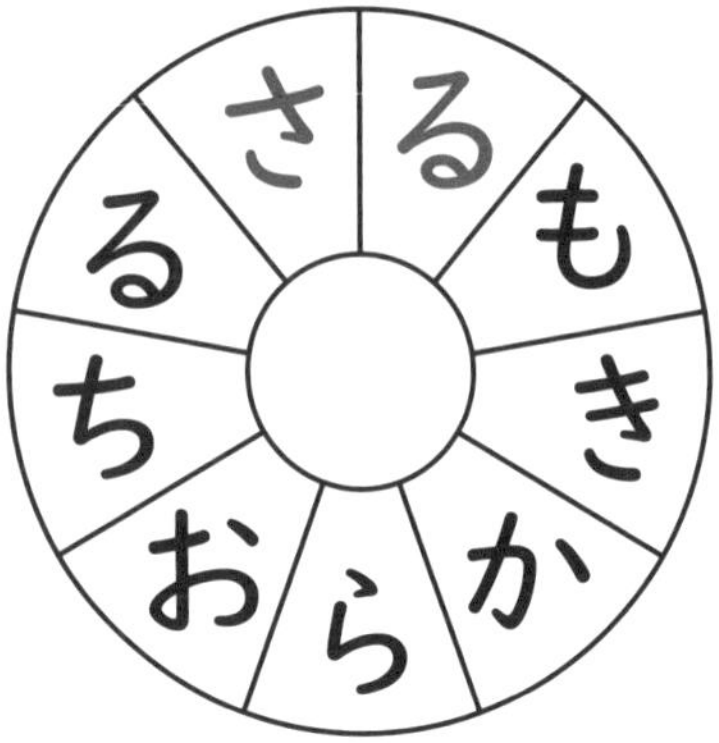

意欲アップドリル 06

3 芥川賞

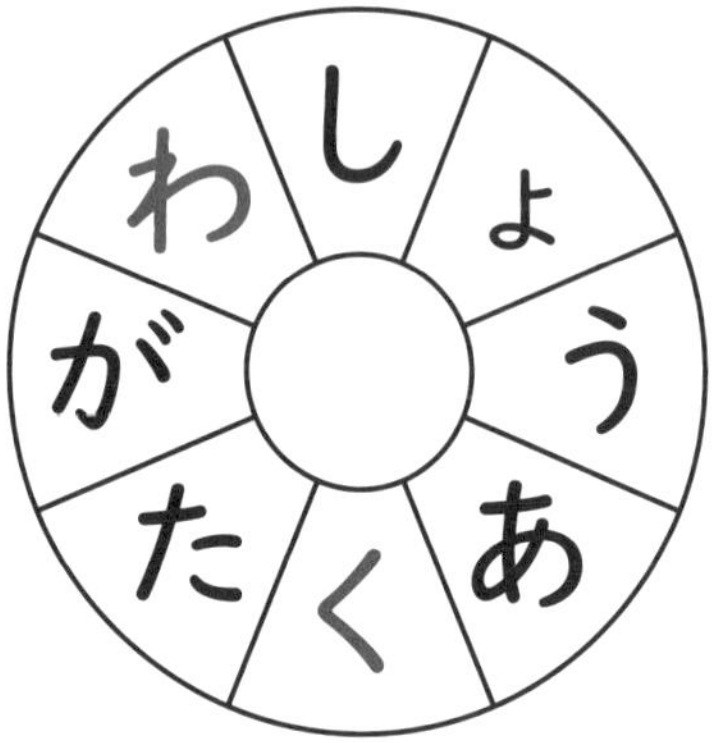

2 クリスマスケーキ

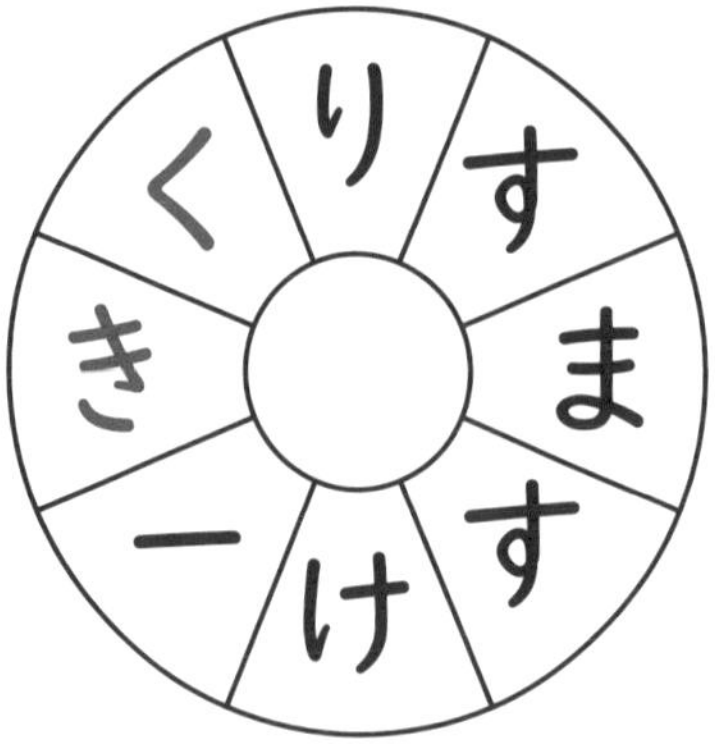

1 ポテトチップス

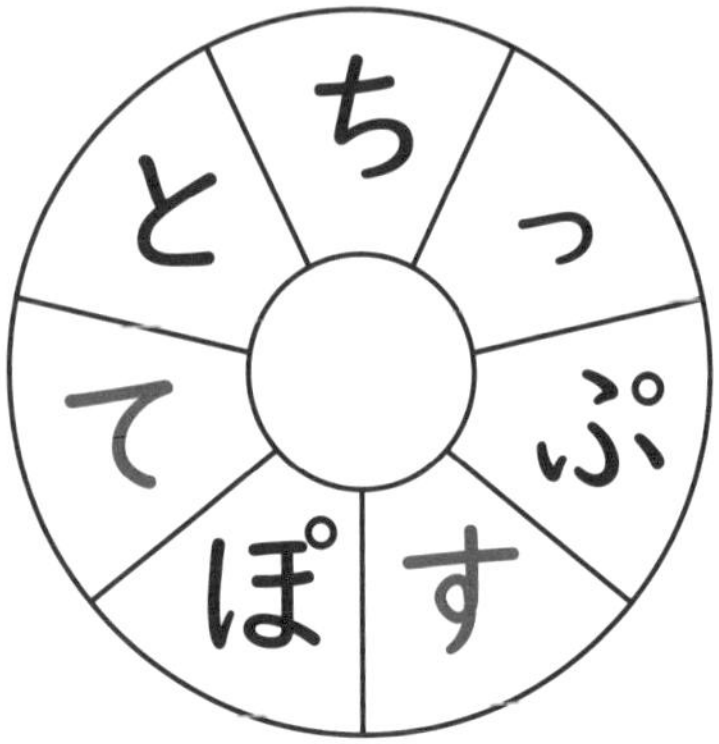

意欲アップドリル｜07

1 スポンジケーキ

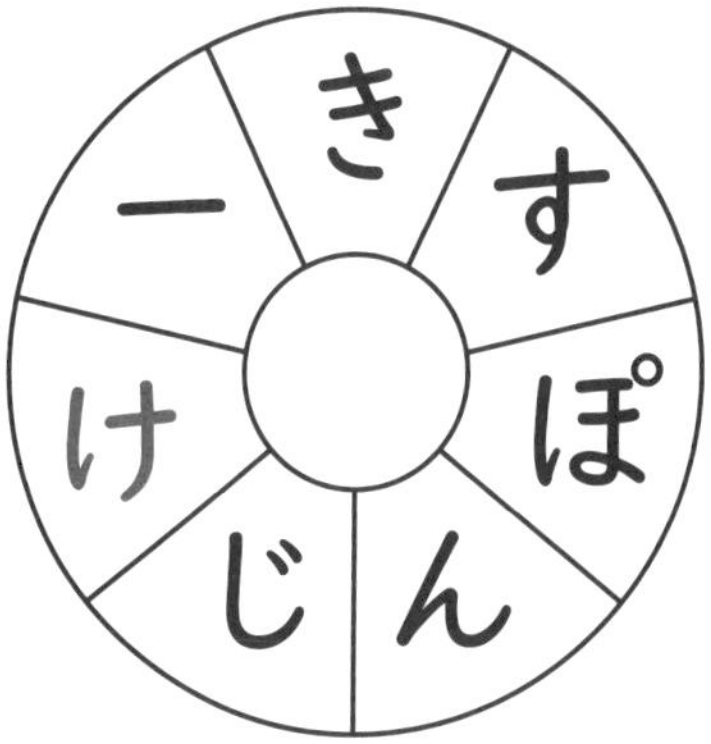

2 皆既日食

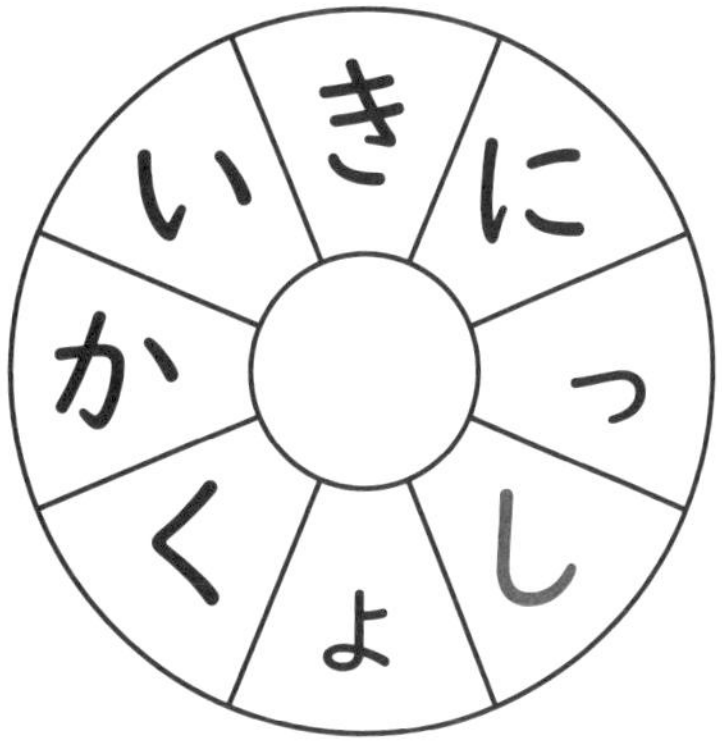

3 日進月歩

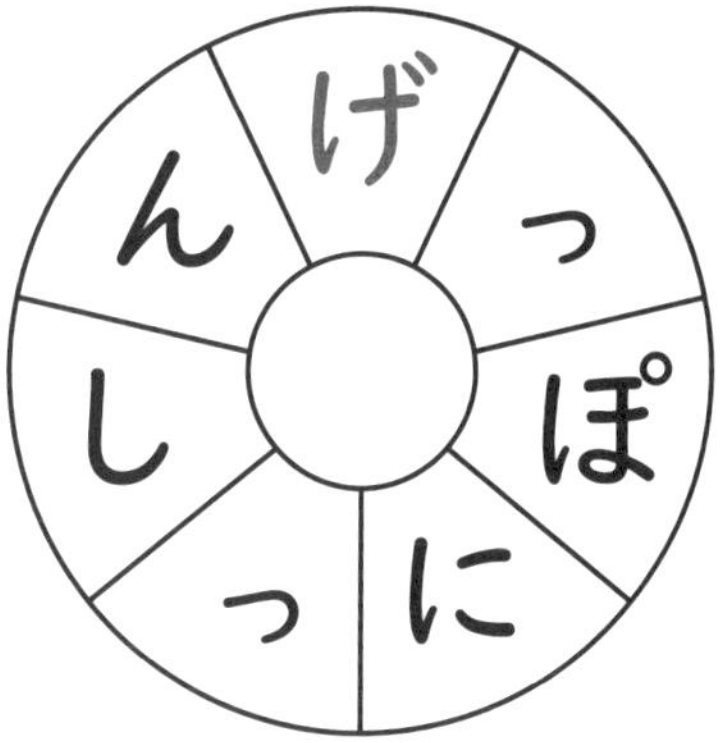

意欲アップドリル｜08

※グレーのマスは、問題の上下の図を重ね合わせたものです。

1

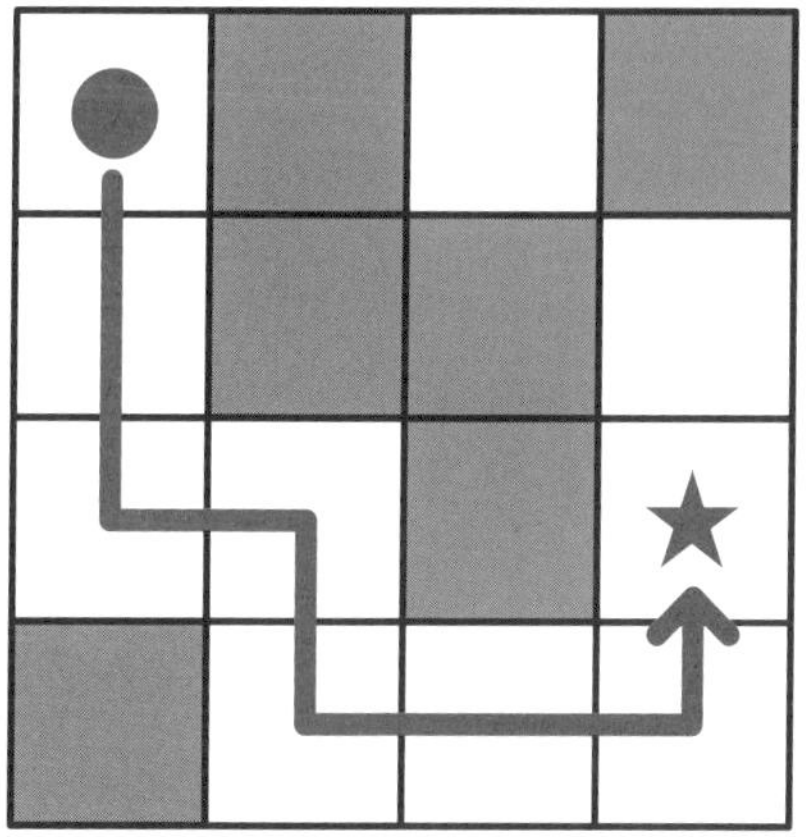

2

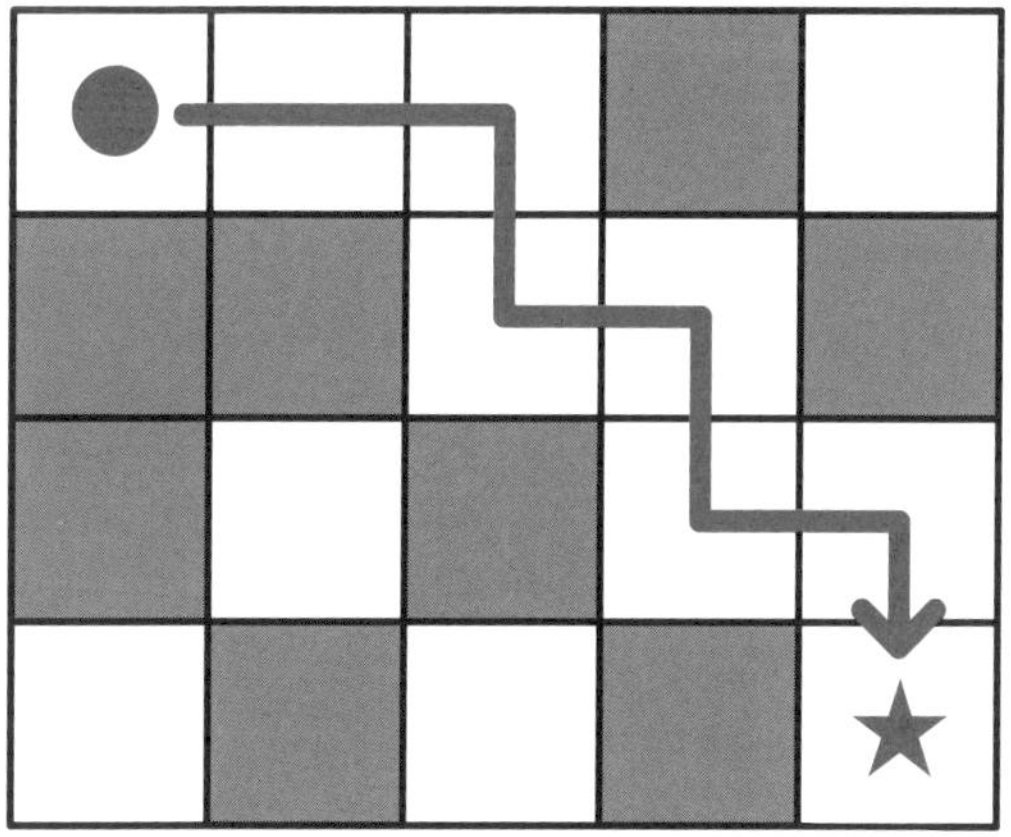

意欲アップドリル 09

※グレーのマスは、問題の上下の図を重ね合わせたものです。

2

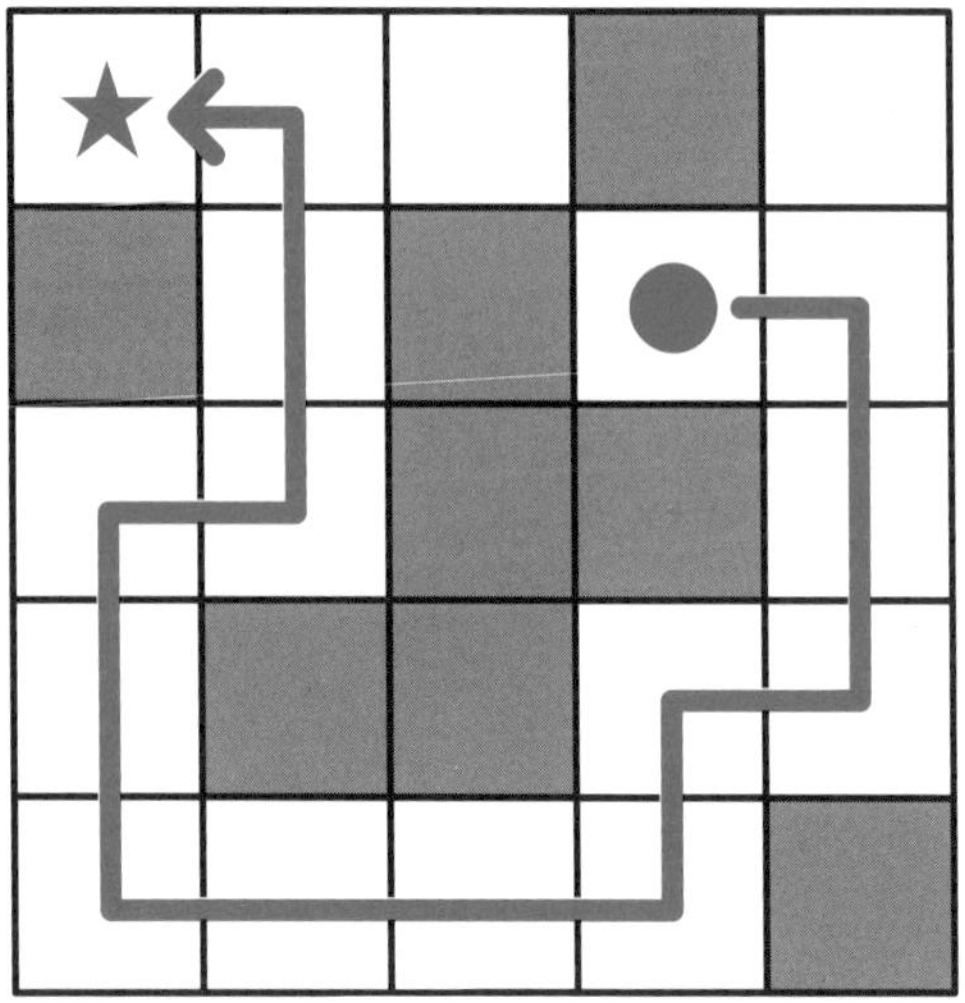

1

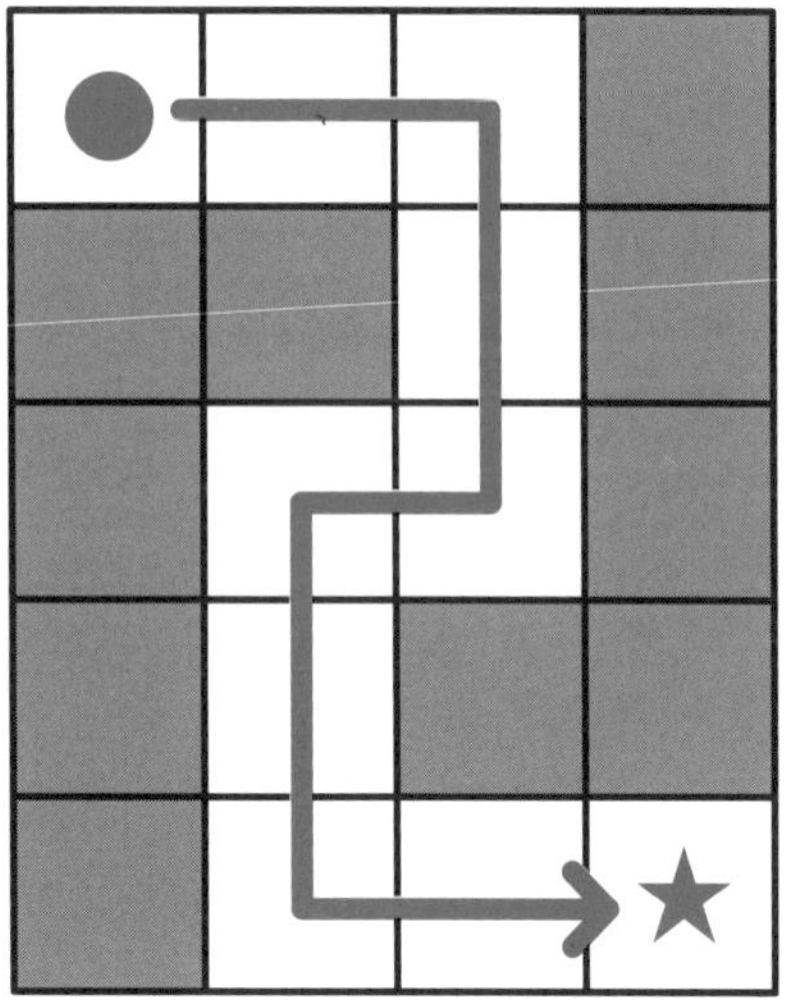

意欲アップドリル 10

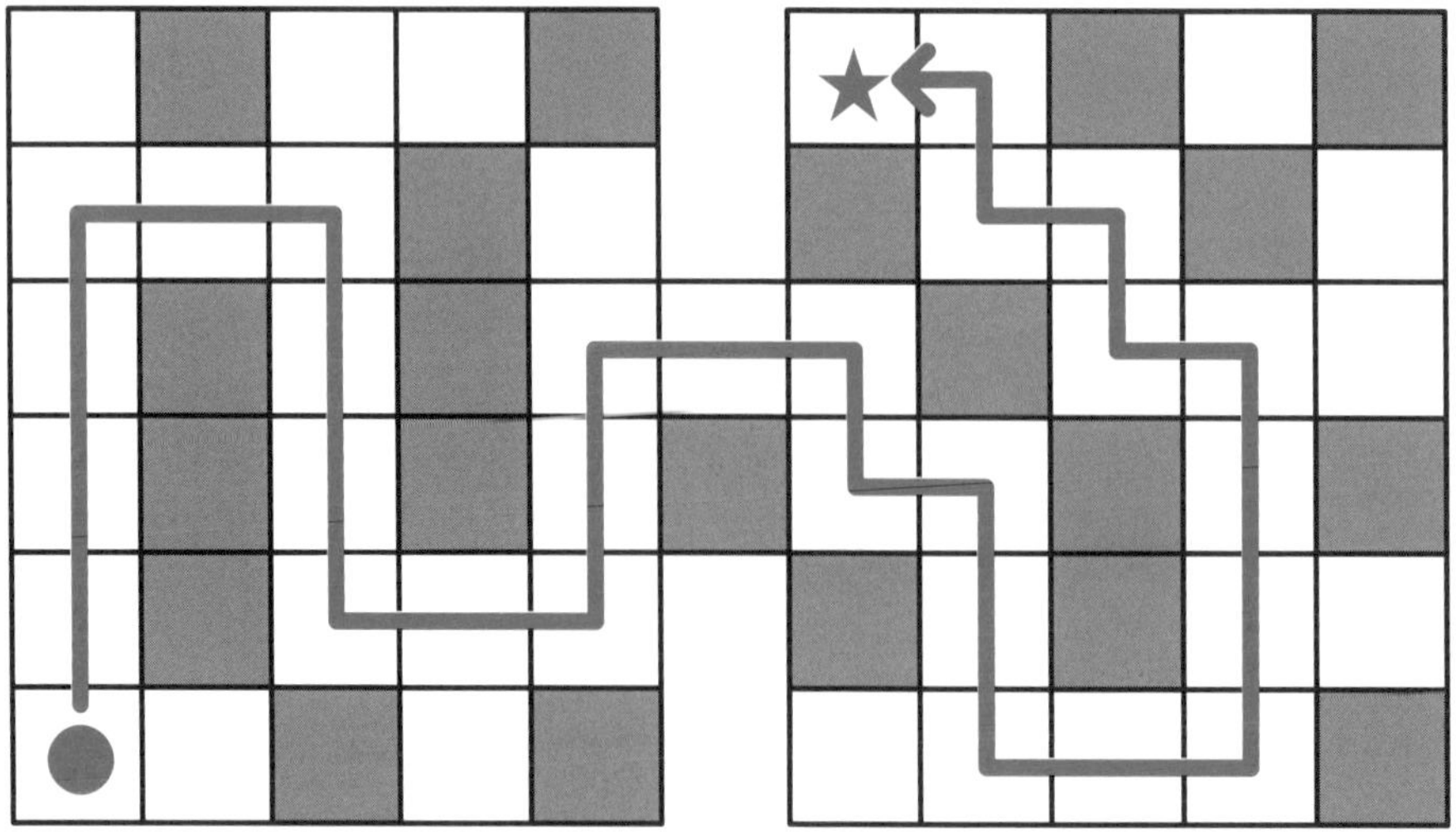

スイッチ5 解答

意欲アップドリル｜11

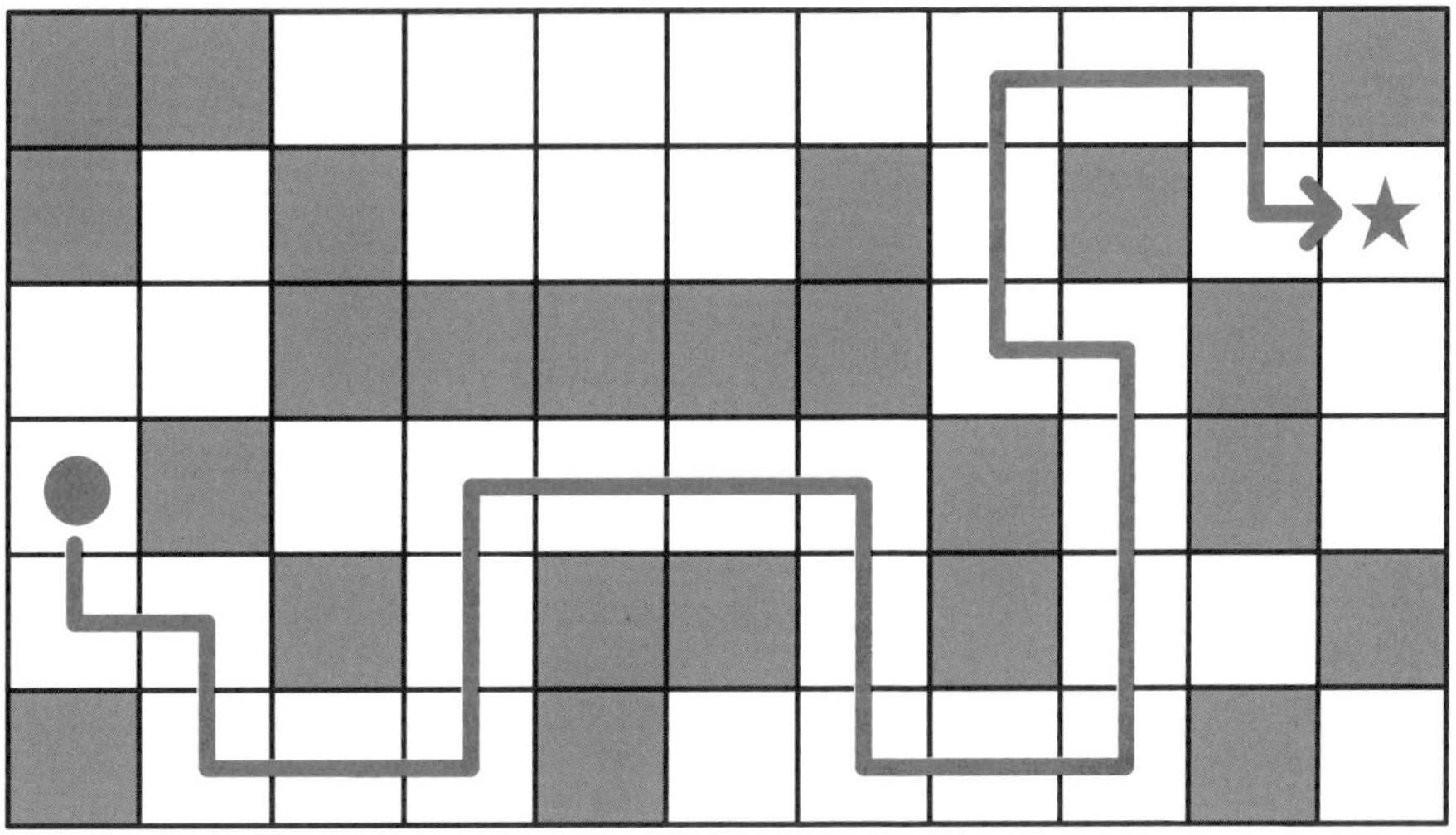

意欲アップドリル｜12

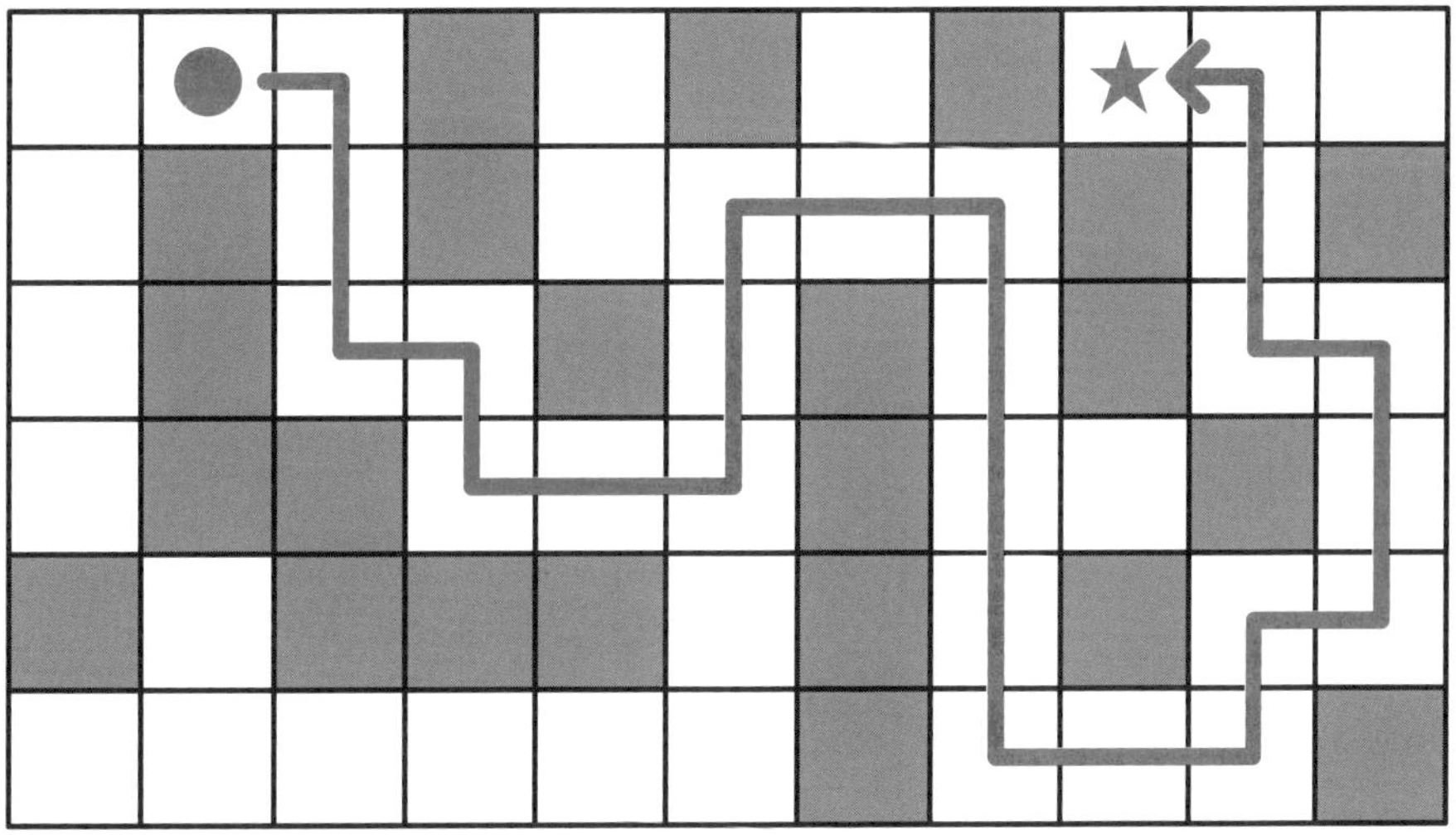

意欲アップドリル 13

※グレーのマスは、問題の上下の図を重ね合わせたものです。

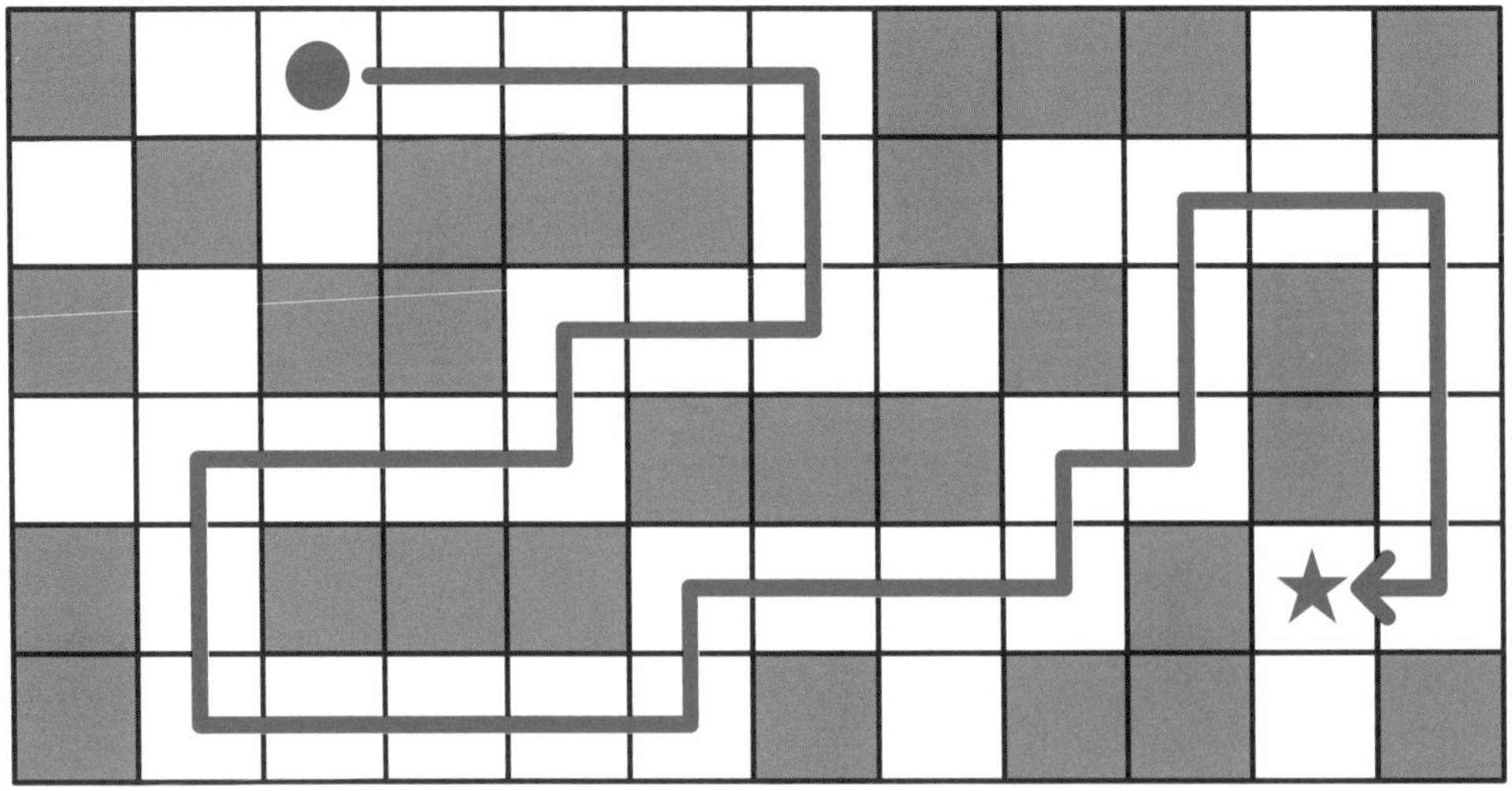

意欲アップドリル 14

2

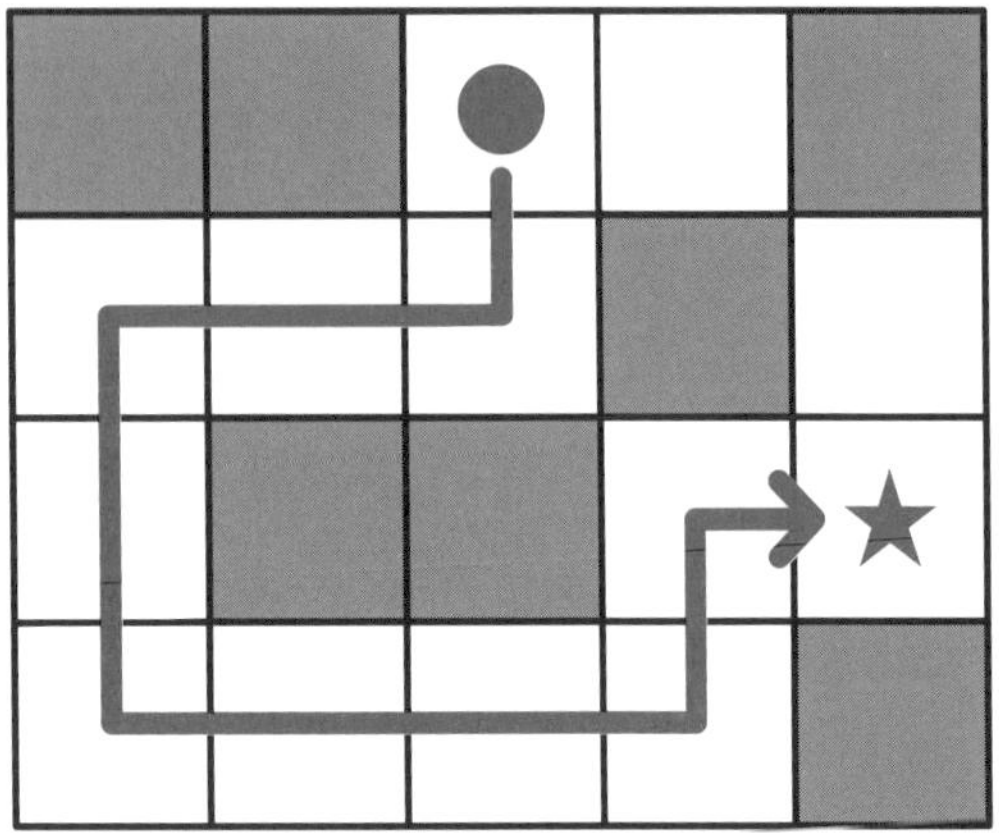

1

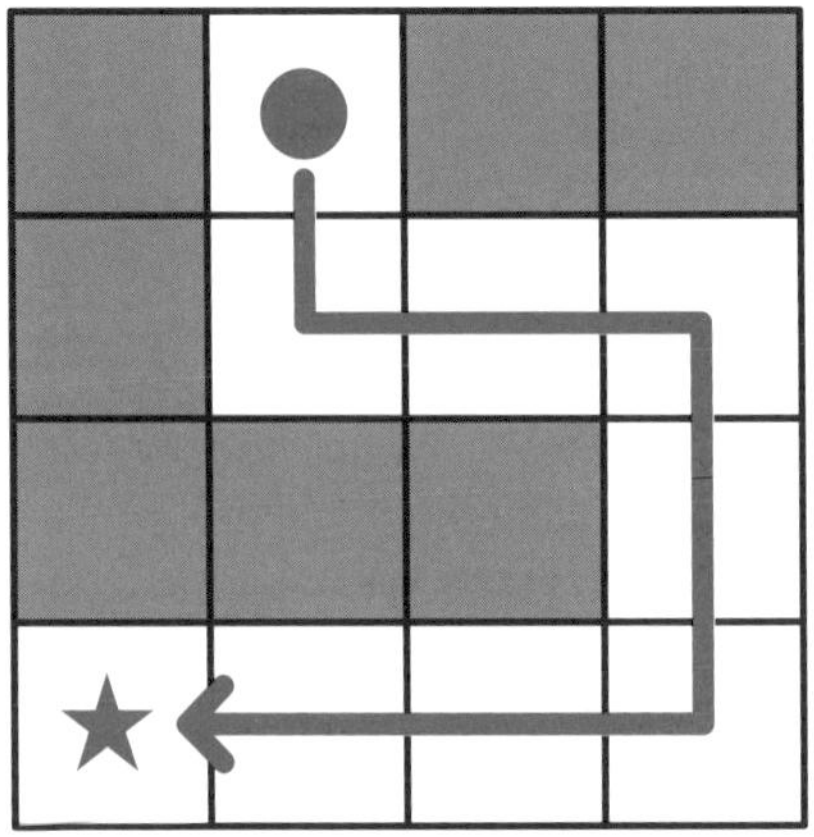

ドクターズコラム3

発酵食品の組み合わせで腸活し、「夜納豆」で血栓を溶かす！

菌の働きで腸が活発になる発酵食品は、腸活に欠かせません。そこでおすすめなのが、2種類以上の発酵食品を組み合わせることです。異なる菌が腸内で働き合い、より高い効果を期待できるからです。

たとえば、納豆とキムチは相性抜群。納豆菌がキムチの乳酸菌を増やし、腸内環境を改善してくれます。納豆やぬか漬けに本枯節《ほんかれぶし》※のかつお節を混ぜると風味豊かですし、そこにめかぶや塩昆布を混ぜれば、腸内で善玉菌のエサとなる食物繊維も補強されます。

プレーンヨーグルトと納豆、塩昆布の組み合わせも、ぜひお試しを。意外や意外、クリームチーズのようなもっちり食感で、デザート感覚になります。

また、納豆の納豆キナーゼと大豆イソフラボンには、血栓を溶かす作用があります。血栓は寝ている間にできやすいため、夕食に納豆を食べれば、脳梗塞や心筋梗塞を予防する効果が期待できます。

※一般的によく見るかつお節は「荒節《あらぶし》」。そこからカビを付け、天日干しにする「本枯節」は発酵食品に分類されます。
※現在治療中の疾患がある方は、紹介している食品摂取について、医師または薬剤師の指示に従ってください。

脳に効く！

歩き方と体操で脳がみるみる元気になる！

「ドクターズドリル2」と体操をセットで

本書のドリルで脳活性スイッチがオンになると、脳の血流がアップします。自然と体の活動性も高まり、「体を動かしたい」という気持ちが芽生える人も多いでしょう。体を動かすことは脳の血流を改善し、さらなる脳の活性化にもつながります。とくに、ウォーキングと体操は毎日の生活に取り入れやすいのでおすすめです。ドリルとセットで行い、脳力と体力、両方の向上を目指しましょう。

歩くとき・体操をするときの注意点

- 腰やひざなどに痛みがある場合は、無理に行わないでください。また、行っている際に痛みが生じた場合はすぐに中止して、医師に相談しましょう。
- 立って行う体操は、転ばないように十分注意してください。不安な人は、つかまるところがある場所で行いましょう。

歩くのは朝より夕方以降に

ウォーキングは気軽に取り組めておすすめですが、次のページの〝正しい歩き方〟を実践すれば、より効果は高まります。

また、歩く時間も重要です。車にエンジンをかけるときがもっとも負担が大きいのと同じように、人の体も起床直後の約1〜2時間は血圧がもっとも高くなる時間。心臓に負担がかかるため、早朝や起床直後のウォーキングは避けましょう。

逆に夕方は、筋肉もほぐれ、脂肪を燃焼するホルモンが増えるともいわれているので、ウォーキングにおすすめです。

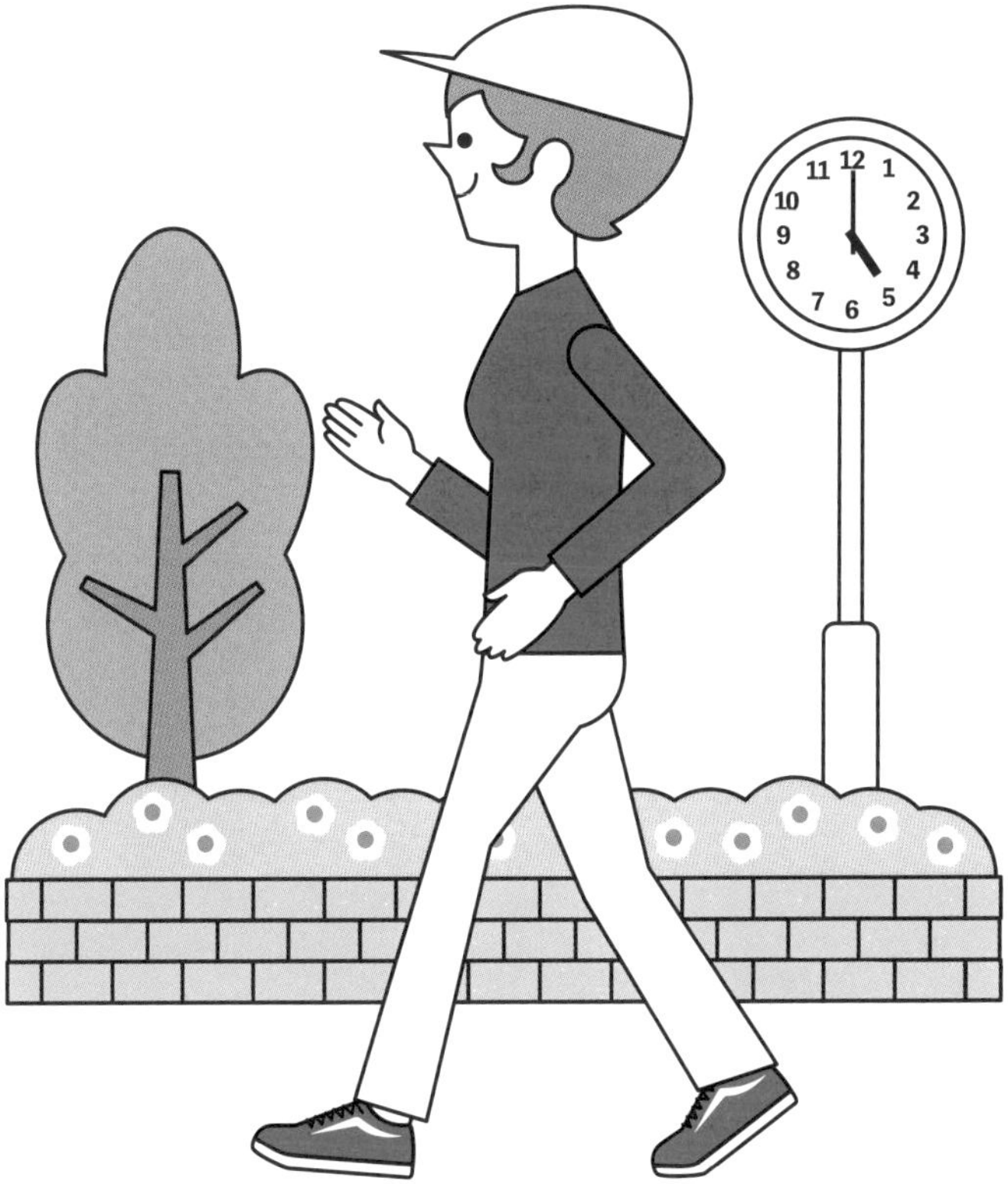

じつは夕方のほうが空気もきれい！

大気中の汚れは、人の活動が少ない夜間に地表近くにたまります。そのため、朝は人の鼻の高さ辺りの空気がもっとも汚染されている状態。夕方以降のほうが、きれいな空気を肺に取り込めます。

歩き方の基本

ひじ振りウォーク

正しい姿勢で歩いて脳の血流アップ！

よい姿勢で歩くと、自然と胸が開き、呼吸や循環機能の向上にもつながり、脳の血流も自然とよくなります。歩き始めは自分の歩きやすいスピードで、歩き慣れてきたら、徐々に歩幅をやや大きめに広げて歩く時間をつくりましょう。161～164ページでは、歩くために大切な筋肉を強化する体操を紹介します。転倒やケガ予防のためにも、ぜひ合わせて行ってください。

目標は20分間！
前半10分はゆっくり
後半は、歩幅を広げて5分間
ややスピードアップ！
最後の5分は
再びゆっくりと

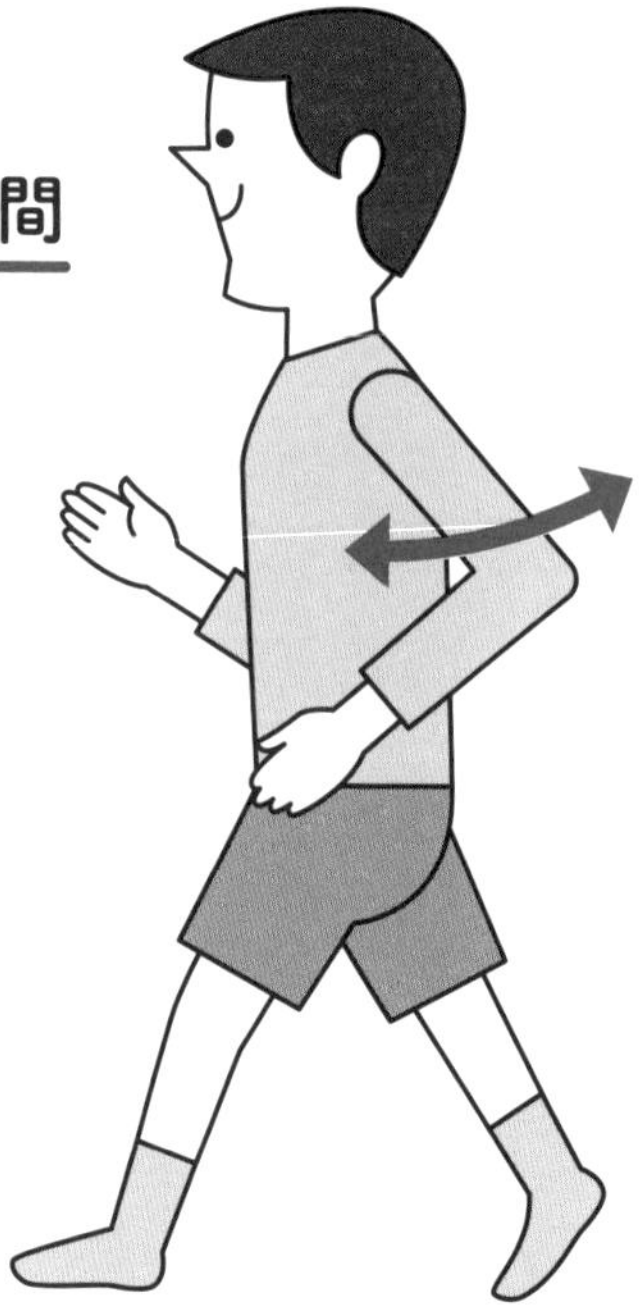

歩くときはひじを曲げ、体の中心線より後ろで大きく振るように意識しましょう。

ポイント

体重が上下する動きを意識するだけで、かかとの骨が刺激され、骨を強くするホルモンが活性化します！

階段の上りはつま先に体重をかけて

転倒防止のためには、むこうずね（すねの前面）とふくらはぎの筋力アップが欠かせません。階段を上るときは、つま先に体重がかかっていることを意識すると、むこうずねとふくらはぎがよく伸びて強化できます。

※つま先歩きは転倒リスクがあるので避けてください。

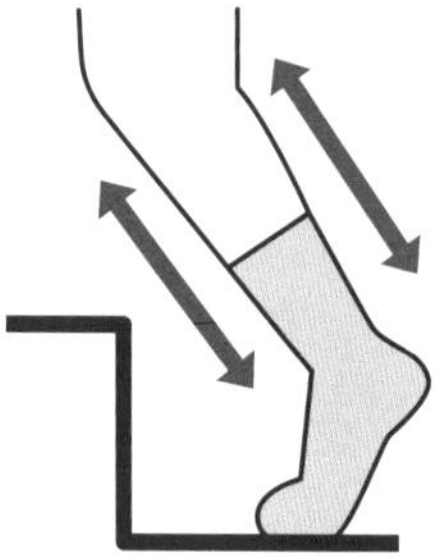

体力アップ体操 1

むこうずねの筋力アップで転びにくい体に

つま先上下体操

転倒の大きな原因となるのが、むこうずねの筋力低下です。むこうずねには前脛骨筋《ぜんけいこつきん》という筋肉があり、つま先を上げる役割を果たしています。この筋力が低下すると、歩くときにつま先が上がり切らず、つまずく原因に。筋力アップには、椅子に座ったままつま先を上下する体操が効果的。ぜひ日常生活に取り入れましょう。

上下5回を1セット

1日最低3セット行う

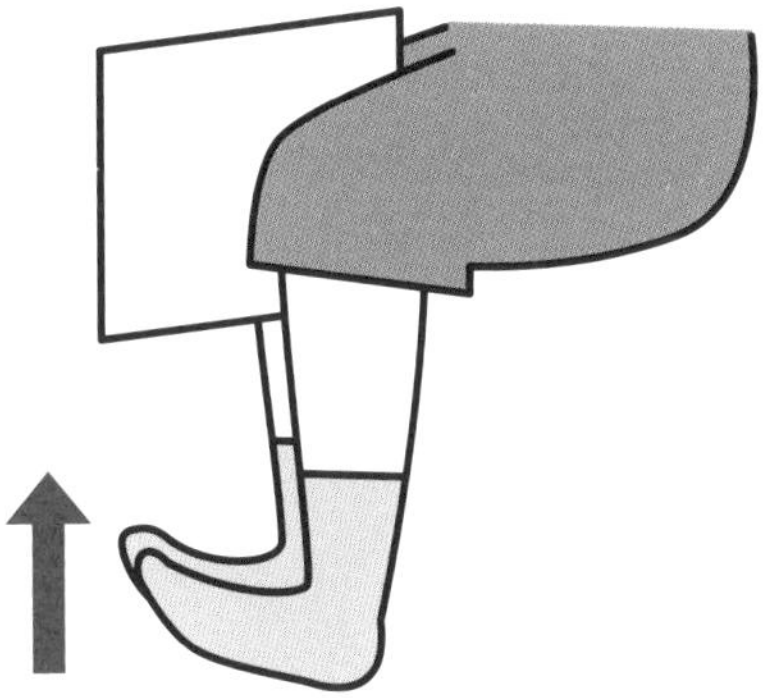

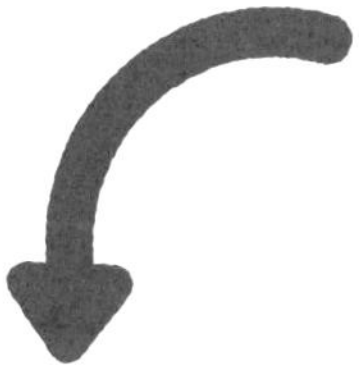

1 椅子に座った状態で、ひざとひざの間に新聞紙などをはさみ、両ひざが正面を向いた正しい位置に。そこから床にかかとをつけてつま先を上げます。そのまま３秒キープ。

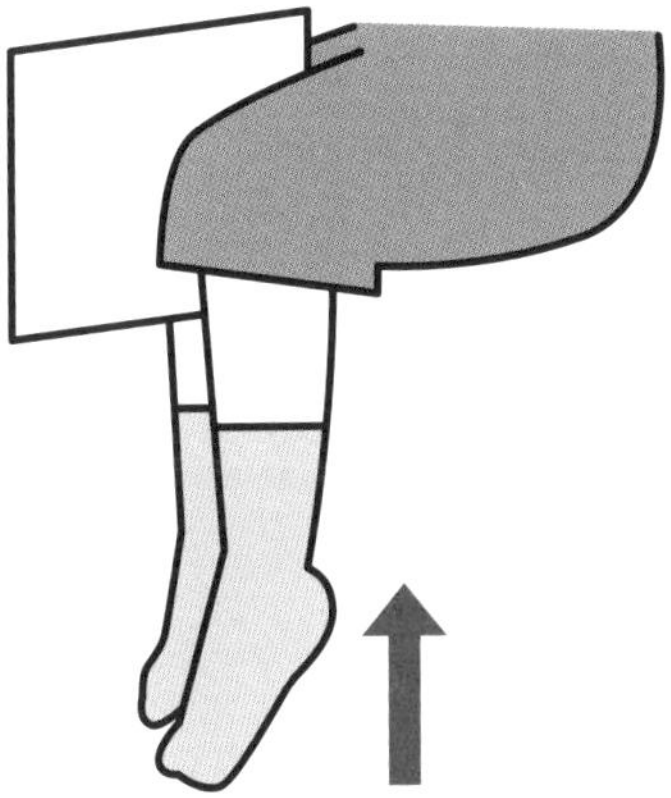

2 つま先を下ろし、今度はかかとを上げて３秒キープ。

ポイント

ひざ同士が開かないようにすることで、太もも内側の筋肉（内転筋《ないてんきん》群《ぐん》）も強化できます。

体力アップ体操 **2**

脚のつけ根がほぐれて歩きやすくなる！

腰ぐるぐる体操

スムーズな歩行には、脚のつけ根（そけい部）から太もも内側にかけての筋肉の柔軟性が欠かせません。ここが硬くなると、歩行がぎこちなくなるうえに、前かがみの姿勢を招いて代謝もダウン。予防のためには、腰を回して脚周りの筋肉をほぐす体操がおすすめです。運動前や電車の待ち時間などに行うと、歩行がグッと軽やかになります。

運動前や、すき間時間に回したいだけ回す

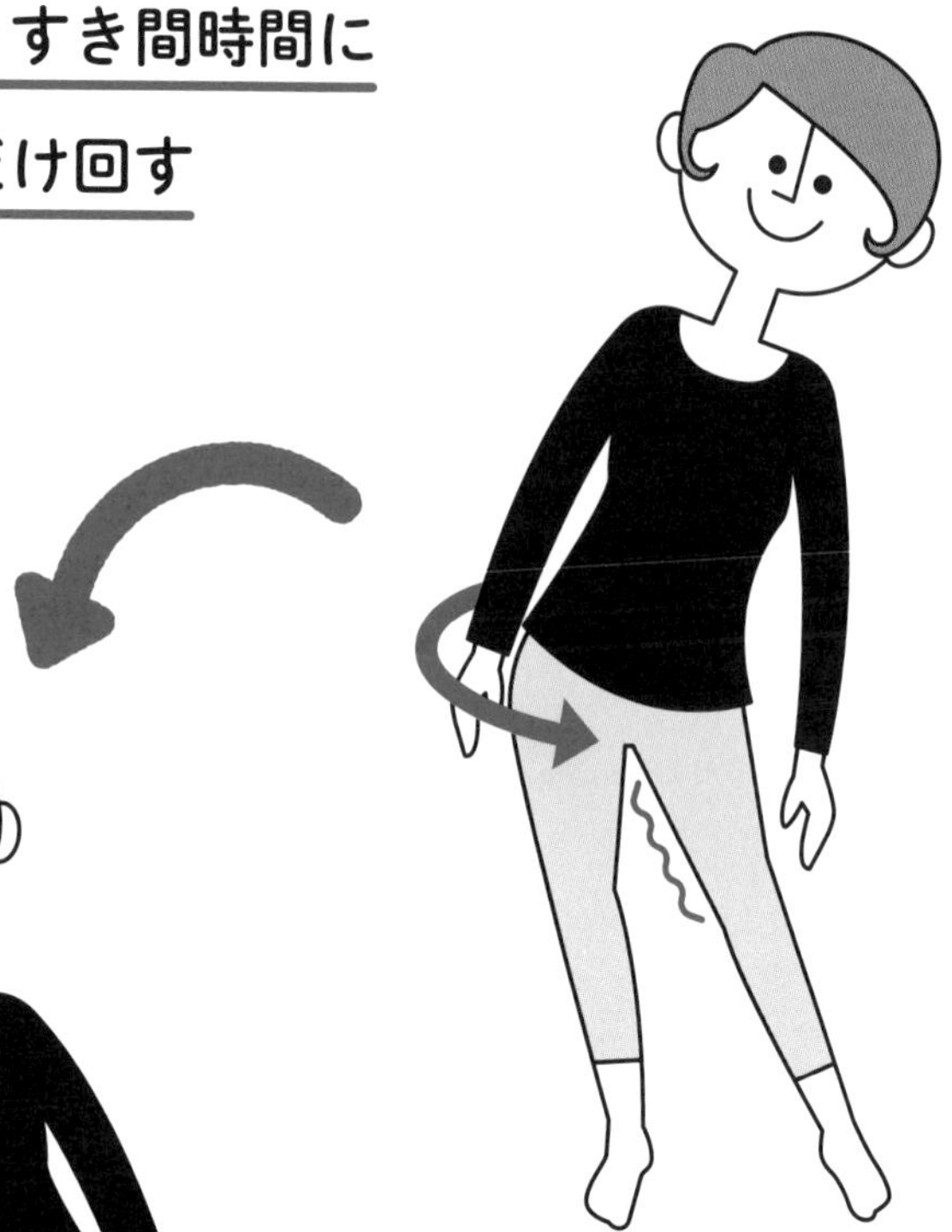

1 脚を肩幅よりやや大きく開いて立ち、腰を右側から右前方、さらに左前方へとゆっくり回していきます。

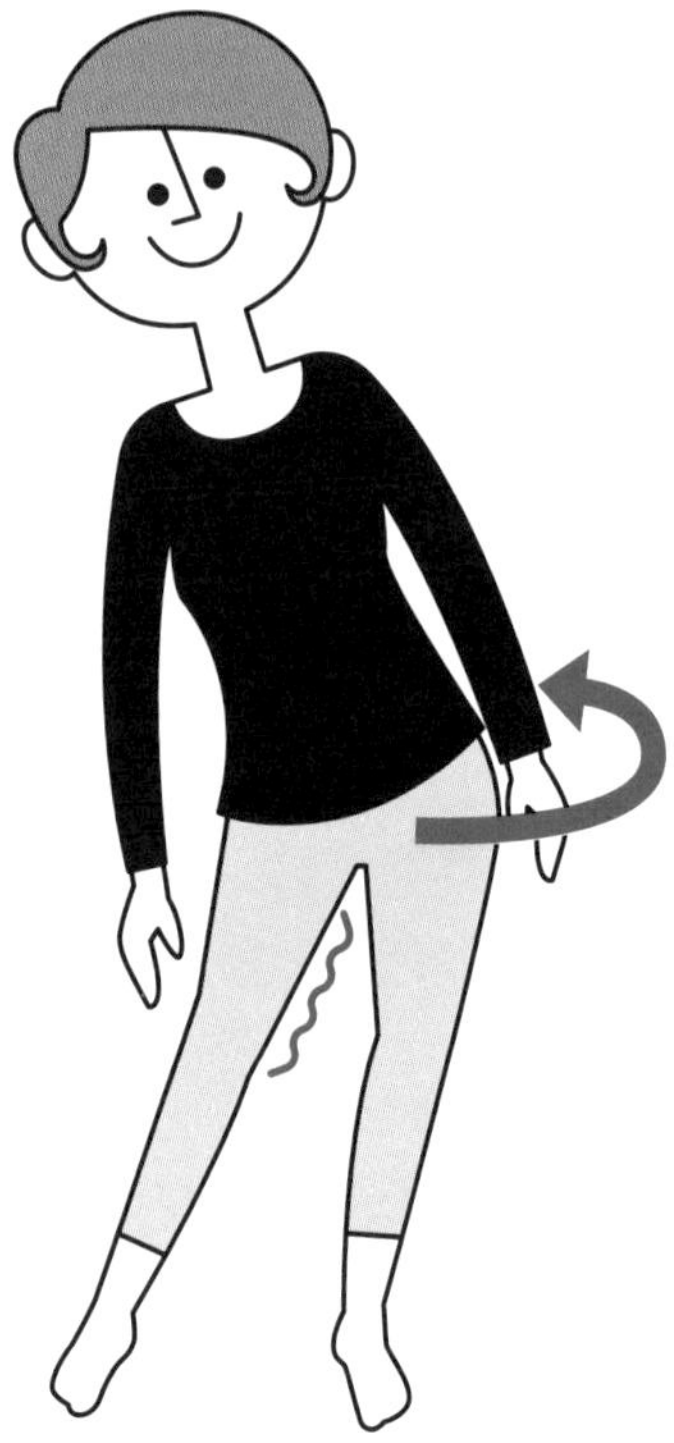

2 左前方から左側まで回したら、ゆっくりもとの右側に戻ります。

ポイント

腰が回る動きと反対方向に上半身を倒します。そのとき、上半身が倒れる側の、太もも内側が伸びるのを意識しましょう。

体力アップ体操 3

傷めやすい太もも裏側の筋肉を強化！

うつぶせ脚上げ体操

歩くときに脚を後方に蹴り出す力を担っているのが、太もも裏側にあるハムストリングと呼ばれる筋肉です。ふだん運動不足の人が急に頑張って歩くなど、急激な負荷がかかると傷めやすい部位でもあります。また、ハムストリングは加齢によって収縮し、伸びにくくなっていきます。日頃から、この体操で強くしましょう。

10回で1セット

毎日、朝・晩1セットずつ行う

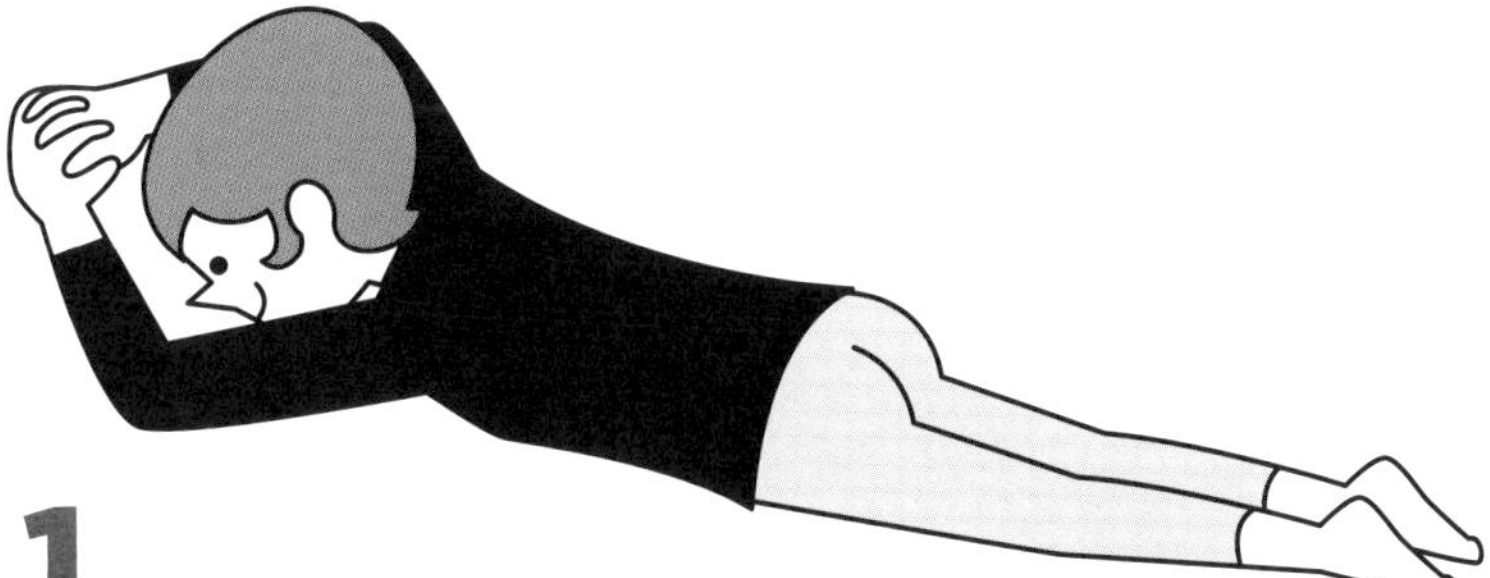

1

布団の上などにうつぶせになり、両手を頭の上で組みます。手の上に頭をのせても構いません。

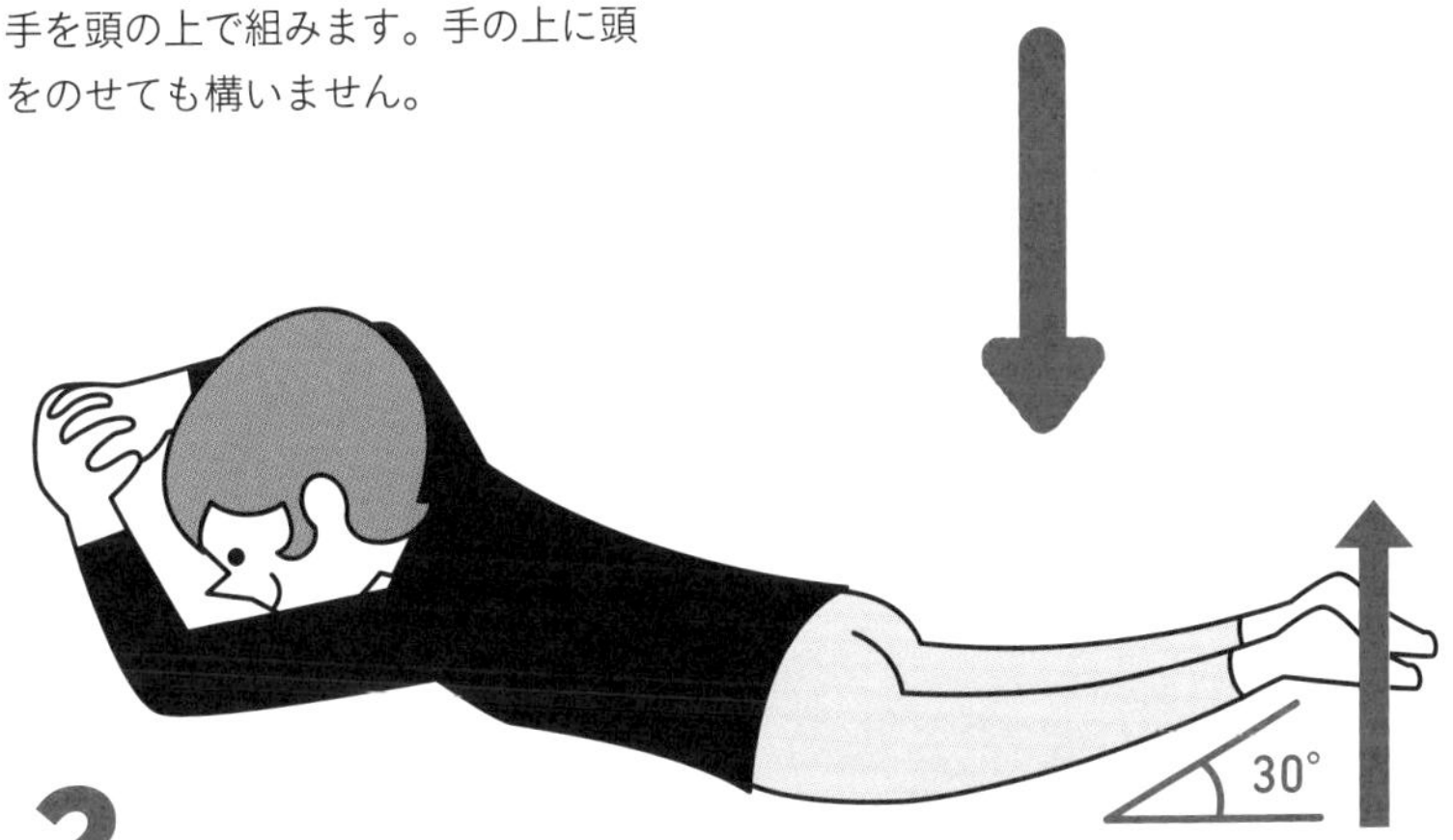

2

両脚を30°くらいの高さまで持ち上げて、そのまま5秒キープ。

ポイント

できるだけ、ひざを曲げずに脚を伸ばすとハムストリングが鍛えられます。つらい人はひざを曲げてもOK。

体力アップ体操 4

仰向け脚上げ体操

太ももの筋肉を伸ばして、強くして、脚力アップ！

さらに歩行をスムーズにするために、太もも全体のストレッチ&強化をしていきましょう。伸ばした脚を上げる動作で、おしりから太もも裏側のハムストリングを伸ばし、同時に足を前に運ぶ太もも前面の筋肉を強くします。前ページの「うつぶせ脚上げ体操」と合わせて、就寝前と起床後の習慣として取り入れてみてください。脚力が大きくアップし、歩行時に疲れにくくなります。

5回で1セット

毎日、朝・晩1セットずつ行う

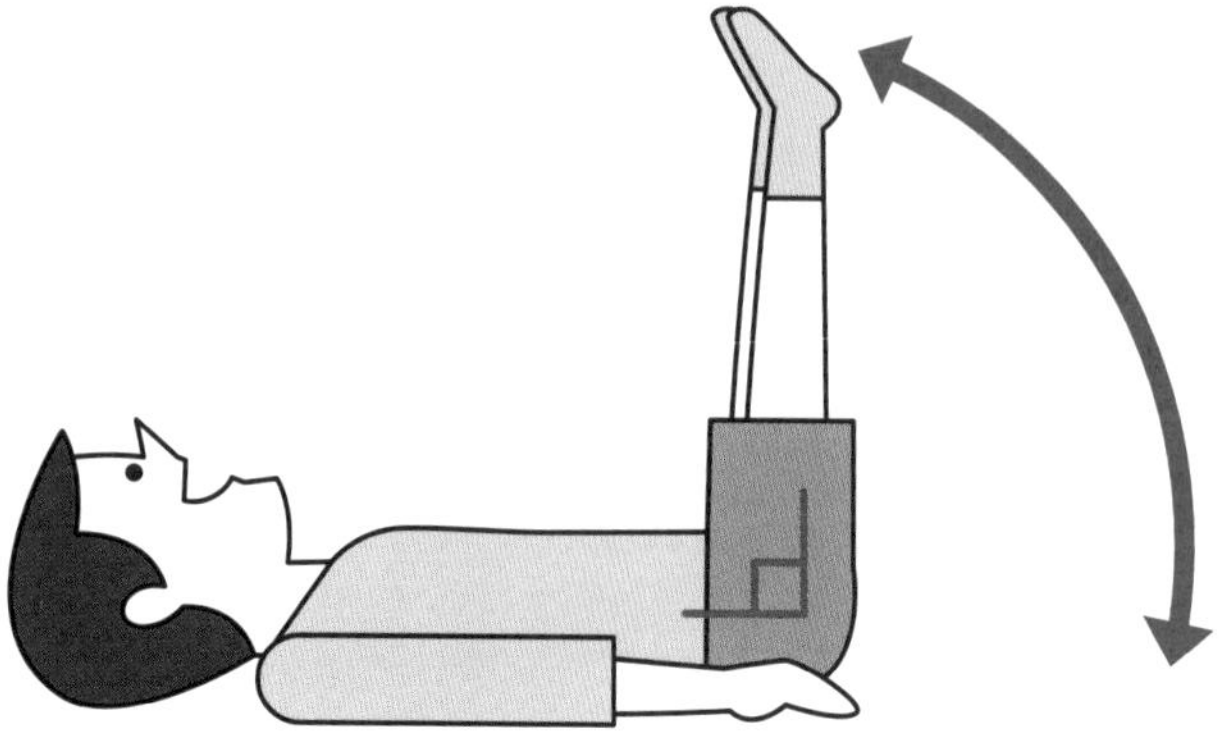

仰向けになり、両脚を伸ばしたまま、床と垂直になる高さまで上げます。おしりが浮かないように注意しながら、その姿勢で3秒キープ。
※脚をまっすぐ伸ばしたまま垂直に上げられない人は、無理をせず、できる範囲で行いましょう。

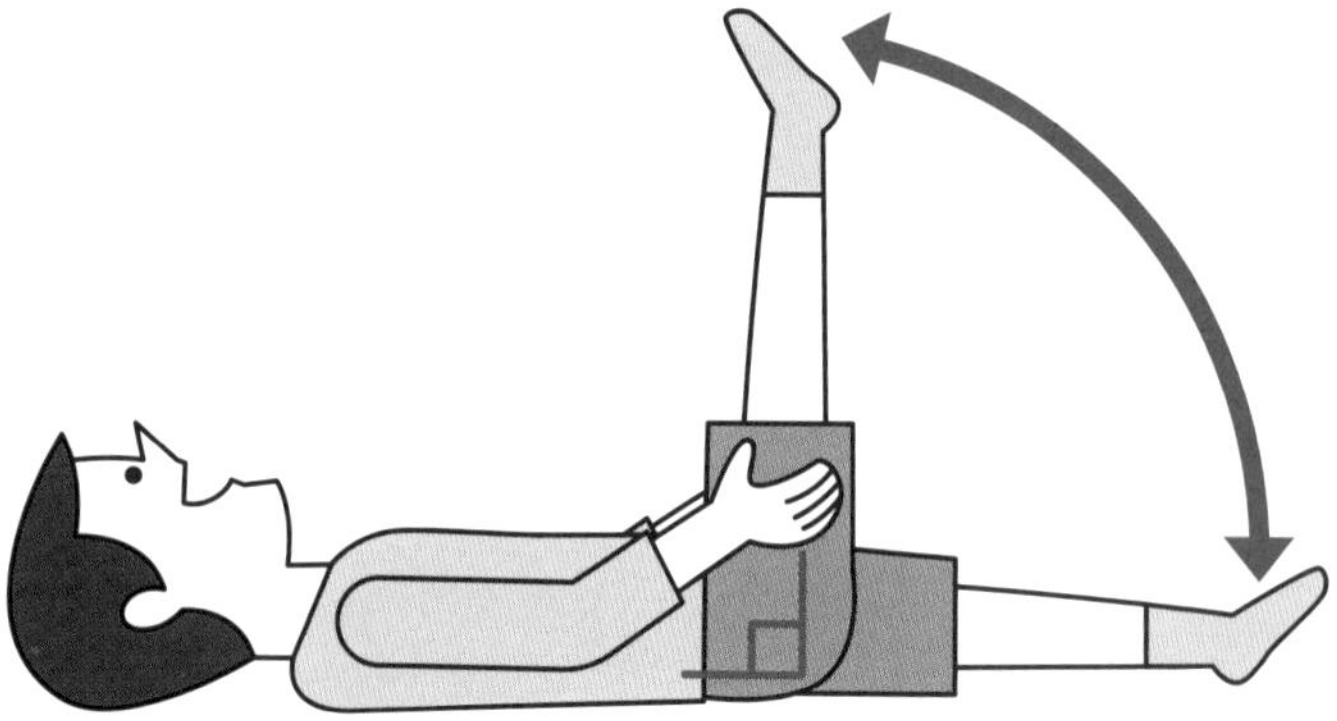

つらい人は

片脚ずつ、太ももを両手で抱えて行ってもOKです。

ポイント

おしりから太もも全体が伸びるよう意識してみましょう。

『ドクターズドリル２』はいかがでしたか？
ここまで、お疲れさまでした。
でも、本書のドリルは一度きりではなく、
何度もくり返し解き直すことで
さらに脳力がアップしていきます。

これからもドリルと体操を続けて
ワクワクした毎日を
過ごしましょう。
一生、元気な脳でいるために！

1日1問解くだけで脳がぐんぐん冴えてくる ドクターズドリル2

脳神経外科医が医学的エビデンスをベースに考案

発行日　2024年6月10日　第1刷

著者　　石川　久

本書プロジェクトチーム

編集統括	柿内尚文
編集担当	菊地貴広
デザイン	細山田光宣+柏倉美地（細山田デザイン事務所）
制作協力	田代貴久、佐瀬絢香（キャスティングドクター）
編集協力	友成響子（毬藻舎）
問題制作	北村恵子（パズル作家）
イラスト	コージー・トマト
校正	澤近朋子
DTP	藤田ひかる（ユニオンワークス）
営業統括	丸山敏生
営業推進	増尾友裕、網脇愛、桐山敦子、相澤いづみ、寺内未来子
販売促進	池田孝一郎、石井耕平、熊切絵理、菊山清佳、山口瑞穂、吉村寿美子、矢橋寛子、遠藤真知子、森田真紀、氏家和佳子
プロモーション	山田美恵
講演・マネジメント事業	斎藤和佳、志水公美
編集	小林英史、栗田亘、村上芳子、大住兼正、山田吉之、大西志帆、福田麻衣
メディア開発	池田剛、中山景、中村悟志、長野太介、入江翔子
管理部	早坂裕子、生越こずえ、本間美咲
発行人	坂下毅

発行所　株式会社アスコム

〒105-0003
東京都港区西新橋2-23-1　3東洋海事ビル
編　集　局　TEL：03-5425-6627
営　業　局　TEL：03-5425-6626　FAX：03-5425-6770

印刷・製本　株式会社光邦

Printed in Japan ISBN 978-4-7762-1344-4